临床药理学

（第2版）

主编　高明奇

编者　（以姓氏笔画为序）
　　　于晓然　大连东软信息学院
　　　王　丽　大连医科大学
　　　苏敬阳　中国医科大学
　　　陆鸿远　中国医科大学
　　　陈启立　中国医科大学
　　　高明奇　中国医科大学

国家开放大学出版社·北京

图书在版编目（CIP）数据

临床药理学／高明奇主编．—2 版．—北京：国家开放大学出版社，2023.1（2024.8 重印）

ISBN 978-7-304-11500-5

Ⅰ．①临… Ⅱ．①高… Ⅲ．①临床医学—药理学—开放教育—教材 Ⅳ．①R969

中国版本图书馆 CIP 数据核字（2022）第 195881 号

版权所有，翻印必究。

临床药理学（第 2 版）
LINCHUANG YAOLIXUE

主编　高明奇

出版·发行：国家开放大学出版社
电话：营销中心 010-68180820　　总编室 010-68182524
网址：http://www.crtvup.com.cn
地址：北京市海淀区西四环中路 45 号　邮编：100039
经销：新华书店北京发行所

策划编辑：王　普	版式设计：何智杰
责任编辑：秦　莹	责任校对：吕昀豂
责任印制：武　鹏　马　严	

印刷：三河市长城印刷有限公司
版本：2023 年 1 月第 2 版　　2024 年 8 月第 5 次印刷
开本：787mm×1092mm　1/16　　印张：18.5　　字数：429 千字

书号：ISBN 978-7-304-11500-5
定价：43.00 元

（如有缺页或倒装，本社负责退换）
意见及建议：OUCP_KFJY@ouchn.edu.cn

第 2 版前言

"临床药理学"是国家开放大学药学专业一门重要的专业课和必修课。本教材是在第1版的基础上，为落实《"健康中国 2030"规划纲要》《中国教育现代化 2035》及《高等学校课程思政建设指导纲要》等文件精神，针对药学开放教育的特色教学需要和在职应用型药学人才培养要求而编写的。

在内容选择上，本教材针对药学专业培养目标和课程学习目标，以"必需、够用"为原则，以基本理论、基本概念和基本知识为主，力求少而精。

编者注重结合临床相关疾病的最新临床指南，并从临床药物治疗的循证药学及提高学生临床药理学思维培养的角度出发编写本教材。与第1版教材相比，本教材在结构编排上，除了保留学习要求、正文、思考题、练习题等内容外，还增加了案例思考、知识拓展及学习园地等模块，此外对每章的重要知识点和教学内容以思维导图的形式进行了小结。

本教材由中国医科大学高明奇教授组织编写。具体的编写分工如下：高明奇教授负责第一章、第二章、第四章、第九章的编写，中国医科大学陆鸿远讲师负责第三章、第六章、第七章、第十六章的编写，中国医科大学陈启立讲师负责第五章的编写，大连医科大学王丽副教授负责第八章、第十二章、第十四章、第十五章的编写，中国医科大学苏敬阳讲师负责第十章、第十一章、第十三章、第十八章的编写，大连东软信息学院健康医疗科技学院于晓然讲师负责第十七章的编写。全书由高明奇教授统稿和定稿。

本教材为国家开放大学药学专业教材，也可供其他院校药学专业的学生使用和参考。

本教材所列出的药品临床适应证、使用剂量，仅供教学及科研参考。在疾病状态下的用药情况请参考药品说明书、咨询临床医师或临床药师。任何因参考本书所列的药品临床适应证和使用剂量而产生的一切不良后果，本教材概不负责。

由于编者水平有限，加之编写时间仓促，书中难免有错误和不足之处，恳请读者批评指正。

编 者

2022 年 8 月

第1版前言

"临床药理学"是国家开放大学药学专业一门重要的专业课和必修课。为满足在职药学人才培养要求和体现药学开放教育的特色，本教材的主要特点如下：

在内容选择上，本教材针对药学专业培养目标和课程学习目标，以"必需、够用"为原则，以基本理论、基本概念和基本知识为主，力求少而精。

在结构编排上，本教材分为学习要求、正文、思考题、练习题等部分。学习要求对本章需要掌握和了解的内容做了明确规定；正文是主要学习内容；思考题用于启发学生的思维；练习题用于学生检验和强化所学知识。

本教材由中国医科大学高明奇教授组织编写。具体的编写分工如下：高明奇教授负责第一章、第二章、第四章、第九章的编写；中国医科大学白立川讲师负责第三章、第六章、第七章、第十六章、第十七章的编写；中国医科大学白洋副教授负责第十章、第十一章、第十三章、第十八章的编写；大连医科大学王丽讲师负责第八章、第十二章、第十四章、第十五章的编写；中国医科大学陈启立讲师负责第五章的编写。全书由高明奇教授统稿和定稿。

本教材为国家开放大学药学专业教材，也可供其他院校药学专业的学生使用和参考。

本教材所列出的药品临床适应证、使用剂量，仅供教学及科研参考。在疾病状态下的用药情况请参考药品说明书、咨询临床医师或临床药师。任何因参考本书所列的药品临床适应证和使用剂量而产生的一切不良后果，本教材概不负责。

由于编者水平有限，加之编写时间仓促，书中难免有错误和不足之处，恳请读者批评指正。

编　者

2018 年 8 月

目录

第一章 绪论

第一节 临床药理学的发展概况 ……… 2
第二节 临床药理学的研究内容 ……… 3
第三节 临床药理学的学科任务 ……… 5
第四节 临床药理学的学习方法 ……… 6

第二章 临床药物代谢动力学

第一节 药物的体内过程 ……………… 9
第二节 药动学的基本原理及其参数
　　　 的计算 ……………………… 17
第三节 药动学的重要参数及其临床
　　　 意义 ………………………… 25

第三章 临床药效学

第一节 临床用药药效的"量"的
　　　 规律 ………………………… 34
第二节 药物特异性作用机制 ………… 37
第三节 生物标志物 …………………… 40
第四节 影响药物作用的因素 ………… 42

第四章 治疗药物监测和给药个体化

第一节 治疗药物监测 ………………… 50
第二节 治疗药物监测的实施 ………… 55
第三节 给药个体化 …………………… 61

第五章 药物的临床研究

第一节 药物临床试验质量管理
　　　 规范 ………………………… 66
第二节 药物临床试验 ………………… 69
第三节 药物的生物利用度与生物等
　　　 效性试验 …………………… 76
第四节 药物临床试验设计的基本原则
　　　 与要求 ……………………… 79

第六章 药物相互作用

第一节 药物相互作用概述 …………… 85
第二节 药动学方面的药物相互
　　　 作用 ………………………… 87
第三节 药效学方面的药物相互
　　　 作用 ………………………… 93
第四节 体外的药物相互作用 ………… 95
第五节 药物相互作用的预测 ………… 96

第七章 药物不良反应与药源性疾病

第一节 药物不良反应概述 …………… 99
第二节 药物不良反应监测和
　　　 报告 ………………………… 105
第三节 药物不良反应因果关系
　　　 评定 ………………………… 107
第四节 药源性疾病 …………………… 110
第五节 药物警戒 ……………………… 114

第八章　药物滥用与药物依赖性

第一节　药物滥用概述 …………… 117
第二节　药物依赖性及其形成
　　　　机制 …………………… 119
第三节　常见依赖性药物的分类与成
　　　　瘾性救治 ……………… 122

第九章　遗传药理学与临床合理用药

第一节　概述 ……………………… 130
第二节　药物的基因多态性 ……… 133
第三节　药物转运体的基因多态性 … 141
第四节　药物受体的基因多态性 …… 144

第十章　妊娠期和哺乳期妇女的临床用药

第一节　妊娠期药动学 …………… 151
第二节　药物对胎儿的影响 ……… 154
第三节　妊娠期常用药物的选择 … 158
第四节　哺乳期妇女的临床用药 … 161

第十一章　儿童的临床用药

第一节　新生儿合理用药 ………… 166
第二节　婴幼儿合理用药 ………… 169
第三节　学龄前期和学龄期儿童合理
　　　　用药 …………………… 172
第四节　儿童合理用药原则 ……… 173

第十二章　时辰药理学

第一节　概述 ……………………… 180
第二节　时辰药动学 ……………… 180
第三节　时辰药效学 ……………… 182
第四节　时辰药理学的临床应用 …… 183

第十三章　老年人的临床用药

第一节　老年人的生理特点 ……… 189
第二节　老年人药动学与药效学
　　　　特点 …………………… 191
第三节　老年人的合理用药原则 …… 195
第四节　老年人各系统药物的合理
　　　　应用 …………………… 198

第十四章　肝功能不全患者的临床用药

第一节　肝功能不全的病理生理
　　　　特点 …………………… 205
第二节　肝功能不全对药理学研究的
　　　　影响 …………………… 207
第三节　肝功能不全患者的临床合理
　　　　用药 …………………… 211

第十五章　肾功能不全患者的临床用药

第一节　肾功能不全的病理生理特点
　　　　及分期 ………………… 216
第二节　肾功能不全对药理学研究的
　　　　影响 …………………… 218
第三节　肾功能不全患者的临床合理
　　　　用药 …………………… 222
第四节　透析患者的临床合理用药 … 225

第十六章　恶性肿瘤患者的临床用药

第一节　概述 ……………………… 229
第二节　常用的抗恶性肿瘤药物 …… 234
第三节　抗恶性肿瘤药物的合理
　　　　应用 …………………… 245

第十七章 抗菌药物的临床应用

第一节 抗菌药物概述 ……………… 249
第二节 抗菌药物的药动学及药
　　　 效学 …………………………… 253
第三节 抗菌药物的合理应用 ……… 256
第四节 针对特异感染性疾病的抗菌
　　　 治疗 …………………………… 261

第十八章 抗病毒药物的临床应用

第一节 抗流感病毒药物 …………… 266
第二节 抗乙型肝炎病毒药物 ……… 270
第三节 抗艾滋病病毒药物 ………… 276

参考文献

第一章

绪　论

学习要求

掌握：
临床药理学的概念，临床药理学的研究内容，临床药理学的学科任务。

了解：
临床药理学的发展概况。

知识导图

学习园地

循证药学

硝苯地平过去用于治疗不稳定型心绞痛和急性心肌梗死等，但循证药学的研究显示，该药可能增加心肌梗死和死亡的风险。福尔伯格（Furberg）等人收集了16个硝苯地平用于冠心病的随机二级预防试验，结果表明，短效硝苯地平使冠心病患者死亡率升高（呈剂量依赖性）。对于每天使用30~50 mg，60 mg及80 mg硝苯地平的患者，总体死亡率危险度分别为1.06（95%置信区间为0.81~1.27），1.18（95%置信区间为0.93~1.50）及2.83（95%置信区间为1.35~5.93）。ACTION研究表明，硝苯地平可显著降低血压，与对照组相比，硝苯地平可分别降低收缩压6 mmHg和舒张压3 mmHg，但死亡、心肌梗死或脑卒中等主要疗效终点发生率无显著改变，对照组的主要疗效终点发生率为4.75%，硝苯地平组的主要疗效终点发生率为4.60%。然而，FEVER研究表明，非洛地平的主要疗效终点发生率显著降低，非洛地平分别降低收缩压4 mmHg和舒张压2 mmHg，明显降低脑卒中发生率27%、心血管事件发生率27%、心脏病事件发生率34%及所有原因死亡率31%（其中，心血管死亡率降低17%）。

【学习思考】

循证药学通过"提出临床问题—系统检索相关文献—评价文献，找出最佳证据—应用证据—后效评价"五个步骤解决临床实际问题。循证药学的研究证明，短效的非选择性血管钙通道阻滞药（calcium channel blocker, CCB）硝苯地平可分别降低收缩压和舒张压，但对死亡、心肌梗死或脑卒中等主要疗效终点发生率无显著改变；与硝苯地平相比，长效的选择性血管CCB非洛地平能降低脑卒中等主要疗效终点发生率。

通过循证药学的案例，学生应认识到实践是检验真理的唯一标准，重视大样本的随机对照试验（randomized controlled trails, RCT），培养荟萃分析（meta-analysis）的循证药学思维及辩证唯物主义的世界观、方法论。

第一节 临床药理学的发展概况

一、临床药理学的概念及国内外发展概况

临床药理学（clinical pharmacology）是以药理学和临床医学为基础，以人体为研究对象，研究药物与人体相互作用及其规律的学科。它既是药理学的一个分支，也是临床医学的一个分支。临床药理学是一门具有广泛学科交叉特点的桥梁学科，其内容涉及临床用药科学研究的各个领域，包括临床药效学、临床药代学、新药临床试验、临床疗效评价、不良反应监测及药物相互作用、药物遗传学、药物经济学、药物信息学等。临床药理学对新药的疗效、体内过程及安全性等做出评价，为治疗药物监测、给药方案制订、药物生产与管理及临床合理用药提供了科学依据，是药物治疗学的基础。

临床药理学的历史并不长，它真正成为一门学科始于 20 世纪 30 年代。1947 年，美国首次授予临床药理学代表人物哈里·古尔德（Harry Gold）教授科学院院士称号；1954 年，美国约翰·霍普金斯大学建立了第一个临床药理室，并开设临床药理学课程；1967 年，意大利在欧洲第一个成立了全国临床药理学会；1971 年，美国正式成立了临床药理学会；随后瑞典、日本等国纷纷成立了临床药理学机构，开设了临床药理学课程。目前，全世界临床药理学的学术刊物已达 70 余种。

我国临床药理学研究始于 20 世纪 60 年代。1979 年 7 月，第一届全国临床药理专题讨论会在北京召开。1980 年，北京医学院成立了第一个临床药理研究所；1982 年，全国性学术组织临床药理学会成立；1983 年，我国建立了 14 个临床药理基地，现已增设到 49 个；1985 年，经国家科学技术委员会（现中华人民共和国科学技术部）批准，《中国临床药理学杂志》创刊；1989 年，人民卫生出版社出版高等医学院校选修教材《临床药理学》；至今有多种高等医学院校编写的《临床药理学》教材出版。1979 年至 2020 年，我国先后举办了 17 次全国性临床药理学术研讨会。

二、现代医学模式对临床药理学的影响

（一）循证医学

循证医学（evidence-based medicine）是遵循科学证据的医学，可定义为：慎重、准确而明智地使用目前所能获得的最佳证据，同时结合临床医生的个人专业技能和临床经验，考虑患者的价值观和愿望，制订患者的治疗方案。循证医学根据随机对照试验，采用荟萃分析或系统评价，得出的数据和结论就是证据。循证医学是评价临床药物疗效科学、公正的方法。循证医学有利于指导新药或治疗方法的研究和评价。循证医学的方法应用于临床药学的实践即循证药学，它旨在研究治疗药物的最佳用药方案，以达到疗效佳、花费少、不良反应小、长期效果好、复发率低、病死率低、生活质量好、

医疗纠纷少的目的。例如，循证药学的实践发现，利多卡因对于预防急性心肌梗死后的心律失常根本无效，甚至有害，却被长期应用。经过循证药学反证后，这种情况才得以扭转。

（二）转化医学

长期以来，医学研究中存在基础研究和临床研究严重脱节的现象，表现为新知识和新技术大量涌现，但人们的健康状况并没有显著改善。2003年，美国国立卫生研究院提出转化医学（translational medicine）的概念，将基础研究与解决临床实际问题结合起来，将基础研究的成果转化为临床疾病预防、诊断和治疗手段，其特征是多学科交叉合作，针对临床提出的问题，深入开展基础研究，使研究成果得到快速应用，实现从实验室到床边的转化，又从临床应用中提出新的问题，回到实验室，为实验室研究提供新的思路。转化医学理念的提出为临床药理学的发展提供了新的契机，跨越了传统药理学研究中基础研究和临床应用之间的鸿沟，为研发新药及研究新药物治疗方法开辟了全新的路径。

知识拓展 1-2

思考题 1：临床药理学的概念是什么？

第二节 临床药理学的研究内容

一、安全性研究

药物的安全性研究是临床药理学的重要研究任务之一。药物对机体除有治疗作用外，还可造成人体损害，因此，观察药物的不良反应，寻找避免或减少不良反应的途径和方法，显得十分重要。对于药物临床试验中出现的不良事件，要仔细分析，区分其与用药的关系，避免非用药因素对结果判断的影响。新药Ⅰ期临床试验的主要目的就是在健康受试者中观察药物不良反应（耐受性），Ⅱ期、Ⅲ期、Ⅳ期临床试验也是安全性研究的重要内容。用药时出现的常见不良反应，相对比较容易被发现，但罕见不良反应（如发生率为1/10 000或更低时），在一般的临床试验中很难观察到，在Ⅳ期临床试验或上市后药物不良反应监测中才可能被发现。另外，潜伏期很长的不良反应，如药物引起的子代生长发育异常，往往难以从极为复杂的影响因素中确定。为了做好药物安全性研究，临床医生在日常医疗活动中要随时注意药物不良反应，并按规定及时上报；还要收集文献资料，了解各种药物不良反应的报道，以便发现或避免一些较易忽略或罕见的不良反应。

二、临床药物代谢动力学研究

临床药物代谢动力学研究是利用体内药物分析技术以及数学知识，定量测定和观察药物体内过程的特点，并根据药物浓度变化规律，预测用药后体内药物浓度及疗效，指导用药方案的制订和调整。药物代谢动力学简称药动学。药动学研究在临床上的应用主要有以下几方面：
（1）研究Ⅰ期临床试验的药动学，在健康受试者中测定药动学参数。
（2）研究新药的生物等效性，对改变剂型、仿制药品等，可用相对生物利用度试验代替临床试验。
（3）进行治疗药物监测，对于毒性大、血药浓度个体差异大、疗效与血药浓度依赖程度高等情况，通过监测血药浓度并结合临床药效观察，指导临床制订或调整用药方案。
（4）研究疾病对药物体内ADME（吸收、分布、代谢、排泄）过程的影响。
（5）研究药物相互作用、药物效应的个体差异等。

三、临床药效学研究

药物的有效性是评价药物的最重要依据。临床药效学的主要研究内容之一是评价药物的有效性。与动物试验不同，临床药效学研究评价药物的有效性是在人体内进行的，即研究药物对人体的影响，确定人体的治疗剂量，同时观察剂量、疗程和不同给药途径与疗效之间的关系，以便在每个患者身上都能得到最好的疗效和最小的副作用。评价药物有效性的指标有：
（1）可以量化的客观指标，如血压、心率、尿量、呼吸动力学参数、各种血液生化指标、影像学指标等。这类指标较为可靠，应尽可能采用。
（2）难以量化的主观指标，如患者的症状或体征等。有些症状或体征因其往往受医生或患者主观因素的影响，故需要采用双盲法或按标准分等级等方法，保证疗效判定的客观准确。

临床药效学与临床前药效学关系密切，但也存在明显的区别：
（1）药物的作用在人与动物之间存在明显的种族差异。
（2）影响情感、行为的药物对试验动物与人的效应往往存在很大的区别。
（3）人体的生理状态、疾病状况、年龄、性别、药物相互作用、社会心理、环境等因素对药物的疗效会产生影响。
（4）药物的人体试验应严格遵守伦理、道德、法律、法规等规范。

四、药物相互作用研究

药物相互作用（drug interaction）是指同时使用两种或两种以上的药物时药物作用和效应的变化，包括药动学相互作用和药效学相互作用两个方面。药动学相互作用可发生在吸收、分布、代谢、排泄4个阶段。其中代谢性药物的相互作用发生率最高，约占药动学相互作用的40%。药效学相互作用是指药物合用时，一种药物改变了另一种药物的药理效应，但对血药浓度无明显影响。

思考题2：临床药理学的主要研究内容是什么？

第三节 临床药理学的学科任务

一、新药的临床研究与评价

新药的临床研究与评价（new drug research and evaluation）是临床药理学研究的重点，每一种新药被批准生产前都必须进行临床试验或人体生物利用度研究，对新药的有效性和安全性进行评价。在临床前动物试验中证实药物的有效性和安全性后，经药品监督管理部门审批，在指定的医疗单位按照药品临床试验管理规范的要求进行新药的临床研究与评价，观察药品在人体内的疗效和对不良反应做出适当的评价。新药的临床研究与评价应当遵循伦理学准则，满足客观科学性要求，以保证受试者权益不受侵犯以及试验数据的真实性和可靠性。我国新药审批办法规定，新药的临床试验必须经过国家药品监督管理局批准，在已确定的临床药理研究基地进行；新药的临床研究必须遵循《世界医学协会赫尔辛基宣言》，必须符合我国药品临床试验管理规范的要求。

二、上市后药物的再评价

上市后药物的再评价（reevaluation of marketing drugs）是对已批准上市的药物在社会人群中的不良反应、疗效、用药方案、稳定性及费用等方面，是否符合安全、有效、经济、规范的用药原则做出科学评价，为药品管理部门的相关决策提供科学依据，指导和规范临床合理用药，是临床药理研究基地一项经常性的工作。

上市后药物的再评价一般有两种情况：

（1）根据上市药物已存在的疗效不佳或毒性较大的问题，设计临床对比试验，做出继续使用、有选择地使用或予以淘汰的评价。

（2）进行药物流行病学调查。在一定范围内有计划、前瞻性或回顾性地对比调研某一药物的疗效和不良反应，根据调研结果进行评价，决定是否淘汰或限制使用。

三、药物不良反应监察

药物不良反应（adverse drug reaction，ADR）是指合格药物在正常用法用量下出现的不符合用药目的、给患者带来不适或痛苦的有害反应。药物不良反应监察（adverse drug reaction surveillance）需要有大范围乃至全国范围的不良反应流行病学资料，为了解决这个问题，许多国家建立了本国或国际的不良反应上报制度。药物不良反应所造成的药源性疾病是一个严重问题。药物不良反应监察是保障临床安全用药的重要措施。各国医药管理部门都非常重视药物不良反应监察，以便及早发现问题，保护人民用药安全。在我国，国家药品监督管理局设立的药品不良反应监测中心负责此项工作，属于世界卫生组织的药物不良反应国际监察系统。但我们应认识到，药物不良反应监察和报告是涉及全社会的工作，每个临床医生、医药管理人员及患者都有责任积极参与这项工作。

药物不良反应监察工作的主要内容有：收集药品不良反应信息，对其危害情况进行调查，及时向药品监督管理部门报告，提出药品管理方面的建议；及时向制药企业、医疗预防保健机构和社会大众反馈药品不良反应信息，防止不良反应的重复发生，保护人民的用药安全。应当指出，临床上罕见的不良反应，通常在审批前不易被发现，因此，上市后药物不良反应监察和报告尤为重要。近年的研究还表明，遗传因素和环境因素也与某些药物不良反应甚至严重的不良反应有关。因此，做好遗传因素和环境因素的全面监测，对保障安全用药十分重要。

四、临床药理服务

临床药理服务（clinical pharmacology service）包括以下项目：
（1）承担新药的临床药理研究任务，协助临床研究者设计各期临床试验。
（2）开展治疗药物监测，制订个体化治疗方案，指导临床医生合理用药。
（3）为药品监督管理部门、药品生产与研制部门及临床医生提供技术咨询服务。
（4）开展药物不良反应监察和上市后药物的再评价工作。

五、临床合理用药

世界卫生组织关于临床合理用药的原则是安全、有效、经济、规范。临床合理用药的实现有利于提高药物治疗的水平和质量。临床医生在临床医疗实践中迫切需要进行临床药理培训和知识更新，掌握临床药理学的基本理论和研究方法，提高药物治疗水平和新药临床试验的研究水平。

思考题3：临床药理学的学科任务是什么？

第四节 临床药理学的学习方法

临床药理学是以人体为对象的学科。以人体为对象的任何实践及试验研究必须遵循有关法律法规、伦理道德规范，并符合科学性原则。因此，学习临床药理学既要注重掌握专业的科学内容，培养科学的思维，又要熟悉相关的法律法规，了解国际有关公约规定和伦理道德规范。

临床药理学是一门以基础药理学和临床医学为基础，主要以人体为研究对象，具有广泛学科交叉特点的桥梁学科。其学科内容丰富，关联知识广泛。临床医学、药学及相关专业的学生在学习本学科时，应注重准确掌握基本理论与临床药理学的研究方法，培养临床思维，善于将理论联系临床实际，解决临床实践问题，为临床合理用药和开展临床药学服务奠定坚实的基础。

随着科学的进步，医学与药学都得到了迅猛的发展。循证医学、转化医学、精准医学等新观念为临床药理学的发展提供了新的思路，人类对药物与机体相互作用规律的认识进入了新阶段。因此，在学习临床药理学的过程中，应当树立终身学习的观念，并注重培养利用循证医学证据解决临床用药问题的能力；注重将临床药理学的新知识和新成果转化为临床治疗新方法，在临床应用中发现新问题，为基础研究提供新的研究思路；注重运用遗传药理学的知识和方法，对不同的患者实现个体化的精准治疗。

练习题

一、名词解释
1. 临床药理学　　2. 药物相互作用　　3. 药物不良反应

二、简答题
1. 临床药效学与临床前药效学的区别是什么？
2. 临床药理服务包括哪些项目？

在线自测

第二章

临床药物代谢动力学

学习要求

掌握：
1. 临床药物代谢动力学的概念与应用；药物的吸收、分布、代谢、排泄等体内过程及相应药动学参数的概念与临床意义。
2. 一级速率过程、零级速率过程、米-曼氏速率过程的特点。

了解：
房室模型、药动学参数的计算。

知识导图

学习园地

药缘一生　行业泰斗
——记中国工程院院士刘昌孝

被国内外尊称为中国"药代动力学巨擘"的红色科学家刘昌孝一生最斐然的业绩是药代动力学的五个第一：1968年建立国内第一个药代动力学实验室；1975年率先将药代动力学研究用于新药评价；1980年出版国内第一本药代动力学专著《药物代谢动力学》，其对我国药代动力学的发展起了开拓性作用；1990年组织实验室科技人员开始研究药代动力学数据库，指导医生临床用药和从事新药的研究开发，该成果填补了国内外空白，获得部级科技进步三等奖；1995年建立国内第一个部级药代动力学重点实验室，2003年1月，该实验室获批国内第一个省部共建国家药代动力学重点实验室。

刘昌孝院士从事药代动力学研究50余年，先后承担近40项国家重大科技项目，带领完成近150个新药的药代动力学研究，获得国内外科技成果奖40余项，在国内外发表论文400多篇，出版中英文学术专著18部。刘昌孝院士为我国药代动力学、药物评价学、中药现代化发展奠定了基础，做出了卓越贡献，被誉为"当代神农"、我国药代动力学"开山鼻祖"。

【学习思考】

古稀之年的刘昌孝院士厚积薄发，依然活跃在医药研究的大舞台上，以自身的研究经历和敏捷的思维，思考我国生物医药的发展战略和策略问题，鼓励后来人要"不忘本来，吸收外来，面向未来"；鼓励青年人要自强、自立、自信，牢记医药工作者的创新发展使命。刘昌孝院士说："中国人要把药瓶子端在自己的手里，而且药瓶子里要装自己的药物。"刘昌孝院士认为，中医药不仅要与国际接轨，而且要引领发展。中医药是国宝，我们要"传承精华，守正创新"，让中医药不仅成为国家健康事业的保证资源，还要成为国际医药研发的突破口，被世界人民认可。

临床药物代谢动力学（clinical pharmacokinetics）简称临床药动学，是药代动力学（简称药动学）的一个分支，它应用药动学原理与数学模型，定量地描述药物在人体内的 ADME 过程，即吸收（absorption）、分布（distribution）、代谢（metabolism）、排泄（excretion）的动态变化规律及体内药物浓度随时间的变化规律。根据动力学模型（如一室模型及二室模型）、转运速率（如一级动力学、零级动力学）以及药动学参数（如生物利用度、半衰期、表观分布容积、清除率）等，可以制订合理的给药方案，提高药物疗效及减少药物不良反应。心、肝、肾等重要脏器发生病变会对药动学产生影响，故临床医生为这样的患者治疗时应对给药方案进行相应调整。临床药动学不仅是现代临床药理学的重要组成部分，而且在研究与开发新药、改进药物剂型、提高药物疗效与减少毒性、指导临床合理用药等方面具有重要的指导意义。

第一节 药物的体内过程

一、吸收

药物由给药部位进入体循环的过程称为吸收。通过静脉注射和静脉滴注给药时，药物可直接进入体循环，不存在吸收过程。药物吸收的速率和程度主要受给药途径、药物的理化性质及剂型的影响。下面主要介绍给药途径。

案例思考2-1

患者，男性，45岁，临床诊断为 2 型糖尿病和急性肠炎。医生处方给予二甲双胍片和蒙脱石散治疗。患者用药 3 天，疗效不明显。请分析疗效不佳的原因。

案例解析 2-1

（一）消化道吸收

1. 口服给药

口服（peros，po）给药是最常用的给药途径，其吸收部位为胃肠道。口服后药物自胃肠道吸收的主要方式是简单扩散。影响药物经胃肠道吸收的因素有：

（1）药物方面：药物的理化性质（如脂溶性、解离度、分子量）、剂型（如药物粒径的大小、赋形剂种类）均能影响药物的吸收。

非解离型即分子型的药物脂溶性高、极性小，容易穿过生物膜进行被动转运。解离型药物解离度高、极性大、脂溶性低，不易穿过生物膜进行被动转运。非解离型药物能自由穿过生物膜，而解离型药物则被限制在膜的一侧，不能穿过生物膜，这种现象称为离子障（ion trapping）。弱酸性药物处于碱性溶液中时，碱性溶液的 pH 越高，弱酸性药物越易解离，并且非解离的分子型少，不易穿过生物膜。

（2）机体方面：胃肠道内的pH、胃排空速度和肠蠕动、胃肠内容物、首关效应、药物转运体等因素均可影响药物的吸收。

① 胃肠道内的pH。胃内的pH为1.0~3.0，肠内的pH为4.8~8.2，胃肠内的pH决定胃肠道中非解离型药物的药量。弱酸性药物易在胃吸收，弱碱性药物易在小肠吸收。改变胃肠道内的pH可以改变药物的胃肠道吸收率。如水杨酸类药物与碳酸氢钠同时服用时，可因碳酸氢钠升高了胃内的pH而使水杨酸类药物的吸收减少。

② 胃排空速度和肠蠕动。胃排空速度和肠蠕动能显著影响药物在小肠的吸收。胃排空速度快，可缩短药物到达小肠的时间，促进大部分药物在小肠的吸收；反之，可减少药物在小肠的吸收。肠蠕动增加可促进固体制剂的崩解与溶解，使药物与肠黏膜充分接触，增加药物在小肠的吸收。

③ 胃肠内容物。胃肠道中的食物可减少药物的吸收，这可能与食物稀释、吸附药物或延缓胃排空有关。如牛奶与地美环素同服，可使地美环素的吸收率明显下降。

④ 首关效应。首关效应（first-pass effect）又称首过消除（first-pass elimination），是指某些药物首次通过肠壁或肝时被其中的酶代谢，使其进入体循环的药量减少的现象。某些药物尽管已被肠黏膜上皮细胞吸收，但其进入体循环的药量仍然很少，其原因就在于药物经胃肠吸收有明显的首关效应。首关效应明显的药物不宜口服给药。例如，硝酸甘油口服给药，因首关效应，灭活率约为95%，为了降低灭活率，口服给药可改为舌下给药。

⑤ 药物转运体（drug transporter）。胃肠道内存在影响药物吸收的转运体。其可分为摄取性转运体（uptake transporter）和外排性转运体（efflux transporter）。摄取性转运体可促进药物自肠腔向细胞内转运，如$PEPT_1$介导了水溶性β-内酰胺类抗生素在小肠的吸收。外排性转运体可将药物从细胞内排出，限制药物的吸收，其作用类似于排出泵，如P-糖蛋白介导了抗癌剂多柔比星、柔红霉素、长春新碱、依托泊苷等的外排，因此P-糖蛋白对这些药物的解毒有重要的临床意义。

2. 舌下给药

舌部血流丰富，吸收药物较快。舌下给药（sublingual administration）时，药物溶解后通过简单扩散经口腔黏膜吸收直接进入体循环，可避免胃肠道及肝对药物的首关效应。因其对药物的破坏少、作用快，特别适合经胃肠道吸收时易被破坏的药物，如高脂溶性的硝酸甘油、异丙肾上腺素等。但因口腔吸收面积小、吸收量有限，故舌下给药不能作为常规的给药途径。

3. 直肠给药

直肠给药（rectum administration）的优点在于：

（1）避免药物对上消化道的刺激。

（2）部分药物可避开肝的首关效应，从而提高药物的生物利用度。

药物经肛管和直肠下静脉吸收后进入下腔静脉，可避开首关效应。如果栓剂插入过深，药物吸收后进入直肠上静脉，继而经门静脉入肝，则不能避开首关效应。直肠给药时，吸收面积小，肠腔液体量少，pH为8.0左右，对许多药物溶解不利，吸收不如口服给药迅速和规则。此外，很多药物对直肠还有一定的刺激作用，因此，直肠给药也不作为常规的给药途径。

(二) 消化道外吸收

1. 皮肤黏膜吸收

完整皮肤的吸收能力很差，在涂布面积有限时，药物吸收较少。脂溶性较高的药物可以通过皮肤的角质层，但亲水性物质因皮脂腺的分泌物覆盖而难以进入皮肤。皮肤黏膜局部给药部位药物的浓度很高，因此，临床上主要用于局部治疗。身体各部位皮肤渗透性大小依次为：阴囊＞耳后＞腋窝＞头皮＞手臂＞腿部＞胸部。老年人的角质层厚，故其皮肤渗透性较儿童低；成年男性的角质层更厚，故其皮肤渗透性较成年女性低。

2. 肌内或皮下注射

肌内或皮下注射时，药物先沿结缔组织扩散，再经毛细血管和淋巴内皮细胞进入血液循环。由于注射部位的毛细血管孔道较大，其吸收速率远比胃肠道黏膜快。药物肌内或皮下注射时，吸收速率受其水溶性及注射部位血流量的影响。油剂、混悬剂或胶体剂的吸收速率比水溶液吸收慢。在外周循环衰竭时，皮下注射药物的吸收速率极其缓慢。因肌肉血流远比皮下组织的血流丰富，因此肌内注射的吸收速率较皮下注射快。

3. 经鼻黏膜、支气管或肺泡吸收

鼻黏膜薄，黏膜内毛细血管丰富，药物吸收后直接进入体循环，可避免首关效应，还可避免药物在胃肠道的降解。临床上有些口服首关效应较强的药物，如黄体酮经鼻黏膜给药后，生物利用度与静脉给药相当。气体、挥发性液体以及气雾剂中的药物被吸入后，可从支气管或肺泡吸收。人的肺泡有3亿多个，肺泡的总面积达100 m^2，该面积与小肠的有效吸收面积接近。肺泡壁与毛细血管相连，血流丰富，药物可经肺泡壁直接进入血液循环，避免了首关效应。

二、分布

分布是指吸收后的药物随血液循环到各器官、组织的过程。药物吸收后可不均匀分布到多个组织器官，各组织器官的药量是动态变化的。药物作用的快慢和强弱，主要取决于药物分布进入靶器官的速度和浓度。而药物消除的快慢，则主要取决于药物分布进入代谢和排泄器官（肝脏和肾脏）的速度。大多数药物的分布属于被动转运，少数为主动转运。药物在机体内的分布多呈不均匀性，但经常处于动态平衡。药物分布既影响药物的储存及消除速率，也影响药物效应和毒性，对药物有效性和安全性评价具有重要意义。药物先分布到血流量大的组织器官，再向血流量小的组织器官转移的现象，称为再分布（redistribution）。药物在各组织器官中的浓度与血浆浓度一般呈平行关系。影响药物分布的因素如下。

(一) 药物与血浆蛋白的结合力

药物在血浆中通常以游离型药物和与血浆蛋白结合形成的结合型药物两种形式存在，且游离型药物和结合型药物处于动态平衡。结合型药物分子体积变大，不利于药物转运，药理活性暂时消失；而游离型药物则能够透过毛细血管内皮细胞层进入组织外液，然后通过组织

细胞膜进入细胞，完成分布过程。当游离型药物被分布、代谢或排泄，在血液中的浓度降低时，结合型药物可随时释放出游离型药物，使二者达到新的平衡。药物与血浆蛋白结合率常用血浆中结合型药物浓度与总药物浓度的比值来表示。比值大于0.9，表示药物与血浆蛋白高度结合；比值小于0.2，表示药物与血浆蛋白结合差。了解药物与血浆蛋白结合率的临床意义在于：

（1）当一个药物与血浆蛋白的结合达到饱和以后，再继续增加药物剂量，游离型药物会迅速增加，导致药理作用增强或不良反应发生。

（2）在血浆蛋白结合部位上药物之间可能发生相互竞争，使其中某些药物游离型增加，药理作用或不良反应明显增强。如口服抗凝药双香豆素与解热镇痛药保泰松合用时，因两者与血浆蛋白的结合率分别高达99%和98%，但保泰松与血浆蛋白的结合能力大于双香豆素，双香豆素被保泰松置换，当双香豆素与血浆蛋白的结合率下降1%时，具有药理活性的游离型双香豆素的浓度理论上可增加100%，导致抗凝过度，发生出血倾向。药物与内源性化合物也可在血浆蛋白结合部位发生竞争性置换作用，如磺胺异噁唑可将胆红素从血浆蛋白结合部位置换下来而导致新生儿胆红素脑病（又称核黄疸）。

（3）当血液中的血浆蛋白过少（如患者患有慢性肾炎、肝硬化、尿毒症）时，体内可与药物结合的血浆蛋白量下降，也容易发生药理作用的增强和中毒。药物在血浆蛋白结合部位上的相互作用并非都有临床意义。一般认为，对于与血浆蛋白结合率高、表观分布容积小、消除慢或治疗指数低的药物，血浆蛋白结合率的变化才有临床意义，此时应注意对剂量进行调整。

（二）细胞膜屏障

血脑屏障和胎盘屏障影响药物的分布。

（1）血脑屏障（blood brain barrier）是由紧密连接的毛细血管内皮细胞并由神经胶质细胞包裹其外而形成的血液与脑组织之间的屏障，以及由脉络膜形成的血液与脑脊液之间的屏障。血脑屏障能阻止许多大分子、水溶性或解离型药物进入脑组织，但脂溶性较高的药物仍能以简单扩散的方式穿过血脑屏障。注意：急性高血压或静脉注射高渗性溶液可降低血脑屏障的功能；炎症也可改变其通透性。例如，磺胺异噁唑与血浆蛋白结合率高，很难进入脑脊液，而磺胺嘧啶与血浆蛋白结合率低，容易进入脑脊液，故治疗化脓性脑膜炎时首选磺胺嘧啶。

（2）胎盘屏障（placental barrier）是指胎盘绒毛与子宫血窦间的屏障。它能将母体与胎儿的血液分开。胎盘屏障能阻止水溶性或解离型药物进入胎儿体内，但脂溶性较高的药物仍能通过胎盘屏障。有些能通过胎盘屏障的药物对胎儿有毒性甚至可以导致畸胎，因此孕妇用药应特别谨慎。

除此之外，人体还有血眼屏障、血关节囊屏障等，这些屏障使药物在眼或关节囊中难以达到有效浓度。对此采用局部直接注射给药的方法才能达到治疗目的。

（三）器官血流量与膜的通透性

在肝、肾、脑、肺等高血流量器官，药物分布快且含量较多。在皮肤、肌肉等低血流量器官，药物分布慢且含量较少。例如，静脉注射高脂溶性麻醉药硫喷妥钠时，药物首先进入血流量大的脑组织发挥麻醉作用，而后向血流量少的脂肪组织转移，使患者迅速苏醒。此外，细胞膜对药物通透性的不同也影响药物的分布。例如，肾毛细血管内皮膜孔大，在流体静压作用下药物容易通过肾毛细血管。肝静脉窦缺乏完整内皮，药物也容易通过肝的毛细血管。随着药物分子量的增大，通透的屏障也加大。一般认为分子量在200~800的药物容易通过血管微孔。

（四）体液的 pH 和药物的解离度

在生理情况下，细胞内液的 pH 为 7.0，细胞外液的 pH 为 7.4，细胞外液较细胞内液偏碱性。由于弱酸性药物在弱碱性环境中解离型多，故细胞外液的弱酸性药物不易进入细胞内。因此，弱酸性药物在细胞外液的浓度高于细胞内液。弱碱性药物则相反。改变体液的 pH，可相应改变药物原有的分布特点。

（五）药物和组织的亲和力

有些药物对某些组织有很强的亲和力，其在体内进行选择性分布，在特定组织中的浓度远远高于血浆浓度。如碘对甲状腺组织具有高度亲和力，其在甲状腺组织中的浓度远远高于其他组织，用于保证甲状腺合成足量的甲状腺激素，保证机体的正常生长发育。

（六）药物的理化性质

一般脂溶性或水溶性的小分子药物易于进入细胞；非脂溶性的大分子药物通过过滤方式转运入细胞，其速度较慢；离子型药物则难透过细胞膜。

三、代谢

药物在机体内发生的结构上的变化，称为药物代谢，又称为生物转化（biotransformation）。大多数药物是在肝脏经药物代谢酶代谢发生化学结构的改变，也有少部分药物可在其他组织中被有关的酶催化降解。药物代谢的意义在于药物经生物转化后，生物活性发生改变。

药物代谢途径呈现多样性的特点。不是所有药物都要经过代谢。有的药物可不经代谢以原型排泄，有的药物几乎完全经一种代谢途径代谢，但多数药物经数种代谢途径代谢。药物经不同途径代谢的程度，与其种属和机体状态有关。许多药物的代谢形式，取决于给药剂量、药物相互作用及机体的功能状态。药物在机体内的生物转化，一般分为氧化、还原、水解和结合四种类型。

根据反应的性质，可将药物代谢分为两个时相。Ⅰ相为氧化、还原和水解等分解反应。Ⅰ相代谢主要由肝微粒体混合功能氧化酶（细胞色素 P450，cytochrome P450，CYP）以及存在于细胞质、线粒体、血浆、肠道菌丛中的非微粒体酶催化。Ⅰ相反应后，药物通常会发生活性的改变，药物活化或失活，有些药物分子中的某些基团暴露出来，为Ⅱ相的结合反应打下基础。Ⅱ相为结合反应，即药物与体内某些小分子物质，如葡萄糖醛酸、硫酸、氨基酸（甘氨酸、半胱氨酸、谷氨酸、丝氨酸、赖氨酸）、乙酰基或甲基发生的结合反应。经过结合反应后，药物的极性增强，水溶性增加，有利于药物的排泄。

肝微粒体混合功能氧化酶系统，简称肝微粒体酶。该系统中主要的酶为细胞色素 P450，此酶存在于肝细胞内质网上。由于该酶能促进数百种药物的代谢，故又称为肝药酶。

现已明确，CYP 是一个基因超家族，根据这些基因编码蛋白质的相似程度，可将其划分为不同的基因家族和亚家族。在人类肝脏中与药物代谢密切相关的 CYP 主要是 CYP1A2、CYP2A6、CYP2C9、CYP2C19、CYP2D6、CYP2E1 和 CYP3A4，它们占肝脏中 CYP 总含量的 75% 以上。CYP 催化底物有一定的特异性，但并不十分严格，不同的 CYP 可催化同一底物，而同一底物也可被不同的 CYP 所代谢。了解每一个 CYP 所能催化的药物，对于临床上合理用药以及阐明在生物转化环节上发生的药物相互作用有着重要的意义。

案例思考2-2

患者，女性，72 岁，临床诊断为原发性高血压。患者从 5 年前开始，应用 40 mg/d 尼非地平（长效制剂）治疗高血压，血压控制良好，高压保持在 140~160 mmHg，低压保持在 80~90 mmHg。后来为了治疗腹膜结核，开始服用利福平（450 mg/d），异烟肼（300 mg/d），乙胺丁醇（750 mg/d），血压在两周内升高到 200/110 mmHg。于是，又追加服用 α_1 受体阻断药布那唑嗪（从 3 mg/d 到 6 mg/d 递增），血压下降并不十分理想。请分析疗效不佳的原因以及如何调整用药。

案例解析 2-2

药物代谢的影响因素如下。

（1）遗传因素：不同个体的药物代谢酶活性差异显著，这与药物代谢酶基因存在多态性有关。基因多态性是指在同一群体中，某个基因座上存在两个或两个以上的等位基因，且等位基因的频率大于 0.01 的现象。其中某些等位基因的突变可引起药物代谢酶活性的降低。根据药物代谢酶活性的不同，可将人群分为超快代谢型、强代谢型、中间代谢型和弱代谢型。药物代谢酶基因多态性对药物的生物转化具有重要的影响，通常弱代谢型人群清除药物的能力要弱于强代谢型，药物效应（治疗作用或毒副反应）明显增加，而超快代谢型人群清除药物的能力要强于弱代谢型，药物效应明显减弱；但对于前体药物，弱代谢型人群的药物效应明显减弱。

（2）环境因素：生活环境中的许多物质或饮食习惯可影响药物代谢酶的活性。这种影响可产生酶抑制作用或酶诱导作用，改变相关药物代谢的速度，从而影响药物效应的强度和持续时间。参与药物代谢的重要的 CYP，其底物、诱导剂和抑制剂各不相同。

① 酶的诱导。某些化学物质能提高肝微粒体药物代谢酶的活性，从而提高代谢的速率，此现象称为酶的诱导。具有提高药物代谢酶活性的化学物质称为酶的诱导剂。酶的诱导剂能促进自身代谢，连续用药可因自身诱导而使药效降低。酶的诱导剂包括苯巴比妥和其他巴比妥类药物、苯妥英钠、卡马西平、利福平、水合氯醛等，这些药物的共同特点是亲脂、易与 CYP 结合并具有较长的半衰期。

② 酶的抑制。酶的抑制是指某些化学物质能抑制肝微粒体药物代谢酶的活性，使其代

谢药物的速度减慢。具有抑制药物代谢酶活性的化学物质称为酶的抑制剂。在体内灭活的药物经酶的抑制剂作用后，代谢减慢，作用增强，作用时间延长。

具有临床意义的酶的抑制剂有别嘌呤醇、氯霉素、异烟肼、磺胺苯吡唑及西咪替丁等。

（3）生理因素：营养状态、年龄不同，药物代谢酶的活性也不同。胎儿和新生儿的肝微粒体药物代谢酶活性很低，对药物的敏感性比成人高，常规剂量就可能产生很强的毒性。老年人肝代谢药物的能力明显降低。肝微粒体药物代谢酶还有昼夜节律性变化。很多研究表明，夜间的肝微粒体药物代谢酶活性较高，使药物的代谢加快；而昼间的肝微粒体药物代谢酶活性较低，使药物的代谢减慢。故在一天内的不同时间给予药物，可使血药浓度水平有一定的差异，导致药物疗效不同。食物中不饱和脂肪酸含量增多，可增加肝 CYP 含量。缺乏蛋白质、维生素 C、钙或镁的食物，可降低肝对某些药物的代谢能力。高糖类饮食可使肝代谢药物的速率降低。

（4）病理因素：在疾病状态下药物代谢酶的活性也会发生改变。肝、肾功能不全的患者，其药物代谢酶活性减弱，药物易在体内蓄积。如肝炎患者的葡萄糖醛酸结合反应和硫酸结合反应受阻。研究发现，肝炎患者血浆中对乙酰氨基酚的半衰期比正常人长 33%。

药物代谢的临床意义如下。

（1）失活：绝大多数药物经过代谢后，药理活性会减弱或消失，称为失活（inactivation）。如磺胺类药物经肝乙酰化代谢后形成乙酰化磺胺而失活，普鲁卡因水解成无效物。

（2）活化：极少数药物经过代谢后才出现药理活性，称为活化（activation）。如乙酰水杨酸钠只有在体内脱去乙酰基，转化为水杨酸钠才具有药理活性。

（3）增加极性：原型药经代谢生成的代谢物通常水溶性加大，易从肾或胆汁排出，而且生成的代谢物常失去药理活性。因此，代谢是许多药物消除的重要途径。

（4）增强或减弱药物活性：代谢也可能是活化过程。有的活性药物可转化成仍具有活性的代谢物。如普鲁卡因胺在体内代谢为乙酰普鲁卡因胺（乙酰卡尼），两者均具有抗心律失常作用，且活性相当，只是两者的药动学行为发生了改变；氯雷他定的代谢物去羧乙氧基氯雷他定的抗组胺活性大于母药氯雷他定，而维拉帕米的代谢物去甲维拉帕米的活性小于母药。

（5）产生毒性产物：有时药物在体内代谢后可能生成有毒物质，如对乙酰氨基酚在体内可以形成具有肝毒性的中间代谢物；磺胺噻唑的乙酰化产物溶解度降低，导致其在肾小管析出结晶，引起肾损害，因而代谢过程并不等于解毒过程。

四、排泄

排泄指药物及其代谢物通过排泄器官排出体外的过程。排泄是药物最后彻底消除的过程。肾是最主要的排泄器官，非挥发性药物主要由肾随尿排出；气体及挥发性药物则主要由肺随呼气排出；某些药物还可从胆汁、乳腺、汗腺、唾液腺、泪腺、毛发、皮肤、肺等排出。

> **案例思考2-3**
>
> 患者，男性，91岁，临床诊断为房颤。患者服用地高辛（0.25 mg/d）5年以上，地高辛血药浓度为1.2 ng/ml左右，合并用药只有阿司匹林。近日，因患者合并肺炎，医生处方开药：克拉霉素（1 000 mg/d），利福布汀（300 mg/d），乙胺丁醇（1 400 mg/d）。给药第9天起，患者出现腹部痉挛、腹痛、恶心、呕吐和食欲缺乏等消化道不良反应，地高辛血药浓度升高到3.5 ng/ml，心电图显示窦性心律过缓。停止服用地高辛和克拉霉素后，上述症状在36 h内改善，地高辛的血药浓度也逐渐下降到2.0 ng/ml。试分析患者出现腹部痉挛、腹痛、恶心、呕吐和食欲缺乏等消化道不良反应的原因。
>
> 案例解析2-3

（一）肾排泄

药物及其代谢物经肾排泄有三种方式：肾小球滤过、肾小管主动分泌和肾小管被动重吸收。前两个过程是血中药物进入肾小管腔内，后一个过程是将肾小管腔内的药物再转运至血液中。影响药物从肾小球滤过的主要因素是药物与血浆蛋白的结合程度以及肾小球滤过率。结合型药物分子量较大，一般超过50 000，不能从肾小球滤过。游离型药物分子量较小（多数药物分子量小于1 000），容易通过具有较大筛孔的滤过膜。肾小球滤过率降低时（如肾病患者、新生儿、老年人等），药物从肾小球滤过的量也随之减少。肾小管主动分泌主要在近端肾小管细胞进行，分为有机酸分泌系统与有机碱分泌系统，分别分泌有机酸类药物和有机碱类药物。肾小管腔内的药物因水的重吸收而被浓缩，并通过简单扩散的方式从肾小管重吸收。重吸收的程度主要取决于药物本身的理化性质，如极性、pK_a等，也受机体生理学改变（如尿量或尿液 pH 改变）的影响。水溶性药物难以通过肾小管上皮细胞的类脂质膜，易从尿中排出。肾小管腔内尿液的 pH 能影响药物的解离度。酸化尿液，碱性药物在肾小管中大部分解离，重吸收减少、排泄增加；碱化尿液，酸性药物在肾小管中大部分解离，重吸收减少、排泄增加。在临床上改变尿液 pH 是解救药物中毒的有效措施。如发生苯巴比妥、水杨酸等弱酸性药物中毒时，碱化尿液可使药物的重吸收减少、排泄增加而解毒。丙磺舒与青霉素合用使青霉素血药浓度升高、疗效增强的原因是丙磺舒竞争性地抑制了肾小管分泌青霉素的转运体，从而抑制了青霉素自肾小管的分泌而使血药浓度升高、疗效增强。

（二）胆汁排泄

某些药物经肝转化为极性较强的水溶性代谢物，也可经胆汁排泄。药物经胆汁排泄是一个复杂的过程，包括肝细胞对药物的摄取、储存、转化及向胆汁的主动转运等过程。药物的理化性质及某些生物学因素能影响上述过程。经胆汁排泄的药物，除需要具有一定的化学基团及极性外，其分子量也应符合一定阈值的要求。通常分子量大于500且小于5 000的化合物可从胆汁排泄，分子量超过5 000的大分子化合物较难从胆汁排泄。

由胆汁排入十二指肠的药物可随粪便排出体外，但也有药物再经肠黏膜上皮细胞吸收，经门静脉、肝重新进入体循环，这个反复循环的过程称为肝肠循环（hepato-enteral circulation）。肝肠循环明显的药物口服后，其血药浓度－时间曲线呈现"双峰"或"多峰"现象，这是由药物经胆汁排泄进入小肠后再被吸收入血导致的。经胆瘘术后，"双峰"或"多峰"现象可消失。肝肠循环的临床意义视药物经胆汁的排泄量而定。若药物从胆汁排泄的量多，肝肠循环能延迟药物的排泄，使药物作用时间延长。若中断肝肠循环，药物的半衰期和作用时间都可缩短，利于某些药物解毒。如洋地黄毒苷中毒后口服考来烯胺，考来烯胺可在肠内与洋地黄毒苷形成络合物，中断洋地黄毒苷的肝肠循环，加快其随粪便排出而解毒。胆汁清除率高的药物在临床用药上有一定的意义。如氨苄西林、头孢哌酮、利福平、红霉素等主要经胆汁排泄，其胆汁浓度可达血药浓度的数倍乃至数十倍，故可用于抗胆道感染。主要经胆汁排泄而非肾排泄的药物应用于肾功能不全的患者时，常可不必调整用量。

（三）肠道排泄

药物也可经肠道排泄，即药物可经胃肠道壁脂质膜自血浆内以被动扩散的方式排入胃肠腔内。位于肠上皮细胞膜上的P-糖蛋白也可将药物及其代谢物直接从血液分泌外排至肠道。经肠道排泄的药物主要有以下几种：

（1）未被吸收的口服药物。

（2）随胆汁排泄到肠道的药物。

（3）由肠黏膜主动分泌排泄到肠道的药物。

（四）其他途径

许多药物还可通过唾液、乳汁、汗液、泪液、皮肤、肺等排泄。乳汁pH略低于血浆，因此弱碱性药物在乳汁中的浓度可能高于血浆，弱酸性药物则相反。如碱性药物（如吗啡、阿托品）可以较多自乳汁排泄。此外，非电解质类（如乙醇、尿素等）易进入乳汁，达到与血浆相同的浓度，故哺乳期妇女使用这些药物时应严加注意。胃液的酸度高，某些生物碱（如吗啡）即使注射给药，也可向胃液扩散。洗胃是针对该类药物中毒的治疗措施。由于某些药物可自唾液排泄，唾液中的药物浓度与血药浓度平行，且唾液容易采集，因此临床上常以唾液代替血液标本进行血药浓度的监测。药物还可经毛发和皮肤排泄，虽排泄量很少，但是用高度灵敏的检测方法仍可检测到。挥发性药物，如麻醉性气体、可挥发的液体药物，由肺呼出是其重要的排泄途径。

思考题1：药物与血浆蛋白结合率的临床意义是什么？

第二节 药动学的基本原理及其参数的计算

一、血药浓度与血药浓度－时间曲线

血药浓度一般指的是血浆中药物的浓度，包括血浆中的游离型药物和结合型药物的浓度，是体内药物浓度的重要指标。虽然它不等于作用部位（靶组织或靶受体）的浓度，但作用部位的浓度与血药浓度以及药理效应一般呈正相关。血药浓度随时间发生的变化，不仅能反映作用部位的浓度变化，而且能反映药物在体内吸收、分布、代谢和排泄过程总的变化

规律。另外，由于血液的采集比较容易，对机体的损伤也少，故常通过血药浓度来研究药物在体内的变化规律。血药浓度-时间曲线（简称药-时曲线）描述的体内药量随时间变化的关系称为时量关系（time-concentration relationship），它与时效关系（time-effect relationship）构成药动学研究的中心问题。

药-时曲线反映的是药物在体内吸收、分布、代谢和排泄随时间连续变化的动态过程（见图2-1）。在给药后不同时间采集血样，测定血药浓度，然后以时间为横坐标、以血药浓度为纵坐标，绘出药-时曲线。从药-时曲线可定量分析药物在体内的动态变化与药物效应的关系。

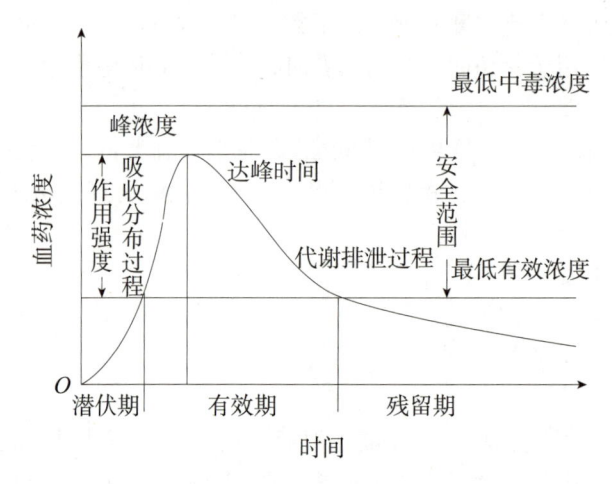

图2-1 药-时曲线示意图

药-时曲线中，曲线的上升段主要反映药物的吸收分布过程。当大部分药物被吸收后，分布占据主要部分，与此同时，也有少量药物开始代谢与排泄。曲线的下降段主要反映药物的代谢排泄过程，即药物的消除过程。曲线的最高点即峰值称为峰浓度（peak concentration，C_{max}）或血药峰浓度，反映的是给药后，药物在机体内所能达到的最高血药浓度，达到血药峰浓度的时间称为达峰时间，简称峰时（peak time）。从药物吸收分布开始，药物消除过程也已经开始，只是上升段吸收分布作用大于消除作用，下降段消除作用大于吸收分布作用。当处于血药峰浓度时，药物的吸收分布速度与消除速度相等。达峰时间短，表明药物吸收速度快，起效迅速；反之，则表明药物吸收速度慢，起效也慢。药-时曲线下降快，表明药物消除快，作用持续时间短；反之，则表明药物消除慢，作用持续时间长。血药浓度超过最低有效浓度并低于最低中毒浓度的时间称为有效期（effective period），又称为持续期。在有效期之前，血药浓度低于最低有效浓度的时间称为潜伏期。在有效期之后，血药浓度低于最低有效浓度的时间称为残留期（见图2-1）。

在药-时曲线上由横坐标轴与药-时曲线围成的面积称为药-时曲线下面积（area under the time-concentration curve，AUC），简称曲线下面积，它代表一段时间内，血液中药物的相对累积量（见图2-2）。曲线下面积为研究药物制剂吸收程度的一个重要指标，其单位为μg·h/ml，通常采用梯形法计算，公式为

$$AUC = \frac{(C_n - C_{n+1}) \cdot (t_{n+1} - t_n)}{2}$$

式中，C 为血药浓度；t 为时间。

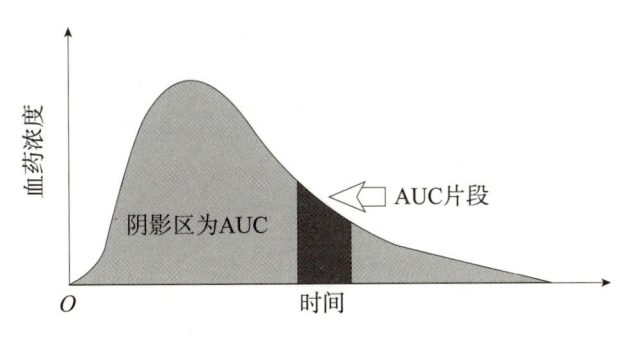

图 2-2 口服给药时药-时曲线下面积示意图

二、药物的速率过程

速率过程（rate process）是指药物进入机体后，随着药物的转运、生物转化，产生了其在不同器官、组织、体液间的浓度变化，这种变化是一个随时间变化的动态过程，称为速率过程，又称为动力学过程。速率过程与药物的浓度有直接的关系。根据药物转运与药量或浓度之间的关系，可将药物在体内的速率过程分为一级速率过程、零级速率过程和米-曼氏速率过程。通过选取适当的模型，建立数学方程，可以推导出药动学参数。定量描绘药物在体内的动态变化过程，是制订和调整给药方案的重要依据。

（一）一级速率过程

一级速率过程（first order rate process）又称一级动力学过程，是指药物在体内的转运速率与药量或浓度的一次方成正比，即单位时间内药物按恒定的比例（恒比消除）转运或消除。其描述方程式为

$$\frac{dC}{dt} = -KC^n \tag{2-1}$$

当 $n = 1$ 时，一级速率过程为

$$C_t = C_0 e^{-Kt} \tag{2-2}$$

式中，e 为自然对数的底；C 为药物浓度；K 为一级速率常数，单位为 h^{-1}；负号代表药物浓度随时间而减少。

上式经积分，并写成常用对数，得

$$\lg C_t = \lg C_0 - \frac{K}{2.303}t$$

以 C 为纵坐标、t 为横坐标作图，可得到一条反抛物线曲线，但以 $\lg C$ 为纵坐标、以 t 为横坐标作图，可得到一条直线，并呈指数衰减，其斜率为 $-\frac{K}{2.303}$。故一级速率过程也称为线性动力学（linear kinetics）过程。

由此可得

$$t = \lg\frac{C_0}{C_t} \times \frac{2.303}{K}$$

当 $C_t = \frac{1}{2}C_0$ 时，$t = t_{1/2}$，则

$$t_{1/2} = \lg 2 \times \frac{2.303}{K} = 0.301 \times \frac{2.303}{K}$$

所以

$$t_{1/2} = \frac{0.693}{K} \quad (2-3)$$

式中，K 为一室模型消除速率常数。

$$t_{1/2\beta} = \frac{0.693}{\beta} \quad (2-4)$$

式中，β 为二室模型 β 相消除速率常数。

在一级速率过程中，单位时间内消除恒定比例的药物时，半衰期（$t_{1/2}$）是定值，且与血药浓度水平无关。

如表 2-1 所示，药物经 5 个半衰期后，体内剩余 3.125%，可以认为药物已经基本被消除。

表 2-1 药物经过若干 $t_{1/2}$ 后剩余百分比

$t_{1/2}$倍数	体内剩余分数	体内剩余百分比
0	1	100%
1	1/2	50%
2	1/4	25%
3	1/8	12.5%
4	1/16	6.25%
5	1/32	3.125%
6	1/64	1.56%
7	1/128	0.78%

药物按一级动力学消除时，按 $C-t$ 作图可得一曲线，将浓度取对数值，按 $\lg C-t$ 作图，可得一直线，其斜率为 $-\frac{K}{2.303}$。

被动转运符合一级动力学过程特点。因多数药物的转运属于被动转运，故多数药物的速率过程属一级动力学过程。

一级动力学过程的特点：

(1) 药物按等比转运，即单位时间内转运的百分比不变，呈指数衰减，但单位时间内药物的转运量随时间延长而下降。

(2) 半衰期恒定，与药物的剂量或浓度无关。按相同剂量或相同时间间隔给药，约经5个半衰期机体达到稳态浓度，再经约5个半衰期，药物在体内基本完全消除。

(3) 药-时曲线下面积与所给药物剂量的一次方成正比。

(二) 零级速率过程

零级速率过程（zero order rate process）又称零级动力学过程，是指体内药物的转运或消除速率与药量或浓度的零次方成正比，即转运速率是恒定（量）的。单位时间内药物在体内以恒定的量消除，简称恒量消除。当机体的消除功能低下或者用药量超过机体最大的消除能力时，药物也会按恒定的量消除。由于血药按恒定的量消除，与血药浓度无关，故称零级动力学消除。按零级动力学消除时，半衰期不是一个恒定的数值，而是随血药浓度的变化而变化，随剂量的增加而延长。

$$\frac{dC}{dt} = -KC^n$$

当 $n=0$ 时，其为零级速率过程，描述方程式为

$$\frac{dC}{dt} = -K_0$$

式中，K_0 为零级速率常数。上式经积分，得

$$C = C_0 - K_0 t$$

$$t_{1/2} = \frac{0.5C_0}{K_0} \tag{2-5}$$

如恒速静脉滴注给药，药物以恒速进入体内，当滴注速率与药物消除速率相等时，其药-时曲线是一条与横坐标平行的直线，属零级动力学过程。零级动力学过程是载体转运的特点。当药物剂量过大时，即出现饱和限速，按零级动力学消除。零级动力学消除为恒量消除，即单位时间内消除恒定数量的药物，消除速率与原来的药物浓度无关。

药物按零级动力学消除时，在普通坐标上，将 t 时的药物浓度对时间作图可得一条直线，而将 t 时药物浓度的对数对时间作图，下降部分呈抛物线，故也称为非线性动力学（nonlinear kinetics），其斜率为 $-K_0$。

影响零级动力学过程的主要因素是药物代谢酶、药物转运体以及药物与血浆蛋白的结合程度。因此，零级动力学过程有主动转运的特点。只要是耗能的逆浓度梯度转运的药物，剂量过大时均可超过负荷而出现饱和限速，出现零级动力学过程。如苯妥英钠、阿司匹林、双香豆素和丙磺舒等都可出现零级动力学过程。

零级动力学过程的特点：

(1) 药物按恒量转运，即单位时间内转运量恒定，转运的速度与剂量或浓度无关。但单位时间内转运的百分比是变化的。

(2) 半衰期不恒定，随药物剂量的增加，半衰期可超比例延长。

(3) 药-时曲线下面积与所给药物剂量不成正比。剂量增加，药-时曲线下面积可超比例增加，易引起药物中毒。

一级动力学消除与零级动力学消除的比较见表 2-2。

表 2-2 一级动力学消除与零级动力学消除的比较

比较项目	一级动力学消除	零级动力学消除
消除规律	恒比消除 X/h	恒量消除 $X\%$/h
$t_{1/2}$	与剂量有关 $t_{1/2} = \dfrac{0.693}{K}$	与剂量无关 $t_{1/2} = \dfrac{0.5C_0}{K_0}$
药-时曲线下面积	与剂量成比例	与剂量的平方成比例
药-时曲线	指数衰减图形	直线衰减图形
消除速率常数	K	K_0

（三）米-曼氏速率过程

米-曼氏速率过程（Michaelis-Menten rate process）指包括一级速率过程与零级速率过程在内的混合速率过程。少数药物在低浓度时为一级速率过程，即恒比消除；在高浓度时转变为零级速率过程，即恒量消除。其描述方程式为

$$-\frac{dC}{dt} = \frac{V_{max} \cdot C}{K_m + C} \tag{2-6}$$

式中，$-\dfrac{dC}{dt}$ 是 t 时的药物消除速率；V_{max} 是该过程的最大消除速率；K_m 是米氏常数，为 50% 最大消除速率时的药物浓度；C 是体内药物浓度。

当体内药物浓度 $C \ll K_m$，即体内药物的消除能力远远大于体内药物浓度时，药物是按恒定的比例（恒比）转运或消除的，属于一级速率过程。而当体内药物浓度 $C \gg K_m$，即体内药物浓度远远超过体内药物的消除能力时，体内消除能力达到饱和，机体以最大能力消除药物，单位时间内药物在体内以恒定的量（恒量）消除，属于零级速率过程。

体内有些药物以载体转运方式进行转运，药物剂量过大时出现饱和现象，此时转运速率达到恒定，表现为零级速率过程。随着药物剂量的减少，载体不再饱和，药物转运进入一级速率过程，称为米-曼氏速率过程。药物在恒速滴注时，也可表现为零级速率过程，滴注停止后又恢复为一级速率过程。

临床上有些药物，如乙醇、苯妥英钠、阿司匹林、乙酰唑胺、茶碱、保泰松等，具有米-曼氏速率过程的特点。苯妥英钠每天的剂量不超过 5 mg/kg 时，属一级动力学消除，半衰期为 24 h。当每天剂量超过 12 mg/kg 时，酶的代谢能力已达饱和。此时，苯妥英钠的血药浓度显著增加，半衰期明显延长，已由一级速率过程变为零级速率过程，容易发生药物中毒。

三、房室模型

想要定量地分析药物在体内的动力学变化,必须采用适当的模型和数学公式来描述这个过程。房室模型(compartment model)是将机体看成一个系统,系统内部根据药物分布和消除转运动力学的差别被分为若干个房室(隔室,compartment),具有相同或相似的分布和消除转运速率过程的部位被视为同一房室,从而房室模型分为一室模型、二室模型或三室模型。房室模型中的房室是用于进行药动学数学分析的一种抽象概念,并不是实际存在的解剖学空间,与机体的解剖学部位和生理功能也没有直接的联系,但与组织器官的血流量、生物膜通透性、药物与组织的亲和力等有一定的关系。大多数的药物进入机体后又以代谢物或原型从机体排出,所以模型是开放的,又称为开放房室模型。

(一)一室模型

一室模型(one compartment model)又称为一房室开放模型,就是把整个机体视为动力学上一个"均一"的房室。该模型假定给药后药物立即均匀地分布到机体各组织器官,并以一定速率(消除速率常数为 K)从该室消除,迅速达到动态平衡。单次静脉注射属于一室模型的药物,用体内药物浓度的对数对时间作图可得一直线,药-时曲线呈单指数衰减(见图2-3)。

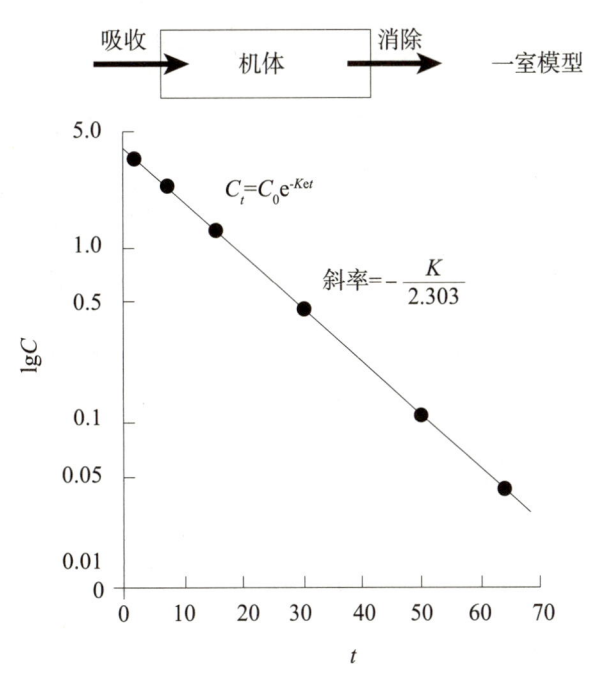

图2-3 药动学的一室模型及药-时曲线

静脉注射一室模型一级速率过程的数学公式为

$$C = C_0 e^{-Kt} \tag{2-7}$$

式中,C_0 为 $t=0$ 时的血药浓度(即初始浓度);K 为消除速率常数。

血管外给药一室模型一级速率过程的数学公式为

$$C = \frac{K_a F X_0}{(K_a - K)V} (e^{-Kt} - e^{-K_a t}) \tag{2-8}$$

简化为

$$C = A(e^{-Kt} - e^{-K_a t}) \tag{2-9}$$

式中，C 为药物浓度；K_a 为吸收速率常数；F 为生物利用度；X_0 为初始剂量；K 为消除速率常数；V 为分布容积；A 为经验常数。

（二）二室模型

二室模型（two compartment model）又称为二房室开放模型，该模型假定给药后药物不是立即均匀分布于机体的各组织器官，而是先以较快的速率分布于某些部位（称之为中央室），然后以较慢的速率分布于其他部位（称之为周边室）（见图 2-4）。血流量丰富、膜通透性好、药物易于灌注的组织，如肝、肾、心、肺及血液和细胞外液属于中央室，而血流较慢、药物转运速度慢且难以灌注的肌肉、皮肤、脂肪等组织属于周边室。中央室和周边室并不是固定不变的，与药物的理化性质有关。如对脂溶性高的药物而言，因其容易进入大脑，故大脑属于中央室；但对极性高的药物而言，因血脑屏障，其不易进入大脑，故大脑属于周边室。

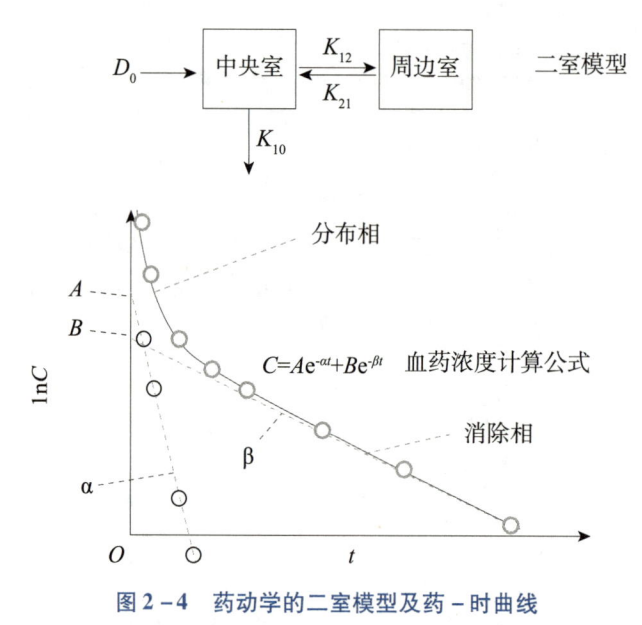

图 2-4　药动学的二室模型及药-时曲线

二室模型适用于大多数药物，可描述它们在机体内的药动学变化规律，其特点是给药后，药物首先迅速进入中央室，并在中央室与周边室之间进行较慢的分布；药物只能通过中央室进入全身，其消除也只能通过中央室完成。单次快速静脉注射属于二室模型的药物，用体内药物浓度的对数对时间作图，可得双指数衰减曲线。血药浓度的初段下降很快，主要反映的是药物自中央室向周边室的分布过程，称为分布相（α 相）。当分布平衡后，曲线下降变缓，主要反映的是药物从中央室消除的过程，称为消除相（β 相）。药物从中央室消除的速率常数用K_{10}表示，药物从周边室向中央室转运的速率常数用K_{21}表示，药物由中央室向周边室转运的速率常数用K_{12}表示。二室模型更符合大多数药物的体内情况。

静脉注射二室模型一级速率过程的数学公式为

$$C = Ae^{-\alpha t} + Be^{-\beta t} \tag{2-10}$$

式中，A为二室模型中的α相延伸线在纵轴的截距；B为β相延伸线在纵轴的截距；α为分布速率常数；β为消除速率常数；e为自然对数的底。

血管外给药二室模型一级速率过程的数学公式为

$$C = Ae^{-\alpha t} + Be^{-\beta t} + Ge^{-K_a t} \tag{2-11}$$

式中，A为二室模型中的α相延伸线在纵轴的截距；B为β相延伸线在纵轴的截距；α为分布速率常数；β为消除速率常数；e为自然对数的底；K_a为吸收速率常数；G为经验常数（等于A与B之和的负值）。

思考题2：一级动力学过程的特点是什么？

第三节 药动学的重要参数及其临床意义

一、反映药物吸收速度及程度的药动学参数

（一）药-时曲线下面积

药-时曲线下面积（AUC）是指体内药物浓度对时间作图所得到的曲线下面积，代表一次用药后的吸收总量。大多数药物的AUC与吸收后进入体循环的药物剂量成正比，反映的是进入体循环药物的相对量，为血药浓度随时间变化的积分。AUC常用作计算生物利用度及其参数的基础参数。AUC大，生物利用度高；AUC小，生物利用度低。

AUC根据血药浓度时间函数用积分法导出的公式计算如下。

（1）静脉注射给药。

一室模型：

$$\text{AUC} = \frac{C_0}{K} \tag{2-12}$$

式中，AUC为药-时曲线下面积；C_0为$t=0$时的血药浓度；K为消除速率常数。

二室模型：

$$\text{AUC} = \frac{A}{\alpha} + \frac{B}{\beta} \tag{2-13}$$

式中，A为二室模型中的α相延伸线在纵轴的截距；B为β相延伸线在纵轴的截距；α为分布速率常数；β为消除速率常数。

（2）血管外给药。

一室模型：

$$\text{AUC} = A\left(\frac{1}{K} + \frac{1}{K_a}\right) = \frac{FX_0}{KV} \tag{2-14}$$

式中，AUC 为药-时曲线下面积；A 为一室模型中的经验常数；K 为消除速率常数；K_a 为吸收速率常数；F 为生物利用度；X_0 为初始药物剂量；V 为分布容积。

二室模型：

$$\text{AUC} = \frac{A}{\alpha} + \frac{B}{\beta} + \frac{G}{K_a} \qquad (2-15)$$

式中，AUC 为药-时曲线下面积；A 为二室模型的 α 相延伸线在纵轴的截距；B 为 β 相延伸线在纵轴的截距；α 为分布速率常数；β 为消除速率常数；e 为自然对数的底；K_a 为吸收速率常数；G 为经验常数（等于 A 与 B 之和的负值）。

（二）生物利用度

生物利用度（bioavailability，BA 或 F）是药物经血管外给药后，药物被机体吸收进入血液循环的速率和程度的一种量度，即给予药物后能被机体吸收利用的药量（A）占服用药物的总量（D）的百分比。它是决定药物吸收程度的首要参数。

$$F = \frac{A}{D} \times 100\%$$

生物利用度可分为绝对生物利用度（absolute bioavailablity）和相对生物利用度（relative bioavailability）两大类。绝对生物利用度是指该药物相同剂量血管内给药和血管外给药时，药物被机体吸收利用的百分率，常用于比较不同给药途径药物吸收的差异；相对生物利用度是以同一种药物的标准剂型为依据，评价其他受试剂型吸收利用的百分率，常用于比较两种制剂的吸收差异。它们可通过 AUC 来估算。计算公式如下。

绝对生物利用度：

$$F(\%) = \frac{\text{AUC}_{ev}}{\text{AUC}_{iv}} \times 100\% \qquad (2-16)$$

相对生物利用度：

$$F(\%) = \frac{\text{AUC 受试制剂}}{\text{AUC 标准制剂}} \times 100\% \qquad (2-17)$$

式中，AUC 为药-时曲线下面积；iv 代表静脉注射；ev 代表血管外途径给药。

生物利用度能够反映药物制剂被机体吸收利用的程度；评价药物质量，如各种药物制剂的生物等效性、药物的首关效应与作用强度；指导临床合理用药。

（三）血药峰浓度与达峰时间

血药峰浓度（C_{max}）是指给药后达到的最高血药浓度，简称峰浓度，它与给药剂量、给药途径、给药次数及达峰时间有关。血药峰浓度决定了药物是否产生药效或带来不良反应。达到峰浓度所需的时间称为达峰时间（简称"峰时"，t_{max}），它取决于药物在体内的吸收速率和消除速率，达峰时间决定了药物产生药效或不良反应的快慢。

达峰时间的计算公式为

$$t_{max} = \frac{2.303}{K_a - K} \lg \frac{K_a}{K} \qquad (2-18)$$

血药峰浓度的计算公式为

$$C_{max} = \left(\frac{FX_0}{V}\right) \cdot e^{-Kt_{max}} \qquad (2-19)$$

式中，t_{max} 为达峰时间；K_a 为吸收速率常数；K 为消除速率常数；F 为生物利用度；X_0 为初始药物剂量；V 为分布容积；e 为自然对数的底。

二、反映药物分布情况的药动学参数

当药物在体内分布达到动态平衡时，体内药量与血药浓度的比值称为表观分布容积（apparent volume of distribution），即机体内药量按血浆中同样浓度分布时所需体液总容积。

表观分布容积的计算公式为

$$V_d = \frac{X}{C} \qquad (2-20)$$

或

$$V_d = \frac{X_t}{C_t} \qquad (2-21)$$

$$D = V_d \times C_t \qquad (2-22)$$

式中，V_d 为表观分布容积；X 为给药量，单位为 mg/kg；C 为血药浓度，单位为 mg/L；D_t 为 t 时药量；C_t 为 t 时血药浓度。

表观分布容积是一个假想的容积，它并不代表具体的生理空间，因此无生理学意义，主要反映药物在体内的分布程度和药物在组织的摄取程度。

根据表观分布容积，可对药物的分布情况做出推测，确定药物在体内分布的广泛程度或药物与组织的结合程度。

一般 V_d 值越大，药物转运进入组织的量越多，分布越广，血药浓度越低。若药物与血浆蛋白结合率高，在细胞间液及细胞内液分布少，则 V_d 小。通常 V_d 小的药物排泄快，V_d 大的药物排泄慢。在体内药量相同的情况下，若血药浓度高，则 V_d 小，药物主要分布在血浆中；若血药浓度低，则 V_d 大，药物分布广，且主要分布在组织中。对于体重为 60 kg 的正常人，若 V_d < 0.05 L/kg（3 L），说明药物只分布在血液中，如酚红；若 V_d 为 0.167～0.334 L/kg（10～20 L），说明药物大部分分布于细胞外液；若 V_d ≤ 0.6 L/kg（36 L），说明药物分布在全身的体液中；若 V_d ≥ 1.67 L/kg（>100 L），说明药物与组织特殊结合。

研究表观分布容积的意义：
（1）用来估算血容量及体液量；
（2）反映药物分布的广泛性或与组织结合的程度；
（3）根据药物的表观分布容积调整用药剂量。

表观分布容积的计算如下。
（1）静脉注射给药。
一室模型：

$$V_d = \frac{X_0}{K \cdot AUC_{0 \to \infty}} \qquad (2-23)$$

二室模型：

$$V_d = \frac{X_0}{\beta \cdot AUC_{0\to\infty}} \quad (2-24)$$

（2）血管外给药。

一室模型：

$$V_d = \frac{FX_0}{K \cdot AUC_{0\to\infty}} \quad (2-25)$$

二室模型：

$$V_d = \frac{FX_0}{\beta \cdot AUC_{0\to\infty}} \quad (2-26)$$

三、反映药物消除情况的药动学参数

（一）半衰期

半衰期（half-life）包括消除半衰期（$t_{1/2}$）、吸收半衰期（$t_{1/2}K_a$）以及分布半衰期（$t_{1/2}\alpha$）。

消除半衰期是指药物在机体内消除一半所需的时间，或者血药浓度降低一半时所需的时间。多数药物按一级动力学消除，常用 $t_{1/2} = \frac{0.693}{K}$ 表示，当经过 3，5，6.64 个 $t_{1/2}$ 时，药物在机体内的消除量分别达到总量的 87.5%，96.875%，99%。按零级动力学消除的药物，$t_{1/2} = \frac{0.5C_0}{K_0}$；消除速率与血药浓度无关，属定量消除，无固定半衰期。

只有当药物的吸收和分布远快于消除的情况下，消除半衰期才能比较准确地反映其在体内的消除速率。在研究某些缓释剂时，它们的半衰期的延长是因为长期吸收影响了表观的半衰期，实际上它们的清除率并没有发生变化。

半衰期是反映药物从机体内消除快慢的一个指标。在药物应用过程中，半衰期是制定给药间隔的重要依据。一般来说，给药间隔不应超过该药的半衰期。

半衰期受到许多因素的影响，凡是能够影响药物分布到消除器官或影响消除器官功能的生理或病理改变均可引起半衰期的改变。

研究消除半衰期的意义：

（1）反映机体消除药物的能力与药物消除的快慢；
（2）预测连续用药达到血药稳态浓度的时间；
（3）预测停药后药物的消除时间；
（4）确定合适的给药间隔。

（二）总体清除率

总体清除率（total body clearance，TBCL）也称血浆清除率（plasma clearance，CL），是指单位时间内能清除的药物表观分布容积的量，即单位时间清除了多少体积血液中的药物，常用单位为 ml/min。

清除率的计算如下。
（1）根据药物中央室表观分布容积与药物清除速率常数的乘积计算。
一室模型：
$$CL = V_d \times K \quad (2-27)$$
二室模型：
$$CL = K_{10} \times V_1 \quad (2-28)$$
式中，K_{10} 为由药物从中央室消除的一级速率常数；K 为一室消除速率常数；V_d 为表观分布容积；V_1 为中央室分布容积。

（2）根据给药剂量与药-时曲线下面积的比值计算。
静脉给药：
$$CL_{总} = \frac{X_0}{AUC} \quad (2-29)$$

血管外给药：
$$CL_{总} = \frac{FX_0}{AUC} \quad (2-30)$$

式中，F 为生物利用度；X_0 为初始药物剂量；AUC 为药-时曲线下面积。

（三）稳态血药浓度

多数药物通常需要多次给药方能达到所希望的有效血药浓度，从而达到理想的治疗效果。对于治疗指数大、有效浓度波动范围较大的药物，这是一种安全而方便的给药方式。

按一级动力学（恒比）消除的药物，经过 4~6 个 $t_{1/2}$ 后，体内药物已基本消除（余 3.125%）；如果每隔一个 $t_{1/2}$ 恒量给药一次，则体内血药浓度会逐渐升高，经过 4~6 个 $t_{1/2}$ 后，给药速度与消除速度相等，血药浓度维持在一个基本稳定的状态，此时的血药浓度称为稳态血药浓度（steady state concentration，C_{ss}），或称为坪值（plateau）。

稳态血药浓度是临床多次给药的一个非常重要的药动学参数，若能将其控制在有效治疗的血药浓度范围内（最低毒副反应浓度与最低有效浓度之间），则可达到理想的治疗效果。稳态血药浓度是一个篱笆形的药-时曲线，它有一个峰值（稳态时最大血药浓度，$C_{ss,max}$），也有一个谷值（稳态时最小血药浓度，$C_{ss,min}$）。由于稳态血药浓度不是单一的常数，故有必要从稳态血药浓度的起伏中，找出一个特征性的代表数值，来反映多剂量长期用药的血药浓度水平，即平均稳态血药浓度（$C_{ss,av}$）。

达到 C_{ss} 的时间仅取决于半衰期，与剂量、给药间隔及给药途径无关。但剂量与给药间隔能影响 C_{ss}。剂量大，C_{ss} 高；剂量小，C_{ss} 低。给药次数增加能提高 C_{ss}，并使其波动减小，但不能加快到达 C_{ss} 的时间；增加给药剂量能提高 C_{ss}，但不能缩短到达 C_{ss} 的时间；首次给予负荷剂量（loading dose），可缩短到达 C_{ss} 的时间。临床上采用首剂加倍的给药方法是为了缩短到达 C_{ss} 的时间。图 2-5 为多次给药时的药-时曲线。图 2-6 为多次给药单次剂量加倍时的药-时曲线。图 2-7 为多次给药缩短给药间隔时的药-时曲线。图 2-8 为多次给药（负荷剂量）时的药-时曲线。

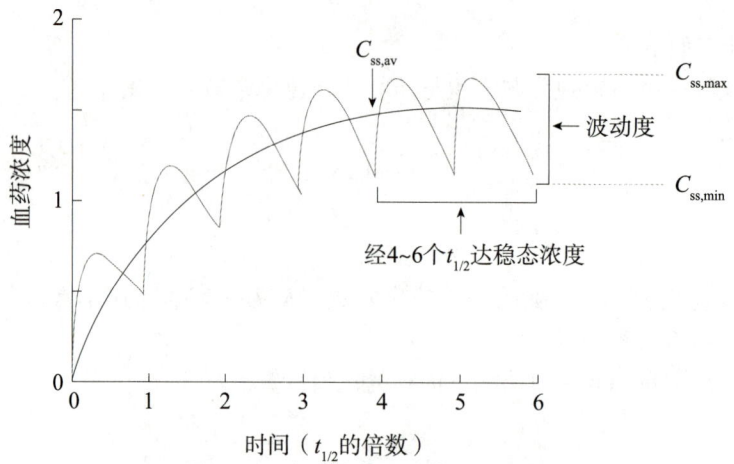

图 2-5　多次给药时的药-时曲线

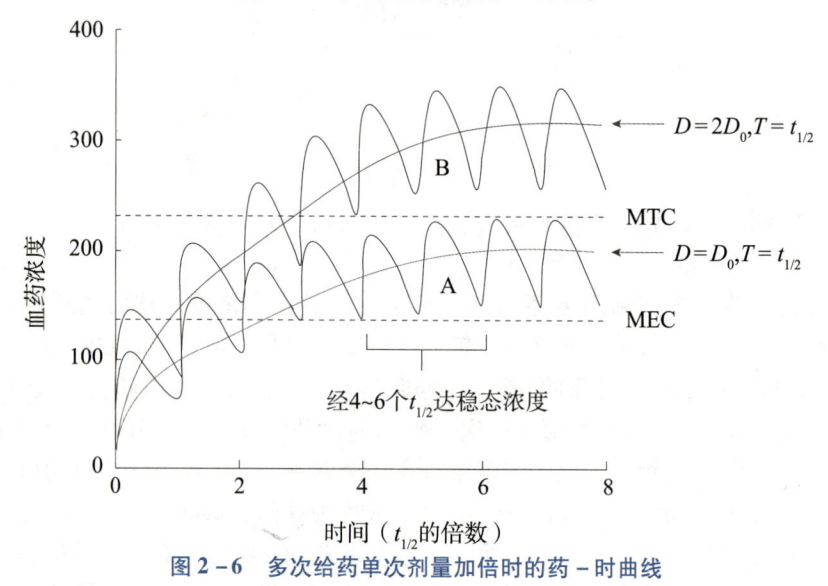

图 2-6　多次给药单次剂量加倍时的药-时曲线

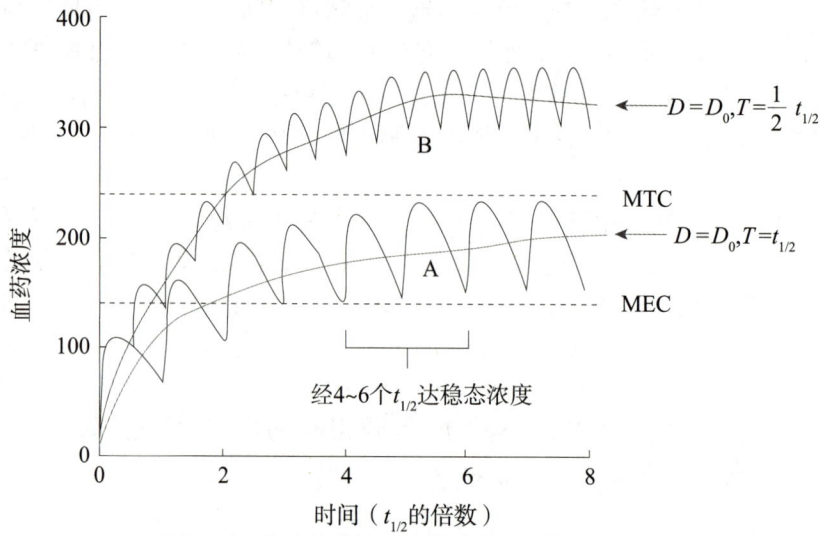

图 2-7　多次给药缩短给药间隔时的药-时曲线

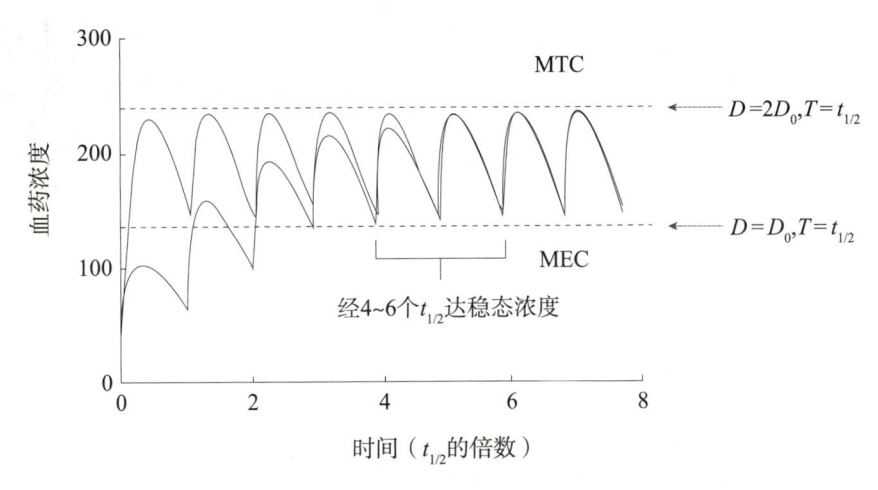

图 2-8 多次给药（负荷剂量）时的药-时曲线

（四）平均稳态血药浓度

平均稳态血药浓度（$C_{ss,av}$）是指达稳态时，在一个剂量间隔时间内，药-时曲线下面积除以间隔时间（τ）所得的商，可用下式表示：

$$C_{ss,av} = \frac{\int_0^\tau C_{ss} dt}{\tau} \quad (2-31)$$

$C_{ss,av}$很重要，可大致反映长期用药后的血药浓度，在多次给药的间隔期内血药浓度总是在$C_{ss,av}$附近波动。显然，长期用药后的$C_{ss,av}$等于最佳血药浓度较为合理。

一室模型：

$$C_{ss,av} = \frac{AUC}{\tau} = \frac{FX_0}{KV\tau}$$

二室模型：

$$C_{ss,av} = \frac{AUC}{\tau} = \frac{FX_0}{K_{10}V_1\tau} = \frac{FX_0}{\beta V_\beta \tau}$$

单室药物多剂量静脉注射后的$C_{ss,av}$计算如下：

$$C_{ss,av} = \frac{\int_0^\tau C_{ss} dt}{\tau} = \frac{C_0/K}{\tau} = \frac{D}{V_d} \cdot \frac{1}{K} \cdot \frac{1}{\tau} = \frac{D}{V_d K \tau} \quad (2-32)$$

$$= \frac{D}{V_d \tau} \cdot \frac{1}{K} = \frac{D}{V_d \tau} \cdot \frac{t_{1/2}}{0.693} = \frac{1.44 t_{1/2} \cdot D}{V_d \tau}$$

由上式可知，平均稳态血药浓度与给药剂量成正比，与半衰期对给药间隔的比值成正比。由此可见，在控制多剂量给药的血药浓度时，给药剂量和给药间隔及药物本身的半衰期是十分重要的决定因素。

由上式还可以导出：

$$C_{ss,av} = \frac{D}{V_d} \cdot \frac{1}{K} \cdot \frac{1}{\tau} = \frac{D}{\tau} \cdot \frac{1}{V_d K} = \frac{D}{\tau} \cdot \frac{1}{CL} \qquad (2-33)$$

即平均稳态血药浓度是单位时间内给药剂量与清除率的比值。若单位时间内给药剂量为1 mg/h，清除率为1 ml/h，则 $C_{ss,av}$ 应为1 mg/ml。

思考题3：研究表观分布容积的意义是什么？

> 练习题

一、名词解释

1. 吸收　　　　　　2. 首关效应　　　　　3. 分布
4. 生物转化　　　　5. 酶的诱导　　　　　6. 酶的抑制
7. 药-时曲线下面积　8. 一级动力学过程　　9. 零级动力学过程
10. 表观分布容积　　11. 生物利用度　　　　12. 消除半衰期
13. 总体清除率

二、简答题

1. 药物代谢的临床意义是什么？
2. 零级动力学过程的特点是什么？为什么会产生零级动力学？
3. 研究消除半衰期的意义是什么？

第三章

临床药效学

学习要求

掌握：
1. 药物特异性作用机制。
2. 效价强度、半数有效量、半数致死量、治疗指数的概念和意义。
3. 受体、激动药、拮抗药、部分激动药和反向激动药的概念和意义。
4. 影响药物作用的因素。

了解：
1. 生物标志物的含义、分类及其在临床治疗中的作用。
2. 基因多态性的具体体现。

学习园地

过去认为，有同类作用的两种药物合用，其作用相加或相互增强，这种现象称为协同作用。但对于部分激动药，若两种药物作用于同一受体，而二者的内在活性相差较多，按常用量合用时，不仅不能起协同作用，而且内在活性低的药物可能拮抗或减弱内在活性高的药物的作用，即作用相同的药物也会产生拮抗作用。另外，受体的异种调节现象也给协同作用和拮抗作用的概念赋予了新的内容。如离体实验已证明，M型胆碱受体激动药可以增加α肾上腺素受体与其配体的亲和力，即两种作用不同的药物也有可能产生协同作用。

【学习思考】

上述理论知识揭示了事物是不断发展变化的，而实践是检验真理的唯一标准这一哲学内涵。学习和科研不能想当然，而要体现科学的严谨性，坚持一切从实际出发、实事求是、解放思想、与时俱进，在实践中检验和发展真理。

临床药效学（clinical pharmacodynamics）是研究药物对人体的药理作用机制、作用规律的一门科学，也包含药物、机体及环境等因素对药效的影响。临床药效学以人体为作用对象，对指导临床合理用药具有重要的意义。关于药物的药效学及药动学等相关内容的认识，最初源于试验动物水平的研究，即以试验动物为对象开展的药效学及药动学研究。而试验动物与人在种属上具有一定的异质性，它们对药物的反应能力、敏感性、反应性质可能会存在一定的差异。

因此，不能简单地把从试验动物身上得到的药效学、药动学的数据直接用于临床患者身上，故新药正式上市以前，要进行系统的临床试验研究，以确保药物的有效性和安全性。

药物进入人体后，其基本药理作用主要表现为增强或抑制机体原有的生理生化功能。药物使原有生理生化功能提高的作用称为兴奋作用，如利尿药物呋塞米的利尿作用、强心苷类药物地高辛的强心作用等。药物使原有生理生化功能减弱的作用称为抑制作用，如血管紧张素转化酶抑制剂（angiotensin converting enzyme inhibitor，ACEI）类药物卡托普利的降压作用、β受体阻断药普萘洛尔的减慢心率作用等。人体在解剖结构上是由多种组织、器官构成的。有的药物进入机体后可影响多种组织、器官的功能，产生广泛的效应，这说明此种药物的组织选择性低，临床应用时副反应多发。而有的药物进入机体后只影响一种组织、器官的功能，产生单一的效应，这说明此种药物的组织选择性高，副反应少见。但是组织选择性高的药物不一定会引起较强的药理效应。由于大多数药物都是通过作用于细胞膜上的受体产生药理效应的，而细胞膜上的受体种类繁多、介导的效应广泛，甚至同一细胞膜上的两种受体会介导相反的效应，因此若要产生显著的药理效应，除了要求药物的组织选择性高以外，还要求药物必须是通过特异性作用于细胞膜上某一种受体来产生药理效应的。临床上要选择组织选择性高的、受体特异性强的药物，这样既能够得到较强的药效，又能够最大限度地减少不良反应的发生。即便如此，临床用药时仍会出现一些难以预料的不良反应，故应权衡利弊，合理利用药物的治疗作用，尽量减轻或防止其不良反应。

第一节 临床用药药效的"量"的规律

一、量效关系和量效曲线

临床使用药物时，药物药效的强弱与所用药物的剂量在一定范围内呈正相关关系，即随着给药剂量的增加，药效逐渐增强，这种药效强弱的改变与其剂量之间的关系就是量效关系（dose-effect relationship）。药效强弱的改变既可以表现在反应的强度上，也可以表现在反应的性质上。以临床药效为纵坐标、给药剂量或给药浓度为横坐标作图，即可得到量效曲线（dose-effect curve）。根据临床药效性质的不同，量效曲线分为量反应（graded response）的量效曲线和质反应（quality response）的量效曲线。量效曲线是研究药物临床药效学的重要工具，可提供一系列临床药效学参数。

（一）量反应的量效曲线

量反应的量效曲线（见图3-1）可以提供以下临床药效学参数。

（1）最小有效量（minimal effective dose），是指药物用量逐渐增加，至刚能产生效应时的剂量或浓度。

（2）最大效应（maximal effect），是指药物效应达到最大，继续增加剂量药物效应不再增大时的纵坐标数值。对于作用于受体的药物来说，其反映了药物的内在活性。内在活性越大，药物最大效应越强。最大效应是临床用药的重要决定因素。

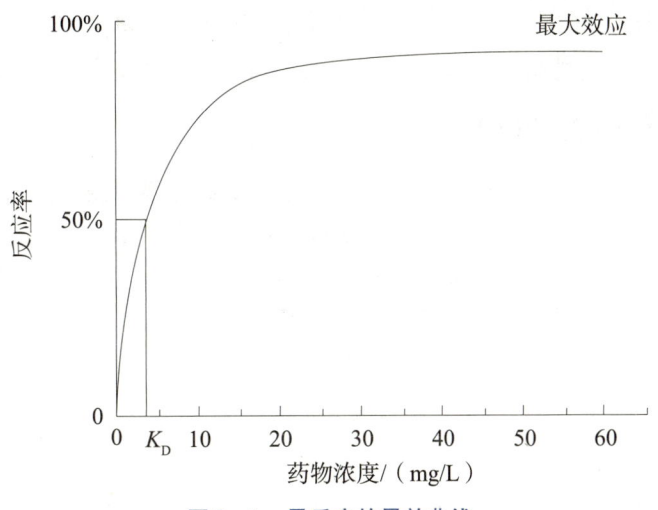

图 3-1 量反应的量效曲线

（3）效价强度（potency），是指药物产生一定效应时所需要的剂量。比较同类药物在临床应用上的效价强度时，达到同样效应所用剂量越小者，效价强度越大。对于作用于受体的药物来说，效价强度反映了药物与受体的亲和力。亲和力越大的药物其效价强度越高。

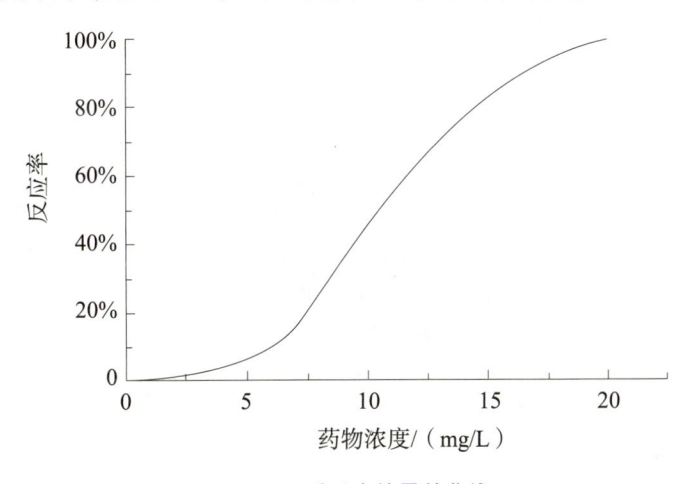

（二）质反应的量效曲线

质反应的量效曲线（见图 3-2）可以提供以下临床药效学参数。

图 3-2 质反应的量效曲线

（1）半数有效量（median effective dose，ED_{50}），即能使群体中半数个体产生某一效应时的剂量。

（2）半数致死量（median lethal dose，LD_{50}），即能使群体中半数个体死亡的剂量。其数值与药物的毒性成反比。

（3）治疗指数（therapeutic index，TI），即 LD_{50}/ED_{50}，用来衡量药物的安全性。一般

说来，治疗指数越大，药物越安全。但有时治疗指数并不完全可靠，如某药有效剂量与致死剂量之间有重叠，则必须考虑 ED_{95} 和 LD_5 之间的距离来衡量其安全性。

二、时效关系与时效曲线

单次用药后，药物作用强度随时间的推移发生动态变化。相隔不同时间测定药物效应，以时间为横坐标、药物作用（效应）强度为纵坐标作图，即得到时效曲线（time-effective curve）（见图3-3）。以非血管内给药为例，若在有效效应与中毒效应处各做一条与横轴平行的直线（分别称为有效效应线和中毒效应线），则在时效曲线上可得到下列参数。

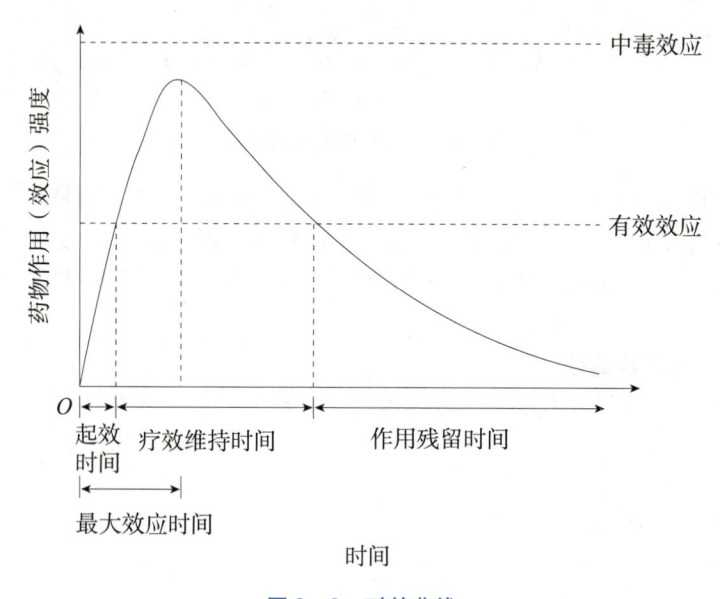

图3-3 时效曲线

（1）起效时间，指时效曲线与有效效应线首次相交的时间，代表药物发生疗效以前的潜伏期。其对于急症患者的用药是一个非常重要的指标。

（2）最大效应时间，即给药后药物效应达到最大值的时间。使用降糖药物时必须密切关注这一参数。

（3）疗效维持时间，指从起效时间开始到时效曲线下行至再次与有效效应线相交的时间，其对连续用药时确定给药间隔具有重要的参考意义。

（4）作用残留时间，指有效效应线以下到效应完全消失所用的时间，在此时间内二次用药，则需考虑前次用药的残余药量。

上述各参数可以作为制订用药方案的参考，但必须结合连续用药时患者的情况综合考虑。值得指出的是，有时血药浓度曲线和时效曲线非常相似，但二者并不能相互取代，因为血药浓度曲线和时效曲线的变化在时间上可能不一致。

第二节 药物特异性作用机制

药物对机体产生药理效应的机制包括特异性作用机制和非特异性作用机制。少部分药物如中和胃酸药、渗透性脱水药等通过改变机体内环境而发挥非特异性作用；大部分药物是通过作用于特异的靶点产生特异性作用的，这些靶点包括受体、酶、离子通道、载体等，其中受体是药物最主要的作用靶点。

一、受体的特性及作用于受体药物的分类

受体（receptor）是一类位于细胞膜、细胞质或细胞核内，具有识别和结合细胞外特异性的内源性或外源性物质（配体，ligand），并通过中介的信号转导通路触发受体所在的靶细胞产生生理、生化效应的功能蛋白质。药物可作为受体的外源性配体，结合相应的受体，这是药物作用特异性的基础。药物作用的特异性始于药物与受体的结合，进而改变受体的构型，活化下游的信号通路并最终产生药理效应。有关受体的特性（包括特异性、高敏性、饱和性、竞争性和多样性）在生理学教材中已有详细介绍，在此不做过多阐述。通过受体产生药理效应的药物必须具备两个条件：亲和力（affinity）和内在活性（intrinsic activity）。亲和力是指药物与受体的结合能力。内在活性是指药物结合受体后活化受体的能力。关于药物与受体结合后出现不同效应的原因，研究者提出了以下几种学说。

1. 占领学说

占领学说（occupation theory）认为，受体只有与药物结合才能被激活而产生效应，效应的强度与药物占领受体的数目成正比，全部受体被占领时出现最大效应。当50%受体被占领时，所产生的效应就是最大效应的一半。实际上，作用于同一受体的药物的最大效应并不相等。这主要是由作用于同一受体的药物之间内在活性不同导致的。

2. 速率学说

速率学说（rate theory）认为，决定药物作用强弱的最重要的因素是药物分子与受体结合与分离的速率。药物作用的强弱和药物与受体的解离速率成正比，而与其占有受体的多少无关，效应的产生是一个药物分子与受体相碰时产生一定能量的刺激进而传递到效应器的结果。

3. 二态模型学说

二态模型学说（two model theory）认为，受体的构象分为活化状态和失活状态。两种状态处于动态平衡，可相互转变。加入药物时，药物分子与活化状态的受体和失活状态的受体均可结合，其选择性取决于亲和力，药物分子与活化状态的受体结合多就会产生效应，与失活状态的受体结合多就不会产生效应。

根据上述各种受体学说及药物内在活性的不同，可将作用于受体的药物分为以下3类。

（1）激动药（agonist）：与受体结合并活化受体产生效应的药物。其与受体既有较强的亲和力，又有较强的内在活性。

① 完全激动药（full agonist）：与受体有较强的亲和力，同时有较强的内在活性，能产

生最大效应的药物，如肾上腺素。药物和受体的相互作用不仅与药物对受体的亲和力有关，还与内在活性有关。内在活性是药物产生最大生物效应的能力。

② 部分激动药（partial agonist）：与受体具有一定的亲和力，但内在活性低，单用时与受体结合只能产生较弱的效应，即使浓度再增加也不能达到完全激动药那样的最大效应的药物。部分激动药具有激动药和拮抗药的两重性，当有拮抗药存在时，加入部分激动药能使原有的生理效应增强；当有激动药存在时，加入部分激动药则使原有的生理效应减弱。

（2）拮抗药（antagonist）：对受体有亲和力，但不具有内在活性，与受体结合后不能产生效应的药物。

① 竞争性拮抗药（competitive antagonist）：与受体的结合比较疏松，是可逆性结合，可干扰激动药与受体的结合，但只要增加激动药的剂量，激动药就能与其竞争结合部位而使最大效应达到未应用拮抗药的高度。即能够使激动药的量效曲线平行右移的药物。

② 非竞争性拮抗药（non-competitive antagonist）：与受体的结合是不可逆的，或者与受体结合后引起受体的构型改变，从而干扰激动药与受体的正常结合，而且不能通过增加激动药的使用剂量来克服这种干扰的药物。其能使激动药的最大效应降低，表现为激动药的量效曲线下移。

（3）反向激动药（reverse agonist）：与受体结合后可引起受体构型变化。根据二态模型学说，反向激动药能使活化态的受体向静息态转变，减少活化态受体的数目，引起与受体激动药相反的效应。

案例思考3-1

患者，男性，62岁，临床诊断为抑郁障碍、焦虑障碍。该患者长期服用盐酸帕罗西汀片，每次 20 mg，每日 1 次，口服。因患者自觉症状好转，故自行停药，未按医嘱用药。两天后患者病情突然加重，原症状再次出现，且严重程度超过前期治疗时的症状。试分析上述情况出现的原因。

案例解析 3-1

二、受体反应性的变化

受体的本质是蛋白质分子，由基因编码，但受体的数目、亲和力及反应能力不是一成不变的。在不同的病理、生理状态下及药物因素的影响作用下，受体可发生调节性改变。

（1）受体脱敏（receptor desensitization），是指长期使用一种受体激动药后，受体的敏感性逐渐降低的现象。受体脱敏可被视为机体进行自我保护的一种负反馈调节过程。其脱敏机制可能包括以下几个环节：

① 受体发生可逆性的修饰或构型改变。最常见的是受体的磷酸化，如磷酸化的 G 蛋白偶联受体（G-protein coupled receptor）会导致 G 蛋白脱偶联。

② 膜上受体数目减少。高浓度受体激动药可使膜受体内化降解而数量减少。

③ G 蛋白减少。多见于 G 蛋白表达减少或降解增多，使 G 蛋白偶联受体的反应性降低。

（2）受体增敏（receptor hypersensitization），是指长期应用一种受体拮抗药导致受体对激动药的敏感性增高的现象。受体增敏可被视为停药后引起疾病反弹的一种不良反应。

若受体脱敏或受体增敏只涉及受体数量（或密度）的增加与减少，则将受体脱敏和受体增敏分别称为上调（up regulation）和下调（down regulation）。

三、受体理论与临床用药

临床上常用的药物大多数是通过特异性地作用于受体产生药效的，因此，把握受体与临床用药的关系对于合理用药起关键性的指导作用。

1. 受体调节对药效学的影响

受体激动药应用剂量过大或应用时间过长会导致受体下调和脱敏，这是机体对药物产生耐受性的原因之一；反之，受体拮抗药应用时间过长则会导致受体上调和增敏。一旦停药，原发疾病将加重，此即反跳现象（rebound phenomenon）。因此临床应用此类药物时应密切观察，根据受体调节变化的情况调整用药方案。

2. 内源性配体对作用于受体药物药效学的影响

应用涉及内源性配体的受体拮抗药时应考虑内源性配体浓度对药效的影响。当内源性配体浓度较高时，受体拮抗药的使用剂量可适当加大。病情好转、内源性配体浓度降低之后，受体拮抗药的使用剂量也应及时加以调整。例如，长期从事体育锻炼的人心率较慢，主要原因为其支配心脏活动的迷走神经张力较高；乙酰胆碱（acetylcholine，ACh）递质在其心肌组织中的浓度增高，通过作用于心肌细胞上的 M 型胆碱受体产生负性心脏活动；非特异性 M 受体阻断药阿托品（atropine）对其心率的影响远比平时心率较快的人大。普萘洛尔（propranolol）对内源性儿茶酚胺浓度高的患者的减慢心率作用非常显著，而对体内儿茶酚胺浓度不高的患者的减慢心率作用不显著。肾素抑制药瑞米吉仑对高肾素型高血压具有良好的降压效果，而对肾素水平不高的高血压降压效果不佳。应用拟内源性配体作用的受体激动药时，在激动突触后膜受体产生效应的同时，还需注意活化突触前膜受体调节内源性配体的释放过程，这种调节作用可能会导致药物疗效发生相应改变，也可能与阿片类镇痛药的依赖性有关。例如，脑内脑啡肽神经释放的内源性脑啡肽（endogenous enkephalin）作用于阿片受体而产生一种自身镇痛机制；阿片类药物可通过激动脑内阿片受体产生镇痛作用，还可激动脑啡肽神经末梢上的阿片受体，减少内源性脑啡肽的释放，降低脑啡肽神经的镇痛作用。停止使用外源性阿片类药物，会导致脑内镇痛物质减少，从而产生戒断症状（abstinence syndrome）。

3. 协同作用和拮抗作用的新概念

过去认为，有同类作用的两种药物合用，其作用会相加或相互增强，即协同作用（synergism），例如，利尿药和血管紧张素转化酶抑制药都有降压作用，两者合用时具有增强降压的药效；有异类作用的两种药物合用，其作用会相互抵抗或相互消减，即拮抗作用（antagonism）。目前认为，上述观点是不够准确、不够全面的，作用于同一受体产生同一药效的不同内在活性的药物合用时，不仅不能起到协同作用，而且内在活性低的药物对内在活性高的药物的药效会产生一定的拮抗作用。例如，吗啡与喷他佐辛（pentazocine）两种药物都具有激动阿片受体的作用，但激动受体的能力不同，喷他佐辛活化阿片受体的能力弱，两者单独应用时都可产生一定的镇痛作用，然而两者合用时镇痛作用不但没有增强，反而减弱了。也就是说，作用相同的药物合用也可以产生拮抗作用。

4. 患者整体功能状态的重要性

大多数药物作用的初始部位是受体，但是受体的密度、数量、亲和力、反应性等都不是一成不变的，在不同的病理、生理状态下，受体可发生调节性改变。发生调节性改变的受体会使作用于受体的药物药效发生改变。但作为信息传递的第一站，作用于受体的药物是通过受体后一系列信号传递最终引起细胞的生理生化功能变化。同时药物的原发作用受到整体生理调节功能的制约。临床用药时，不仅要考虑该药物所作用的受体水平，还应注意受体后的有关环节以及可能的影响因素，这样才能达到预期的良好疗效。

案例思考3-2

患者，女性，67岁，临床诊断为高血压、冠心病、慢性心功能不全。查体结果：血压160/76 mmHg，心率82次/分；活动后气急。除非有禁忌证，β受体阻断药可用于所有症状稳定的心衰患者。该患者长期服用缓释美托洛尔后，血压、心率控制良好。但由于患者合并症较多，联合用药时漏服缓释美托洛尔，之后突然出现心率增加的情况。试分析上述情况出现的原因。

案例解析3-2

第三节　生物标志物

生物标志物（biomarker）是生物学介质中可以检测到的细胞、生化分子改变。这些信号指标可表征生物样本中结构和功能的异常变化。生物学介质包括各种体液（血液、尿液）、粪便、组织、细胞、头发、呼出的气体等。检测一种疾病特异性的生物标志物，对于疾病的鉴定、早期诊断及预防、治疗过程中的监控可能具有重要的价值，尤其是在恶性肿瘤、心血管疾病、中枢神经系统退行性疾病、代谢性疾病等慢性疾病的防控上可能具有重要的意义。从功能上讲，生物学标志物可分为三类：接触（暴露）生物标志物（biomarker of exposure）、效应生物标志物（biomarker of effect）、易感性生物标志物（biomarker of susceptibility）。接触生物标志物是指组织、体液或排泄物中吸收的化学物质、其代谢物或与内源性物质的反应产物，其可作为吸收剂量或靶剂量的指标，提供关于暴露于化学物质的信息。效应生物标志物是指机体中可测出的生化、生理、行为等方面的异常或病理组织学方面的改变，可反映与不同靶剂量的外源性化学物质或其代谢物有关的对健康有害的信息。易感性生物标志物是关于个体对外源性化学物质的生物易感性的指标，即反映机体先天具有或后天获得的对接触外源性化学物质产生反应能力的指标。其中效应生物标志物在临床治疗中较为重要，研究最多的是肿瘤发生发展的生物标志物。

一、生物标志物的选择原则和验证

（一）生物标志物的选择原则

生物标志物的选择原则包括：必须具有一定的特异性；必须具有足够的灵敏度；分析重复性及个体差异都在可接受的范围内；有足够的稳定性；取样时最好对人体无损伤，能被受试者接受。

（二）生物标志物的验证

一种新的生物标志物用于临床实践前需要进行验证。在验证研究中，使用高质量病例样本进行前瞻性研究设计很重要。将生物标志物研究终点引入验证前的特异、敏感和预测价值评估，还需要充足的样本量。表3-1为肿瘤生物标志物的分类。

表3-1 肿瘤生物标志物的分类

类型	说明
已知有效的生物标志物	已基本上被科学组织接受用于预测临床转归，如HER2（曲妥珠单抗）、EGFR突变（EGFR-TKI）
可能有效的生物标志物	可能有预测价值但尚未重复或得到广泛接受，如UGT1A1/28或UGT1A1/6（伊立替康）、胞苷脱氨酶（吉西他滨）
探索性的有效生物标志物	得到初始鉴定数据支持，如基因组学或蛋白质组学预测因子（单一基因：ERCC1、RRM1）

二、生物标志物在临床治疗中的作用

对于疾病研究，生物标志物一般是指可供客观测定和评价的一个普通生理或病理或治疗过程中的某种特征性的生化指标。通过对它的测定，可以评价机体当前所处的生物学过程。1994年蛋白质组学（proteomic）的概念被提出。随后发展的定量蛋白质组学（quantitative proteomic）便是检测正常与疾病状态下组织表达的全部蛋白质在量上的差异，其中蛋白质定量技术也成为发现生物标志物的重要手段。

（一）肿瘤化疗中的生物标志物

正如表3-1所示，肿瘤化疗中的生物标志物可分为已知有效的生物标志物、可能有效的生物标志物和探索性的有效生物标志物。

1. 已知有效的生物标志物

已知有效的生物标志物是一类与抗肿瘤药物临床疗效密切相关的标志物，这类标志物的优点是：对抗肿瘤药物效率的预测价值高；可优化那些接受酪氨酸激酶抑制剂治疗的高危患者的选择。常见的标志物有HER2、EGFR及EGFR突变等。这些标志物被认为在鉴别抗肿瘤药物疗效方面具有重要的价值，目前被用于曲妥珠单抗、西妥昔单抗和EGFR酪氨酸激酶抑制剂临床用药时患者的优化选择。

2. 可能有效的生物标志物

可能有效的生物标志物是一类能预测抗肿瘤药物临床疗效或不良反应的标志物。不过由于样本量有限，此类标志物在临床应用方面的意义仍不可靠，而且其发生频率非常低。常见的标志物有 UGT1A1/28、UGT1A1/6，其可预测伊立替康抗肿瘤时的不良反应，故使用伊立替康前应进行此类标志物的检测。

3. 探索性的有效生物标志物

探索性的有效生物标志物是一类仍在接受评估的抗肿瘤药物疗效或不良反应的标志物，具体的应用价值尚待验证。常见的标志物有胸苷酸合成酶、切除修复交叉互补基因 1（ER-CC1）、错配修复同源型 2 基因（MSH-2）和多聚 ADP-核糖聚合酶基因（PRPP1）等。

（二）阿尔茨海默病的生物标志物

阿尔茨海默病（Alzheimer disease，AD）是一种中枢神经系统退行性疾病。近年来，美国波士顿大学医学院的研究人员确定阿尔茨海默病患者大脑中一组聚集的蛋白质组，可能是导致其发病的主要原因。目前已经证实，β 淀粉样蛋白（β-amyloid peptide，Aβ）聚集可诱导神经元内蛋白质聚集成团，从而引起阿尔茨海默病，其中 $Aβ_{42}$ 已成为阿尔茨海默病的早发性生物标志物。研究证实，在患轻度认知功能损害的患者发展为阿尔茨海默病之前，其脑脊液中的 $Aβ_{42}$ 水平已经明显下降，而其他的一些脑脊液中的因子可能是阿尔茨海默病的迟发型标志物。美国华盛顿大学的研究人员发现了阿尔茨海默病患者脑脊液中的一个新型生物标志物，即视锥蛋白样蛋白 1（VILIP1），该标志物可用于预测患者确诊后的记忆力及其他心智能力下降的速度。

生物标志物的研究发展以及迫切的临床需要，推动了生物标志物相关产品的开发，生物标志物的研究在新药开发和个性化治疗方面起到了极大的推动作用。如表皮生长因子（EGFR）和细胞表面 HER2 受体都是肿瘤发生中的重要标志物，针对这两种分子，研究人员开发了易瑞沙和赫赛汀两种抗肿瘤药物。此外，效应生物标志物也可用于指导临床合理用药，减少药物的不良反应。

思考题 1：生物标志物检测的意义有哪些？

第四节 影响药物作用的因素

临床用药过程中，不同的患者采用同一治疗方案治疗时，疗效往往千差万别。这是因为从给药到产生疗效的过程受到诸多因素的影响。除了前面提及的药效学和药动学因素影响药物的作用外，药物、机体及其他方面的因素也会影响药物的作用。

一、药物方面的因素

药物方面的因素主要包括药物剂型、给药方案和药物相互作用等。

（一）药物剂型

常见的药物剂型有固体剂型、液体剂型、半固体剂型及气雾剂型等，同一种药物往往可制成不同的剂型来满足临床的需要。然而，同一种药物的不同剂型其吸收速率、吸收程度和体内分布的范围可能不同，从而影响药物起效的时间、作用强度和作用维持时间等。一般来说，吸收快的药物剂型血药浓度的峰值较高，单位时间内排出量也较多，故作用维持时间较短；反之则因血药浓度太低而影响临床疗效。

（二）给药方案

给药方案是指具体的给药剂量、给药途径及给药时间和间隔时间。不同的给药方案可影响药物在体内的效应。

1. 给药剂量

给药剂量即单次给药时所使用的药物的分量。给药剂量能够影响体内药物浓度，进而影响药物作用强度。给药剂量过小，不产生疗效；给药剂量过大，则产生毒性反应。在治疗量范围内给药，随着给药剂量的增加，药物作用强度逐渐增强，如使用苯二氮䓬类镇静催眠药时小剂量产生抗焦虑作用，随着剂量的增加依次出现镇静、催眠、抗惊厥及抗癫痫等作用。临床上规定了不同等级的剂量，如常用量、极量、负荷量、维持量等。应根据临床病情需要，严格控制给药剂量。

2. 给药途径

不同的给药途径，决定了药物从给药部位进入血液的速率和药量，从而影响药物的起效时间和药效强弱。对给药途径按给药后药效出现由快到慢进行排序，结果为：静脉注射、吸入、舌下含服、直肠给药、肌内注射、皮下注射、口服、皮肤给药。给药途径不同不仅影响药物起效快慢及作用强度，而且可引起不同性质的药物作用，如硫酸镁制剂，口服可产生导泻、利胆的作用，外用可产生消肿的作用，肌内注射可产生解痉、降血压的作用等。临床上应根据患者的病情和药物特点，决定合理的给药途径。

3. 给药时间和间隔时间

不同的给药时间可影响药物的疗效，因此临床用药时应从药物的性质、病情需要的起效时间、机体的昼夜节律变化等方面考虑。如饭前口服药物吸收好，作用出现快，但不适用于对胃肠道有刺激性的药物；饭后服药吸收差，作用出现慢，但能减轻药物对胃肠道的刺激作用；高血压患者晨起血压较高，根据这一生理特性，降压药宜在早上服用；催眠药应于睡前服用，以免引起白天困倦、工作效率低下；利尿药最好在白天使用，以免影响夜间休息。临床上连续用药时必须考虑间隔时间，以快速达到稳态血药浓度并降低血药浓度的波峰、波谷波动的幅度，发挥最佳的疗效。因此，在制订连续用药方案时必须同时考虑药物的药动学特点、量效关系等。

（三）药物相互作用

临床上经常给同一患者使用多种药物，药物之间可能在体外配伍过程或体内产生相互作用，进而改变药物的疗效或产生严重的不良反应，如排钾利尿药呋塞米不宜与强心苷类药物合用，因为其可增加强心苷对心脏的毒性反应；口服四环素不宜与钙制剂合用，因为两者会形成络合物，影响彼此经胃肠道的吸收。临床用药时必须考虑药物的相互作用，特别应注意配伍禁忌。

二、机体方面的因素

年龄、性别、营养状态、精神、疾病、遗传、昼夜节律性等，都可对药物作用产生一定的影响，下面进行具体阐述。

（一）年龄

不同年龄的患者对药物的反应能力和处理能力有较大的差异，从而影响药物的作用。成年人各组织生长发育已经完成，尚未进入明显的衰老阶段，因此对药物的反应性较为一致。老年人处于明显的衰老阶段，因而在药效学和药动学方面会产生一些变化。同时老年人的某些器官对作用于这些系统的药物的耐受性下降，肝、肾功能随年龄增长而衰退，故药物清除率逐渐下降，各种药物血浆半衰期有不同程度的延长。在药效学方面，老年人对许多药物特别敏感。例如，老年人应用地西泮等药物后会出现较强的中枢抑制作用，应用心血管药物后易出现血压下降和心律失常，应用非甾体抗炎药后会出现胃肠道出血，应用 M 受体阻断药物后易出现尿潴留、便秘、青光眼等，故老年人用药时必须慎重。儿童处于生长发育过程当中，各个组织脏器，尤其是肝脏和肾脏的发育并不完善，容易导致经肝、肾消除药物的蓄积，产生不良反应或毒性。如早产儿及新生儿服用氯霉素后因不能形成葡萄糖醛酸酯，易产生灰婴综合征；婴幼儿的血脑屏障发育尚未完善，所以对吗啡特别敏感，易出现呼吸抑制，而尼可刹米、氨茶碱、麻黄碱等容易使婴幼儿出现中枢神经兴奋而惊厥。有些药物对儿童的生长发育有较大影响，如激素类药物可导致儿童发育异常和发育障碍；四环素可影响钙代谢，使儿童牙齿黄染或骨骼发育停滞。

（二）性别

女性的体重一般比男性轻、肌肉比男性少，因此在用药量相同时药物作用可能有强弱之分。同时女性体内脂肪含量比男性多，会使脂溶性药物在体内的表观分布容积变大、血药浓度降低、疗效变差。另外，女性有月经、妊娠、分娩、哺乳等特殊生理时期，在这些特殊生理时期用一些特殊的药物时必须注意。

（三）营养状态

营养不良者体重轻，脂肪组织少，血浆蛋白含量低，会影响药物在体内的分布及与血浆蛋白的结合量，使血中总的药物浓度和游离型药物浓度升高，药物作用增强。严重营养不良者肝中肝药酶含量较少，代谢药物的能力下降。药物在其体内的代谢速率下降，从而呈现较强的药理作用。同时，营养不良者全身状况不佳，应激反应、免疫功能、代偿调节能力均降低，可能影响药物疗效的发挥。因而，对营养不良者用药时，除应考虑剂量适当外，还应注意补充营养，改善全身状况，以求提高疗效。

（四）精神

目前已经证实，精神因素对药物作用具有明显的影响。患者对医护人员的信任及乐观的情绪可能会对药物疗效产生积极影响；反之则可能降低疗效，甚至带来不良后果。在评价药物临床疗效时，应尽量排除精神因素的干扰，如设置对照组和采用单盲或双盲法等，以便得出确切的结论。安慰剂（placebo）是不具备药理活性的物质，对头痛、心绞痛、手术后疼痛及神经症等功能性疾病能获得 30%~40% 的疗效，这是通过精神因素取得的。安慰剂对精神因素控制的自主神经系统功能影响较大，如血压、心率、胃分泌、呕吐等。

（五）疾病

疾病可影响机体对药物的处理过程，也就是说疾病可影响药物在体内的药动学过程，同时疾病也可以影响药物对机体的作用，即疾病影响药物的药效学。

1. 疾病对药动学的影响

发生疾病时，机体对药物的处理能力会发生显著的改变，主要表现在吸收、分布、代谢、排泄这四个环节上，下面分别予以阐述。

（1）吸收：有些疾病可影响胃肠道的蠕动、血流量，进而影响药物自胃肠道的吸收速率和吸收程度。例如，帕金森病、抑郁症、胃肠手术术后患者，胃排空时间往往延长，会延缓口服药物自胃肠吸收的速率；而甲状腺功能亢进、焦虑不安的患者胃排空时间缩短，同时多伴有肠蠕动加快，可促进药物的吸收。某些疾病可影响肠黏膜的功能，进而影响药物自肠道的吸收。心功能不全（左心功能不全时，胃肠道缺血；右心功能不全时，胃肠道淤血）或休克患者，胃肠及周身血液循环出现障碍，导致口服、肌注、皮下注射药物时吸收减慢，从而降低药物疗效；治疗后血液循环一旦纠正，则蓄积在给药部位的药物又会被大量吸收，患者可能出现中毒症状。

（2）分布：有些疾病可影响药物在体内的分布，进而影响药物作用的强度。如病毒性肝炎及肝硬化或肾病综合征患者，由于肝脏合成的白蛋白减少或大量白蛋白经肾丢失，血液中结合型药物浓度下降，游离型药物浓度增高。后者可通过毛细血管壁进入组织进行分布。在靶器官组织内分布的药物浓度越高，产生的药物作用就越强。另外，疾病可使血液或体液的 pH 改变，进而改变弱酸性或弱碱性药物的解离程度，从而影响药物在体内的分布，改变药物作用的强度。中枢神经系统发生炎症性疾病，会导致血脑屏障的通透性增高，有利于抗感染药物向中枢分布，从而发挥良好的抗感染作用，但血脑屏障的通透性增高，也能增加某些药物对中枢神经系统的副作用。

（3）代谢：某些疾病会影响药物在体内的代谢过程，进而改变药物在体内的浓度及药理作用。如慢性肝病和肝硬化时，由于肝细胞受损导致肝药酶减少或活性下降，经肝代谢药物的代谢速率会减慢；休克或左心衰竭时肝血流量减少，也能降低肝脏对药物的代谢。肝脏代谢能力的下降并不完全等同于药物作用的增强，如有些药物是以前体形式在临床上使用的，其必须经肝脏代谢后才具有活性从而发挥作用，如可的松和泼尼松均需先经肝脏代谢（将 3 位酮基转化为羟基），转化为氢化可的松和泼尼松龙才能发挥作用。因此，肝功能不良时，可的松和泼尼松的作用会减弱而不是增强。

（4）排泄：前面已经述及药物或其代谢物自体内排泄的通路主要是肾脏和胆道系统。某些疾病可影响肾脏和胆道系统的排泄功能。如休克或左心衰竭时，肾血流量减少，肾小球滤过率下降，影响药物自肾脏的排泄速率。而有些肾脏疾病如肾小球肾炎，可导致肾小球基底膜肿胀、通透性增高、有效滤过面积减少、滤过率下降，同时可导致肾小管的重吸收和分泌功能障碍，此时经肾脏排泄的药物半衰期延长、排泄速率降低。发生某些感染性疾病时，发热加速体内代谢会产生酸中毒反应，使尿液酸化，进而影响肾小管管腔内某些药物的重吸收，故这些药物的排泄会增多或减少；发生肾病综合征时，肾小球基膜受损严重，结合型药物也可被滤过，再加上低蛋白血症时血浆游离型药物浓度升高，使药物排泄增多。肝功能不良、心力衰竭或休克时肝血流量减少，肺疾病时肝缺氧，这些情况都会减少药物从胆道系统的排泄。

2. 疾病对药效学的影响

疾病会导致机体对药物的反应性产生相应的变化（使一些药物的作用增强或产生毒性反应，使另一些药物的作用减弱或产生耐受性），具体阐述如下。

（1）受体的变化。疾病可以改变某些受体的数目或与配体的亲和力，从而影响通过这一受体产生作用的药物效应。例如，哮喘疾病可导致支气管平滑肌上的β受体数目减少，且与腺苷酸环化酶的偶联有缺陷，因此，应用β受体激动药抗哮喘往往效果不佳。败血症休克可使糖皮质激素受体的数量减少，因此需要大剂量的糖皮质激素才能见效。

（2）调节功能的差异。疾病会影响机体的调节功能，进而影响药物的疗效。例如，强心苷对正常心脏和心力衰竭的心脏都有强心作用，但并不能使正常心脏的心排血量增加，这可能是因为神经体液的调节增加了外周血管阻力，但由于心肌收缩加强，耗氧量增加。而对心力衰竭的心脏，其在增加心肌收缩力的同时，能显著增加心排血量，使心肌耗氧量下降，这可能是因为心力衰竭改变了机体内神经、体液对外周血管的调节作用。

（3）药物不良反应增加。某些疾病有时可能成为增强药物不良反应的因素。例如，溃疡性疾病患者口服刺激性药物会加重溃疡性疾病的发作，低钾血症可增强强心苷类药物对心脏的不良反应。

（六）遗传

药物在体内发挥作用涉及与药效学和药动学有关的许多大分子物质，包括药物作用的受体、药物转运体和药物代谢酶等，这些大分子物质都与遗传密切相关，因此遗传目前被认为是使药物作用产生差异的主要因素。研究遗传对药物反应影响的学科称为遗传药理学。遗传药理学是药理学与遗传学、生物化学、分子生物学等多学科相结合的边缘学科。

1. 遗传对药动学的影响

药动学在个体间的差异主要来自遗传。研究表明，许多药物代谢酶具有遗传变异性，其中大多数表现为遗传药理学多态性。这些有变异的酶包括细胞色素 P450、拟胆碱酯酶、过氧化氢酶、单胺氧化酶、乙醇脱氢酶、乙醛脱氢酶、N-乙酰转移酶等。药物代谢分为慢代谢型和快代谢型。慢代谢型药物由于代谢速率慢，易引起副作用，而快代谢型药物由于代谢速率快，不易引起副作用。

2. 遗传对药理效应的影响

遗传会使机体对药物的反应产生异常。如葡萄糖-6-磷酸酶缺乏的患者使用氯喹、磺胺类、奎尼丁等药物，易发生溶血性贫血；胰岛素受体基因突变可引起机体对胰岛素的耐受性。

（七）昼夜节律性

体内许多生物学现象都有时间节律性，受其影响，药物作用也存在节律性。在生物节律周期中研究最多的是昼夜节律，即生物活动以 24 h 为周期的节律性变化。时辰药理学是研究生物节律与药物作用之间的关系的学科。如肾上腺皮质激素分泌高峰出现在 8:00，之后逐渐下降，0:00 降到最低。临床上根据这种节律性变化，将糖皮质激素类药物由原来每日分次给药改为每日早晨给药一次，或隔日早晨给药一次，这样既可提高疗效，又可大大降低不良反应，使药物效应规律与体内生物节律同步。

三、其他因素

（一）生活方式

1. 饮食习惯

食物可与药物产生相互作用而影响药物的吸收。食物也可影响肠道黏膜上皮细胞及肝药酶的活性。如西柚汁能抑制肠道 CYP3A4，减少药物在肠道的代谢，提高药物的吸收量，甚至引起中毒。卷心菜、西蓝花、菜花等对 CYP1A2 有诱导作用，可影响雌激素的代谢。

2. 吸烟

吸烟产生的化合物主要有烟碱、焦油、一氧化碳、一氧化氮、氢氰酸、丙烯醛等。它们与多种疾病的发生有关。吸烟能够诱导肝药酶系统，使相应药物代谢增强、消除加速。如吸烟者应用咖啡因、氨茶碱时，药物的消除速率明显高于不吸烟者。因此，吸烟者对某些药物具有较高的耐受力。

3. 嗜酒

急性大量饮酒可抑制肝药酶活性，使药物作用增强。慢性小剂量饮酒可诱导肝药酶活性，使药物作用减弱。乙醇还有抑制中枢神经、舒张血管等作用。大量饮酒可使血钾降低、血糖降低。这些在应用药物时必须加以注意。

（二）环境污染

空气中的含铅微粒也能影响药物作用。长期吸入含铅微粒可抑制肝药酶活性，使相关药物代谢减慢，消除半衰期延长。农药、促植物生长剂、住宅装修中各种有机溶媒和多环芳烃类化合物等，均有肝药酶诱导作用，能加速相应药物的代谢。

思考题 2：影响药物作用的因素有哪些？

练习题

一、名词解释

1. 生物标志物　　2. 受体增敏

二、简答题

简要叙述受体的特性有哪些。

在线自测

第四章

治疗药物监测和给药个体化

> **学习要求**
>
> **掌握：**
> 1. 有效血药浓度范围，靶浓度的概念，治疗药物监测的流程。
> 2. 治疗药物监测的临床指征和临床意义。
>
> **了解：**
> 血药浓度测定的常用方法，个体化给药方案的设计，利用血药浓度调整给药方案。

知识导图

> **学习园地**
>
> **万古霉素治疗药物监测及个体化治疗方案**
>
> 患者，男性，57岁，体重60 kg。入院前8天，患者出现双下肢膝关节以下皮肤对称性红肿胀痛，边界不清，活动后症状加重。临床诊断为皮肤软组织感染。先后给予头孢吡肟（1 g, q12h, 3 d）、哌拉西林钠舒巴坦钠（2.5 g, q12h, 3 d）静脉滴注进行抗感染治疗，效果不佳。临床实测患者体温38 ℃~39 ℃，且双下肢红肿胀痛症状较之前范围增加、程度加重。
>
> 入院第1天，患者血常规示：白细胞6.52×10^9/L，中性粒细胞百分比87.5%，血小板比容2.99 ng/ml。检查后给予哌拉西林钠舒巴坦钠4.5 g, q8h 静脉滴注。
>
> 入院第3天，患者体温没有得到控制，最高达39.1 ℃。双下肢红肿胀痛范围进展至大腿，且出现皮肤水泡、破溃。患者目前免疫力低下。抗菌药物更换为万古霉素。临床药师计算该患者的肌酐清除率约为80 ml/min，提示该患者肾功能正常，考虑目前患者感染的严重程度，建议给予万古霉素（1 g, q8h, 溶媒为0.9%氯化钠注射液100 ml）静脉滴注。万古霉素使用第4次之前送检患者的万古霉素血药浓度，等待结果后再调整剂量。
>
> 入院第5天，患者体温再次升高，最高达39.6 ℃，伴寒战。血常规示：白细胞5.75×10^9/L，中性粒细胞百分比93.4%。肝肾功示：肌酐58.6 μmol/L。病原学结果示：人葡萄球菌对万古霉素敏感，最小（最低）抑菌浓度（minimal inhibitory concentration, MIC）≤0.5 μg/ml。临床药师查看医嘱发现，前1天万古霉素血药浓度结果回报29.6 μg/ml，医生调整万古霉素给药剂量为500 mg。由于医生担心血药浓度过

高，只在下午4:00给药1次，晚间停用1次。同时，临床药师在与护士沟通后，发现护士抽取万古霉素血样的时间为早上6:00，即给药前3 h（万古霉素给药时间为上午9:00）。基于以上发现，临床药师给出3点药物监测建议：①患者体温突然升高，并且中性粒细胞百分比呈上升趋势，考虑可能与万古霉素血药谷浓度不足有关；②告知医生和护士，万古霉素谷浓度血样的抽取时间应在下一次给药前30 min内；③再次抽取万古霉素谷浓度血样，根据结果，重新调整给药剂量。中午，万古霉素血药浓度结果回报11.85 μg/ml。临床药师建议万古霉素给药剂量调整为1 g，q12h，应用第5剂之前监测血药谷浓度。

入院第7天，患者近两日体温未再升高，万古霉素血药谷浓度结果回报19.15 μg/ml，肌酐44.8 μmol/L。继续目前治疗方案。

入院第15天，患者体温正常，停用抗生素出院。

【学习思考】

蜂窝织炎，主要考虑致病菌为A族链球菌和金黄色葡萄球菌，首选抗菌药物为青霉素G或头孢唑林。若患者对青霉素过敏，考虑万古霉素。该患者病原学回报为人葡萄球菌。人葡萄球菌是革兰阳性菌，属于人体正常菌群，在机体抵抗力低下时可引起机体的各种机会性感染。考虑该患者为老年病且免疫力低下，使用青霉素类药物效果不佳，根据感染的严重程度，升级抗菌药物为万古霉素是合理的。

对于重症感染患者，首剂负荷剂量有助于万古霉素迅速达到理想的血药谷浓度，并有效治疗疾病。2011年，美国感染病协会MRSA[①]指南推荐，万古霉素给药剂量为每次15~20 mg/kg（依据患者实际体重计算），每8~12 h给药1次。考虑到该患者免疫力低下，感染情况比较严重，根据该患者体重及临床药师推荐，负荷剂量为1 g。万古霉素维持剂量给予应综合考虑患者的肾功能和病理生理条件。通过估算患者的肌酐清除率，临床药师发现该患者的肾功能基本正常，因此推荐维持剂量1 g，q8h。

我国万古霉素治疗药物监测指南建议，万古霉素血药谷浓度应保持在10 mg/L以上；对于MRSA引起的复杂感染及重症感染患者，建议将万古霉素血药谷浓度维持在15~20 mg/L。当万古霉素MIC为1时，谷浓度在15~20 mg/L可以保证所有患者的AUC/MIC≥400。而AUC/MIC值是预测万古霉素有效性最有意义的药效学参数，建议消除MRSA的AUC/MIC≥400。本例中患者为人葡萄球菌感染，万古霉素MIC≤0.5 μg/ml，可见该致病菌对万古霉素比较敏感，但临床药师考虑到患者免疫力低下且长期口服激素，感染不容易控制，并且患者血药谷浓度降到11.85 μg/ml时体温再次升高，因此将患者的血药谷浓度目标值定在15~20 mg/L。经过多次调整给药剂量，患者的血药谷浓度最终达到了既定目标并取得了良好的疗效。

我国万古霉素治疗药物监测指南建议第一个稳态血药谷浓度应在第4次给药前。万古霉素血药谷浓度样本的采集时间应在下一次给药前30 min。本例中患者万古霉素

---

① methicillin resistant Staphylococcus aureus，抗甲氧西林金黄色葡萄球菌。

的给药时间为上午9:00，血药谷浓度的取血时间为上午6:00，此时采血得到的浓度并非万古霉素的血药谷浓度，不能依据我国万古霉素治疗药物监测指南中推荐的万古霉素血药谷浓度进行剂量调整。

近几年来，随着万古霉素治疗药物监测的推广，已经有越来越多的医生开始利用万古霉素的血药谷浓度进行给药剂量调整，但是在治疗药物监测过程中还存在很多问题，这就需要临床药师应用自己的专业知识与医生和护士共同合作，在患者的治疗过程中提出合理且行之有效的治疗方案，最终使患者获得最佳的药物治疗方案。

第一节 治疗药物监测

一、概述

治疗药物监测（therapeutic drug monitoring，TDM）又称临床药动学监测（clinical pharmacokinetic monitoring，CPM），是在临床药理学、药动学和临床化学的基础上，结合现代分析技术而形成和发展的一门应用型边缘学科。TDM是在药动学原理的指导下，应用现代先进的分析技术，测定血液中或其他体液中的药物浓度，分析药物浓度与药效及毒性反应之间的关系，进而设计或调整给药方案。TDM能够实现给药方案的个体化，以获得满意的疗效，避免或减少毒副反应，达到提高用药的安全性和有效性的目的。

在TDM技术出现以前，临床医生在制订给药方案时，往往根据药物手册推荐的平均剂量、文献报道或个人经验。临床医生在判断给药方案是否合理时，往往也是根据药效学指标，如给药后的起效时间、达到最大疗效的时间及疗效的持续时间等。结果是一些患者得到有效治疗，一些患者未能得到有效治疗，还有一些患者出现毒性反应。显然，不同的患者对剂量的需求是不同的。这一不同源于下列多种因素：患者的个体差异、药物剂型、给药途径、药物的生物利用度、患者的疾病状况、患者合并用药引起的药物相互作用等。在缺乏TDM技术时，个体化给药很难做到。因为临床医生缺少判断药物在体内状况的客观指标，也就无从找出是上述因素中的哪些因素在起作用。例如，患者服药后未达到预期的疗效，除了药物选择不当之外，还可能有下列原因：剂量方案不合理，剂量偏小，给药间隔过大，药物的生物利用度低，药物相互作用引起酶诱导效应等。再如，抗心律失常药普鲁卡因胺的治疗浓度范围较窄，仅靠临床观察，有时很难判断是剂量不足还是过量引起毒性反应。

二、血药浓度与药物效应

（一）血药浓度与其作用部位浓度的关系

个体间药物效应的差异很大。差异主要来源于两个方面：一个是药物的药动学的变化；另一个是组织受体或其他大分子靶点药效学的变化。药物进入人体后，经过吸收、分布、代谢和排泄过程，由血液转运至其作用部位如受体（靶标部位），并与受体形成可逆的结合，产生药理作用。对大多数药物而言，药理作用的强弱和持续时间，与药物的受体部位的活性药物浓度成正比。通常我们只能测定血液中的药物浓度，而直接测定受体部位的活性药物浓度在技术上有难度，一般不易做到。血液中的药物有游离型和结合型两种形式。结合型药物分子体积变大，妨碍药物转运，药理活性暂时消失；而游离型药物则能够透过毛细血管内皮细胞层进入组织外液，然后通过组织细胞膜进入细胞内，完成分布过程。当游离型药物被分布、代谢或排泄，血液中游离型药物浓度降低时，结合型药物可随时释放出游离型药物，达到新的平衡。由于只有游离型药物才能通过细胞膜到达作用部位，产生药理作用，因此测定游离型药物浓度才能较好地了解药物在作用部位的浓度。然而，因为测定技术的限制，目前普遍将血药浓度作为间接反映药物在作用部位的浓度的检测指标。

（二）药物剂量、血药浓度、药物效应的关系

给予相同的药物剂量时，不同患者的血药浓度可能差异很大。其原因在于影响药动学的因素很多，如个体间的药动学、药物制剂、给药途径、疾病状况、合并用药及患者用药依从性等的差异。研究发现，42 例癫痫患者每天均服用 300 mg 的苯妥英钠后，仅有 11 例（26.2%）患者的血药浓度在有效血药浓度范围内（10~20 μg/ml），23 例（54.8%）低于有效血药浓度范围（10 μg/ml），8 例（19.0%）高于有效血药浓度范围（20 μg/ml），其中 3 例超过中毒浓度（30 μg/ml）。

虽然不同患者在用药剂量上存在很大的差异，但产生相同药物效应的血药浓度极为相近，这表明血药浓度与药物效应的相关性远高于药物剂量与药物效应的相关性。如保泰松对兔和人的剂量分别为 300 mg/kg 和 10 mg/kg，两者相差 30 倍，但其抗炎作用的有效血药浓度范围均在 10~20 μg/ml。

（三）游离型药物浓度或活性代谢物浓度与药物效应的关系

1. 游离型药物浓度

游离型药物浓度与药物效应（疗效与不良反应）的相关性高于总药物浓度。大多数情况下，体内总药物浓度的监测即可满足临床治疗的需要。但在病理情况下或对于某些特定药物，蛋白结合率会发生显著变化。如发生尿毒症、肝硬化、肾病综合征、癫痫、肝炎和严重烧伤时，药物的蛋白结合率降低，血液中游离型药物浓度升高，导致药物效应增强。按照总药物浓度测定结果判断疗效，可产生误导作用。因此，对于蛋白结合率大于 80% 的药物及治疗窗非常窄的药物，建议测定游离型药物浓度，避免错误的用药剂量调整。

目前，国外对一些药物已开展游离型药物浓度测定，如抗癫痫药物苯妥英钠、丙戊酸和卡马西平，免疫抑制剂霉酚酸等。

2. 活性代谢物浓度

对于母体、代谢物及对映体均有活性，且活性差异较大的药物，活性代谢物及药物对映体的浓度与临床疗效、不良反应更具相关性。例如抗精神病药物利培酮，其主要的活性代谢物 9-OH-利培酮的血药浓度与临床疗效、不良反应之间的相关性更显著。因此，测定利培酮及其活性代谢物 9-OH-利培酮的血药浓度，方具显著的临床意义。

三、药物的有效血药浓度范围

（一）有效血药浓度范围的概念

有效血药浓度范围（therapeutic range）通常是指最低有效浓度（minimum effect concentration，MEC）与最小中毒浓度（minimum toxic concentration，MTC）之间的血药浓度范围（见图 4-1）。临床上常将此范围称为药物治疗窗，也将此范围作为个体化给药的目标值，以期达到最佳疗效和避免毒副反应。必须指出，有效血药浓度范围是一个统计学结论，并不适合于每一个人和每一种具体情况，但多数情况下，它是对大部分人而言有效且能很好耐受的血药浓度范围。如果给药后血药浓度低于 MEC，则达不到疗效；超出 MTC，则发生药物中毒。例如，苯妥英钠的血药浓度在其有效血药浓度范围（10~20 μg/ml）之内时，具有抗癫痫及抗心律失常的作用；当其血药浓度为 20~30 μg/ml 时，患者可出现眼球震颤；当其血药浓度为 30~40 μg/ml 时，患者可产生运动失调；当其血药浓度超过 40 μg/ml 时，患者可出现精神异常。因此，有效血药浓度范围在 TDM 中是判断药物有效、无效和中毒的重要指标。

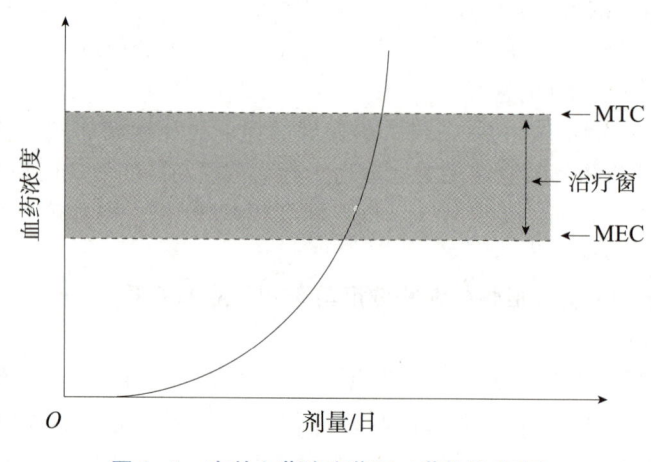

图 4-1 有效血药浓度范围（药物治疗窗）

通常情况下，有效血药浓度均指药物总浓度，TDM 中首选稳态谷浓度，多在下一次给药前 15~30 min 采集样本测得。对万古霉素和氨基糖苷类抗菌药物，还需同时测定峰浓度和谷浓度。

当给药途径变化时，其有效血药浓度范围也改变。国际上大多数造血干细胞移植中心均采用平均稳态浓度 600~900 μg/L 作为白消安口服给药的 TDM 目标，而将平均稳态浓度 660~1 025 μg/L 作为白消安静脉给药的 TDM 目标。

（二）血药浓度与药效的相关模式

1. 血药浓度与药效呈线性关系

多剂量给药达到稳态的情况下，血药浓度与作用部位浓度达到平衡状态，这时可用纯粹的 S 型 E_{max} 模型（药效学模型）来描述血药浓度与药效（药理效应）的关系：

$$E = \frac{E_{\max} C^S}{EC_{50}^S + C^S} \quad (4-1)$$

式中，E 为药效；C 为血药浓度；$E_{\max}$ 为可能的最大药效；EC_{50} 为产生 50% 最大药效时所对应的血药浓度；S 为描述 E-$\lg C$ 曲线峭度的参数。S 型 $E_{\max}$ 模型可以更精确地拟合药效随血药浓度的变化，对于最大药效的预测、有效血药浓度范围及药效变化幅度等的分析具有较大的指导意义。

2. 药效滞后于血药浓度

某些药物的药效滞后于血药浓度的升高，形成了典型的药效－血药浓度滞后环，即所谓的药效滞后现象（见图4-2）。某些药物在单剂量给药的情况下，药效滞后于血药浓度的情况最为常见，原因主要有以下两点：一是药物向效应部位分布需要一定的时间。如果效应部位处于血管分布较少及血流缓慢或流量小的周边室，药物就需要一定的时间才能在效应部位达到平衡。例如，地高辛静脉给药后血药浓度一开始便处于峰值，而地高辛向心肌的分布一般需要 6 h 左右才能达到平衡，此时血药浓度已经下降，但地高辛在血药浓度较低的时候呈现最大药效。二是一些药物要通过间接作用于某一活性介质而起作用，这个过程需要一定的时间。如华法林可抑制凝血酶原复合物的合成，使其体内浓度降低而产生抗凝作用，但华法林不影响凝血酶原复合物的分解，而这种分解过程速度很慢，因此，通常在给药后数日华法林才呈现出最大抗凝作用。所以，血药浓度的变化和药效的变化在时间上就可能不一致。

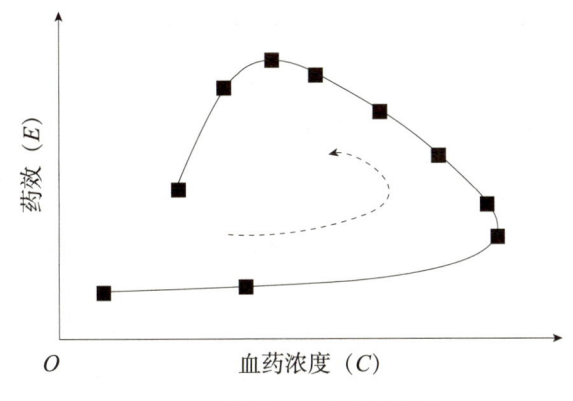

图 4-2 药效－血药浓度滞后环

（三）影响有效血药浓度范围与药效相关性的因素

1. **疾病状态、移植器官种类、移植时间对免疫抑制剂有效血药浓度范围的影响**

免疫抑制剂的有效血药浓度范围，与疾病状态、移植器官种类、移植时间等相关。器官移植初期，免疫抑制剂的 TDM 应较频繁。随后可结合患者的实际情况延长测定间隔。以环孢素 A 为例，TDM 多从术后 1 周开始，3 个月内建议每周测定 1~2 次，3 个月后每月测定 1 次，长期生存者可半年或 1 年测定 1 次。此外，不同器官移植患者在移植不同时间后的免疫抑制剂（如他克莫司）的有效血药浓度范围也不同（见表4-1）。

表 4-1　器官移植患者他克莫司的有效血药浓度范围

移植后/月	肝脏移植/(μg/L)	肾脏移植/(μg/L)	心脏移植/(μg/L)
0~1	10~15	15~20	15~20
1~3	10~12	10~15	10~15
3~6	7~10	8~12	8~12
>6	5~7	5~8	5~8

2. 同一药物在治疗不同疾病时的有效血药浓度范围也存在差异

氯氮平在治疗精神分裂症、抗精神病阴性症状、抗抑郁症和抑郁的附加症状（多与兴奋关联）时的有效血药浓度范围不同（见表 4-2）。

表 4-2　氯氮平治疗不同疾病时的有效血药浓度范围

治疗的疾病	有效血药浓度范围/(μg/L)
精神分裂症	300~600
抗精神病阴性症状	260~390
抗抑郁症	200~280
抑郁的附加症状	300~400

3. 遗传差异对药效的影响

近年来的研究表明，药物转运蛋白及代谢酶遗传多态性可对药效产生影响，即相同的药物浓度也可导致不同的药效。研究结果显示，FOXP3 基因多态性与环孢素 A 抗排斥反应的效应密切相关。在用环孢素 A 治疗的中国汉族肾移植患者中，FOXP3 基因野生型（AA）患者比突变型（CC）患者更容易发生排斥反应，需要更强效的免疫抑制方案，以预防排斥反应的发生。

随着医学知识和检测技术的发展，有效血药浓度范围也会发生变化。只有结合患者的遗传特征并确定个体的有效血药浓度范围，才能更好地实现个体化药物治疗。

（四）靶浓度

不同人的有效血药浓度范围可能不同。为了避免将有效血药浓度范围不分具体情况用于所有患者所导致的个体病患治疗的失误，近年来有人提出了靶浓度的概念。靶浓度又称为目标浓度，是指根据具体病情和药物治疗的目标效应为具体患者设定的血药浓度目标值。与有效血药浓度范围不同，靶浓度既没有绝对的上下限，也不是大量数据的统计结果。靶浓度的干预需要临床医生、临床药师等专业人员预先明确药物的安全性和有效性在不同个体间的差异，进而在安全、有效的浓度范围内，充分考虑患者的体重，基因多态性，肝、肾功能状态等多种因素，建立给药方案，实现靶浓度干预。

思考题1：影响有效血药浓度与药效相关性的因素有哪些？

第二节 治疗药物监测的实施

一、TDM 的临床指征

（一）需要进行 TDM 的药物

在临床实践中，虽然 TDM 是保障个体化合理用药的重要手段，但并非所有患者或药物都必须进行 TDM，因为大多数药物的有效血药浓度和中毒浓度存在较大差异，不需要进行 TDM；此外，当药物本身存在衡量药效的客观指标时，就不必进行 TDM。例如，降压药的疗效就可用患者血压值的变化来进行客观的评价，患者血压下降的程度表明了降压药的作用强弱，用药剂量可据此进行调整，同理降糖药、利尿药、抗凝血药等一般也不需要测定血药浓度，可以根据血糖水平、尿量、血清胰岛素（INS）值等客观指标来调整用药方案。治疗指数是衡量药物安全性的指标，常用半数致死量（LD_{50}）/半数有效量（ED_{50}）或半数中毒量（TD_{50}）/半数有效量（ED_{50}）来表示。治疗指数越大，有效血药浓度与中毒浓度的差异越大，药物越安全。对于治疗指数小的药物，在药效不能用临床客观指标来评价，血药浓度与药效的相关性超过与剂量的相关性，具有可靠的血药浓度监测方法，已知有效血药浓度范围的基础上，在下列情况下应该进行 TDM（TDM 的临床指征）。

1. **治疗指数低、治疗窗窄、毒性大的药物**

治疗指数低、治疗窗窄、毒性大的药物，容易发生不良反应和中毒，应进行常规的 TDM，如地高辛、奎尼丁、普鲁卡因胺、氨茶碱、氨基糖苷类抗生素、抗癫痫药、甲氨蝶呤、环孢素等。

2. **按非线性药动学进行消除的药物**

这类药物的消除半衰期随剂量增大而明显延长，体内的消除能力易为药物用量所饱和。当药物达到饱和限速时，药物剂量稍有增加，其血药浓度便可超比例地增加，药物易在体内蓄积而发生中毒，如苯妥英钠、普萘洛尔、阿司匹林、双香豆素等。

3. **治疗作用与毒性反应难以区分的药物**

某些药物的治疗作用与毒性反应难以区分，此时可通过 TDM 进行区分。如地高辛对室上性心律失常有治疗作用，但它也可以引起室上性心律失常的毒性反应。同理，苯妥英钠中毒引起的抽搐与癫痫发作不易区分，应进行 TDM。

4. **血药浓度个体差异大的药物**

遗传因素会导致药物在同一剂量出现较大的血药浓度差异，如三环类抗抑郁药、伏立康唑、氯吡格雷、普鲁卡因胺等。基因多态性的差异，导致普鲁卡因胺的乙酰化代谢具有显著的差异，应进行 TDM。

5. **肝、肾功能不全的患者使用主要经肝代谢的药物或经肾排泄的药物**

肝、肾功能不全的患者使用主要经肝代谢的药物（如利多卡因、茶碱等）或经肾排泄的药物（如氨基糖苷类抗生素等）时，因药物的药动学参数变化，可致血药浓度具有显著的差异。

6. 长期用药的患者

长期用药的患者若依从性差，不按医嘱用药；或者长期使用某些药物后产生耐药性，或诱导（或抑制）肝药酶的活性而引起药效降低（或升高），以及原因不明的药效变化时，也需要进行 TDM。

7. 合并用药产生相互作用影响疗效

合并用药时若药物产生相互作用，影响疗效，应进行 TDM。如支气管哮喘合并痛风的患者，合并使用茶碱和别嘌呤醇时，因别嘌呤醇抑制黄嘌呤氧化酶（可催化茶碱中的黄嘌呤生成尿酸）的活性，可致茶碱代谢消除率降低，引起茶碱血药浓度增高，易诱发茶碱中毒。

8. 为医疗事故鉴定提供法律依据

若某些药物在常规剂量下出现毒性反应，TDM 可为此提供法律依据。

目前，临床上需要进行 TDM 的部分药物见表 4-3。

表 4-3　临床上需要进行 TDM 的部分药物

药物类别	药物名称
强心苷类	地高辛，洋地黄毒苷
抗心律失常药	普鲁卡因胺，丙吡胺，利多卡因，奎尼丁，胺碘酮
抗癫痫药	苯妥英钠，苯巴比妥，丙戊酸钠，卡马西平，乙琥胺
三环类抗抑郁药	阿米替林，去甲替林，丙米嗪，地昔帕明
抗躁狂药	碳酸锂
抗哮喘药	茶碱
氨基糖苷类抗生素	庆大霉素，妥布霉素，卡那霉素，阿米卡星，链霉素
其他抗生素	氯霉素，万古霉素
抗肿瘤药	甲氨蝶呤，氟尿嘧啶
免疫抑制剂	环孢素，他克莫司，西罗莫司，吗替麦考酚酯
抗风湿药	水杨酸

（二）决定是否进行 TDM 的原则

具备以下临床指征时，进行 TDM 才是有意义和合理的：

（1）患者已使用了适合其病症的最佳药物。如患者选择其他抗菌药物更有效时，却使用氨基糖苷类抗生素，此时进行 TDM 并不合理，而应换药。

（2）药效不易判断。如有明确的药效指标，则不需要进行 TDM。

（3）血药浓度与药效相关。如小剂量甲氨蝶呤治疗类风湿关节炎时，

知识拓展 4-1

血药浓度与药效非密切相关,此时不需要进行 TDM。

(4) 患者在治疗期间可受益于 TDM。

(5) 血药浓度测定的结果可显著改变临床决策并提供更多的信息。

(三) TDM 的临床意义

1. 指导临床合理用药

开展 TDM,对指导临床合理用药(尤其是对治疗窗窄、治疗指数低的药物),提高药物的疗效,减少或避免药物的毒性反应,具有重要的临床意义。TDM 可显著提高地高辛治疗心律失常的疗效和安全性,使老年人地高辛中毒率由 44% 下降到 5% 以下。

> **案例思考4-1**
>
> 3 位老年冠心病心衰患者,年龄分别为 65 岁、68 岁和 68 岁,肝、肾功能均正常。3 位患者均长期口服地高辛 0.125 mg,每日 1 次,达稳态后分别于 0.5 h、1 h、2 h、3 h、6 h、8 h、12 h 及 24 h 取血样,用荧光偏振免疫分析法测定稳态血清地高辛浓度,采用药动学程序包。试进行药动学参数的计算及给药方案的设计。
>
> 案例解析 4-1

2. 药物过量中毒的诊断

在少数药物毒性反应表现和该药用以治疗的病症难以区分时,必须依赖于血药浓度检测帮助确诊。如苯妥英钠和地高辛的治疗反应和药物过量中毒的反应相似,仅凭临床表现难以判断是剂量不足还是药物过量中毒,此时可通过 TDM 进行药物过量中毒的诊断。

> **案例思考4-2**
>
> 患者,男性,16 岁,体重 40 kg。4 个月前首次出现癫痫大发作,服用苯妥英钠 0.3 g/d。近 1 周精神萎靡,纳差,头晕。入院检查后发现该患者苯妥英钠的血药浓度为 52.78 μg/ml。试分析该患者出现上述症状的原因及如何调整用药。
>
> 案例解析 4-2

3. 确定合理的给药间隔

根据药动学理论设计合理的给药间隔,是 TDM 的一项重要任务。如同样是一天三次给予氨茶碱,若仅考虑给药方便,设计为 tid(一日三次)给药,因血药浓度波动范围大,血药浓度常低于治疗窗,故不能很好地控制哮喘。而每隔 8 h 给药,则可使血药浓度维持在治疗窗内,较好地控制哮喘。

> **案例思考4-3**
>
> 患者，男性，49岁，肾功能不全，其肌酐清除率为40 ml/min，正常人肌酐清除率为100 ml/min。对肾功能正常的人，给药方案为庆大霉素160 mg，q8h。对肾功能不全的患者，应如何合理用药？
>
> 案例解析 4-3

4. 长期用药的安全保障

长期用药时，难以判断剂量是否得当，只有通过TDM将血药浓度控制在有效血药浓度范围内，才能保证长期用药的安全性和有效性。如环孢素用于器官移植术后排斥反应的发生，需要进行TDM，保证用药的安全。

5. 有效血药浓度范围随治疗目的不同而变化的药物的用药安全保障

一些药物随治疗目的不同，所需有效血药浓度范围将发生改变。如用地高辛治疗心房扑动或心房颤动时，大多数患者的血药浓度需达到2 ng/ml或更高，而不会出现毒性反应；但同样的血药浓度在治疗慢性充血性心力衰竭时，不少患者将发生严重心律失常等毒性反应。

6. 按非线性动力学消除药物的用药安全保障

非线性动力学消除的特点是：若某药按恒定剂量给药，可导致其消除由一级动力学过程转化为零级动力学过程；若仍按此剂量继续用药，血药浓度会不成比例地持续升高，直到患者中毒死亡。根据TDM结果确定或调整给药方案，才能确保血药浓度在治疗窗内。

7. 合并用药的用药安全保障

对可能产生药动学相互作用的合并用药（如肝药酶诱导剂或抑制剂的长期应用），或在与血浆蛋白结合及肾小管分泌排泄上存在竞争性抑制的药物合并使用时，定期进行TDM，可避免因剂量不足而延误病情，或剂量过量而产生毒性反应。

> **案例思考4-4**
>
> 患者，男性，75岁，体重65 kg。因患有支气管哮喘合并痛风，服用茶碱治疗哮喘，同时服用别嘌呤醇（0.1 g，tid）治疗痛风。用药5天后，现恶心、呕吐等症状。试分析患者出现恶心、呕吐等症状的原因及如何调整给药方案。
>
> 案例解析 4-4

8. 药物遗传学监测

药物遗传学监测是通过药物代谢酶表型分型或基因分型来筛选个体的遗传多态性。根据生化水平上个体药物遗传学的差异，将药物在个体内的代谢过程分为慢代谢型、中间代谢型、快代谢型和超快代谢型。如6-巯基嘌呤、硫喹呤-S-甲基转移酶（TMPT）的基因分型和功能分析可防止携带无功能TMPT的急性淋巴细胞白血病患者使用6-巯基嘌呤等药物治疗时发生严重的血液学毒性，甚至死亡。TPMT活性缺乏或缺失的急性淋巴细胞白血病儿童服用6-巯基嘌呤标准剂量的10%左右即可达到药效，避免了标准剂量产生的骨髓抑制。

9. 判断患者的用药依从性

患者不按医嘱用药（用药依从性差）是临床上治疗失败的原因之一。通过TDM的结果，可有理有据地说服患者按医嘱用药，从而提高治疗效果。

10. 医疗差错或事故的鉴定依据

在与用药有关的医疗差错或事故中，TDM可提供有价值的鉴定依据。

二、血药浓度测定的常用方法

（一）光谱法

光谱法包括比色法、紫外分光光度法和荧光分析法。其中紫外分光光度法较为常用。该法所用设备普及、操作简单、测定快速、检测费用低、易于推广应用。但检测所需样本量大，选择性和灵敏度较低，容易受血液中结构相近的其他药物、代谢物和内源性杂质的干扰，不适用于测定药物浓度低的生物样品。但是，对血药浓度水平较高、安全范围不是特别窄的药物，如氨茶碱、苯妥英钠等，仍不失为一种可供选择的方法。

（二）色谱法

色谱法又称层析法，主要包括高效液相色谱法（high performance liquid chromatography，HPLC）、气相色谱法（gas chromatography，GC）、薄层色谱法（thin layer chromatography，TLC）及液质联用（liquid chromatography and mass spectrometry，LC/MS）与气质联用（gas chromatography and mass spectrometry，GC/MS）技术。色谱法的主要特点是分离度、专一性、重复性好，分辨率、准确性、灵敏度高，可同时测定多种药物，尤其是气质联用与液质联用技术在药物代谢物的分析方面具有很大的优势。但是色谱法要求高，样品预处理复杂，样本通量低，耗时较长，不适合在临床急需时使用。

（三）免疫法

免疫法包括放射免疫分析法、酶免疫分析法、荧光免疫分析法和荧光偏振免疫分析法等。免疫法是一种利用半抗原药物与标记药物竞争抗体结合的分析方法，具有快速、简便和灵敏度高的特点，尤其适用于分析低药物浓度的体液样品及需长期分析的大量样品。该法一般不需要预处理，可直接测定体液样品，并且所需样品量少，在TDM中广泛应用。免疫法目前通常采用试剂盒，可进行纳克（ng）甚至皮克（pg）浓度水平的药物检测，但其仅限于检测具有完全或半抗原性质的药物，难以区分具有同样抗原决定簇的药物原型与代谢物。免疫法的专一性不太好，常出现假性偏高。

（四）毛细管电泳技术

毛细管电泳技术（capillary electrophoresis，CE）是一类以毛细管为分离通道、以高压直流电场为驱动力的新型液相分离技术。该技术需要的样品量极少、分离效率高、容易实现自动化操作、精确度高、分析速度快、成本低，可同时检测生物样品中多种药物和代谢物的浓度。

三、TDM 的实施流程

TDM 的实施流程一般包括提出申请、样本采集、药物浓度测定、数据处理和结果分析解释等。

（一）提出申请

临床医生根据患者所用药物及用药后的临床指征，确定是否需要进行 TDM，若需要则提出申请，一般应填写申请单。其内容包括患者的基本情况、用药情况及要测定的药物。

（二）样本采集

1. 样本类型

多采集血浆、血清或全血样品，测定药物总浓度，特殊情况下亦可采集唾液、尿液或脑脊液等体液测定体液药物浓度。

2. 采样时间

药物浓度的变化是一个动态过程，应根据不同药物的药动学参数和临床实际需求选择采样时间。

（1）单剂量给药时，一般根据药动学特点，在血药浓度处于稳态时取血。如口服地高辛 1~2 h 达血药峰浓度，6~8 h 血药浓度平稳，此时地高辛在组织中的分布基本完全。因此，地高辛首次给药后取样时间应在给药后 6 h，此时获得的血药浓度接近谷浓度。

（2）多剂量给药时，通常在血药浓度达稳态后的下一次给药前采集血样。根据药动学原理，若将半衰期作为给药间隔，一般经 5 个半衰期以上，药物浓度可达稳态。地高辛的半衰期较长，为 36 h，其血药浓度至少需要 7 天才能达稳态。因此，进行地高辛的 TDM 时，样本的采集应在给药 1 周后进行；对于肾衰竭患者，地高辛需要用药 3 周后才可达稳态，样本采样则应在给药 3 周后进行；此外，因地高辛的分布相持续时间长，且给药时间与药效存在滞后效应（地高辛向效应部位如心肌分布需要 3 天），样本的采集时间不应早于给药后的 6 h。推荐在给药后 12 h 采样。如果采样时间过早（地高辛分布相未完成时），则地高辛血药浓度偏高（接近峰浓度，而不是谷浓度），可误导临床医学决策。

（3）怀疑用药中毒时应在稳态峰浓度时采血。怀疑用药剂量不足时应在稳态谷浓度或偏谷浓度时采血。

（4）怀疑患者出现中毒反应或在急救时，可根据需要随时采血。

（5）对缓释剂或半衰期特别长的药物，在两次给药之间的任意时间采血对结果均无明显影响。

3. 测定对象

（1）原药药物浓度。大部分 TDM 检测的是样本的原药药物浓度。最常见是血清或血浆样本。多数情况下血清与血浆原药药物浓度是基本一致的，两者的区别在于血浆中含有纤维蛋白原。少数情况下，有些药物如环孢素可浓集于红细胞中，此时，需要监测全血药物浓度。

（2）游离型药物浓度。对于蛋白结合率高的药物，当机体存在影响药物与蛋白结合的因素时，游离型药物浓度可能明显增加，甚至使机体发生中毒反应。此时需要进行游离型药物浓度监测。如苯妥英钠的血浆蛋白结合率在90%以上，当患者伴发低白蛋白血症时，苯妥英钠的血浆蛋白结合率降低，游离苯妥英钠浓度显著增加，易导致中毒。

（3）活性代谢物。当活性代谢物浓度较高、活性较强或肾功能障碍时，疗效或毒性反应会受到明显的影响，此时需要监测活性代谢物浓度，进行TDM。例如，扑米酮在体内很快转化为苯巴比妥与苯乙二酰胺，因此测定苯巴比妥的浓度更有意义。再如，普鲁卡因胺在体内迅速转化为N-乙酰普鲁卡因胺，后者有50%的抗心律失常作用，因此测定N-乙酰普鲁卡因胺的浓度更有意义。

（4）对映体。具有相同分子式的化合物，由于原子在空间配置不同而引起同分异构现象。两个互为镜像而不能重合的立体异构体，称为对映异构体，简称对映体。对映体具有相同的理化性质和热力学性质。它们的比旋光度数值相同，但方向相反。对映体的生物活性不同，对映体药物的药动学和药效学特性也不同。如萘普生的药效主要来源于S-萘普生（比R-萘普生强35倍）；R-扎考比利为$5-HT_3$受体拮抗药，S-扎考比利为$5-HT_4$受体激动药；氯胺酮的毒副作用主要由R-氯胺酮产生；S-普萘洛尔的β受体阻断活性比R-普萘洛尔的β受体阻断活性强100倍。在这些情况下，药物对映体的浓度监测更有意义。

（三）药物浓度测定

见本节第二部分。

（四）数据处理和结果分析解释

（1）数据处理。数据处理主要包括模型拟合、药动学参数的求算及合理用药方案的设计。

（2）结果分析解释。应根据患者的性别、年龄、体重、疾病状态、生理病理及合并用药等情况进行综合判断，并利用血药浓度和药动学参数设计个体化给药方案。

思考题2：进行TDM时的测定对象有哪些？

第三节 给药个体化

给药个体化是指针对患者个人具体的遗传学特征、生理病理状况，借助TDM方法，通过测定体液中的药物浓度，计算各种药动学参数，设计针对患者个人的给药方案。个体化的给药方案是在患者个体选择正确药物的基础上，确定给药剂量和剂型，明确给药间隔、给药时间和疗程及预期达到的血药浓度，确立药物过量中毒的解救方法等。

一、根据半衰期制定给药间隔

已知药物半衰期，可初步确定给药间隔。药物血浆中最高浓度降低一半所需要的时间为半衰期。药物半衰期反映了药物在体内消除（排泄、生物转化及储存等）的速度。

临床实践中给药间隔取易于控制的时间，如每4 h、6 h、8 h、12 h或24 h给药1次。药物半衰期是确定给药间隔的依据，临床医生也可据此调节相应的维持剂量。

（1）对于超快速消除类（$t_{1/2} \leq 1$ h）药物，为减少血药浓度波动，最好静脉滴注给药；对于快速消除类（$t_{1/2} = 1 \sim 4$ h）药物，一般每日4次给药；对于中速消除类（$t_{1/2} = 4 \sim 8$ h）药物，一般每日3次给药；对于慢速消除类（$t_{1/2} = 8 \sim 12$ h）药物，一般每日2次给药；对于超慢速消除类（$t_{1/2} > 12$ h）药物，一般每日1次给药。

（2）半衰期短（$t_{1/2} < 6$ h）的药物，要维持治疗水平。对于治疗指数低的药物，如肝素，为减少血药浓度波动，最好静脉滴注；对于治疗指数高的药物，如青霉素，为了给药方便，采用大剂量长间隔方法，初始剂量等于维持剂量。

（3）对于半衰期中等（$t_{1/2} = 6 \sim 24$ h）的药物，主要考虑的是治疗指数和给药是否方便。治疗指数高的药物，给药间隔通常与半衰期相当，负荷剂量为维持剂量的2倍；治疗指数低的药物，则要加大给药频率并减少维持剂量，以减少给药间隔期间的血药浓度波动。

（4）半衰期长（$t_{1/2} > 24$ h）的药物，一般每天给药1次，给药间隔小于$t_{1/2}$，初始剂量为维持剂量的2倍或高于维持剂量的2倍。

二、利用血药浓度调整给药方案

（一）稳态一点法

多次用药后，当血药浓度达到稳态水平时，可根据需要分别在血药峰浓度和谷浓度时采一次血，测定血药浓度。多数情况下，测定谷浓度是合适的。如糖肽类、抗反转录病毒药等。此外，为了获得更好的疗效而提高给药剂量时，需要测定峰浓度（如氨基糖苷类药物）。如希望获得C_{ss}，则可于给药后适当时间采一次血。采血时间可通过公式 $T = 1.44 \times t_{1/2} \div \tau$ 计算。

例1 万古霉素 $t_{1/2} = 4 \sim 6$ h，给药间隔 $\tau = 12$ h，则测定万古霉素 C_{ss} 的采血时间范围应为多少？

解： $T = 1.44 \times t_{1/2} \div \tau = 1.44 \times (4 \sim 6) \div 12 = 0.5 \sim 0.7 (h)$

若测得的患者血药浓度与靶浓度差异较大，可根据下式对原有的给药方案进行调整：

$$D' = D \times (C'/C)$$

式中，D 为原剂量；C' 为靶浓度；D' 为校正剂量；C 为测得浓度。

使用该公式的条件是：

（1）血药浓度与剂量呈线性关系。

（2）采血必须在血药浓度达到稳态后进行，通常多在下一次给药前，所测得的浓度即偏谷浓度。

例2 某哮喘患者口服茶碱，每8 h一次，每次100 mg，两天后测得偏谷浓度为4 μg/ml，试调整至合适剂量。

解： 茶碱的 $t_{1/2}$ 为7.7 h，因此两天后已达稳态浓度。茶碱的最低有效浓度一般为7 μg/ml，因此设 $C' = 8$ μg/ml，$D = 100 \times 3 = 300$ （mg），$C = 4$ μg/ml，则

$$D' = 100 \times 3 \times (8 \div 4) = 600 (mg)$$

若按每日3次给药，则该患者可改为每8 h服药一次，每次200 mg。

（二）重复一点法

对于一些药动学参数偏离正常值或群体参数较大的患者，往往需要根据其个体参数值来设计给药方案。测定和求算患者药动学参数的系统方法是在给药后采集一系列血样，并应用计算机拟合相应的房室模型及分析数据。使用此法所得参数齐全、准确，但费时费力，不便采用。里奇尔（Ritschl）在20世纪70年代末提出了简便的方法——重复一点法（repeat one-point method）。利用此方法只需采血两次，即可求算出与给药方案相关的两个重要参数——消除速率常数（K）和表观分布容积（V_d）。具体方法：给予患者两次试验剂量，每次给药后采血一次，即可求出给药方案中的两个重要参数 K 和 V_d。计算公式为

$$K = \ln[C_1/(C_2 - C_1)]/\tau$$
$$V_d = D \times e^{-K\tau}/C_1$$

式中，C_1 和 C_2 分别为第一次和第二次测得的血药浓度；D 为试验剂量；τ 为给药间隔。

例3 患者静脉注射茶碱 250 mg，12 h 后采血；然后立即给予第二次剂量 250 mg，同样，在第二次给药后 12 h 采第二次血样。测得 C_1 和 C_2 分别为 4.5 mg/L 和 6.15 mg/L，求 K 和 V_d。

解： $C_1 = 4.5$ mg/L，$C_2 = 6.15$ mg/L，$\tau = 12$ h

$$K = \ln[C_1/(C_2-C_1)]/\tau = \ln[4.5/(6.15-4.5)]/12 \approx 0.084(h)$$
$$V_d = D \times e^{-K\tau}/C_1 = 250 \times e^{-0.084 \times 12}/4.5 \approx 20.4(L)$$

重复一点法因引用了患者的个体药动学参数计算给药剂量，准确度比稳态一点法高，而且比传统求药动学参数的方法的采血点少，易于被患者接受，同时医护人员的工作量也不大，易在临床推广。但需注意：该方法只适合于第一次、第二次给予试验剂量，且采血时间应选在消除相，不能在血药浓度达稳态时使用；在血管外给药时，应注意在消除相采血；血样测定务求准确，否则计算的参数误差较大。

另外，当患者有肥胖，水肿，心肌梗死，肝、肾功能不全和低蛋白血症时，V_d 可有较大的变化，而肝、肾功能不全时还会引起 K 的变化，这些都会影响计算的结果。

（三）Bayesian（贝叶斯）反馈法

稳态一点法和重复一点法虽然简便，但对样本采集时间、患者的身体状况等有较高的要求，因而应用常受到限制。Bayesian 反馈法具有采血点少、获得的个体药动学参数准确性高的优点。该方法可同时考虑心、肝、肾功能的影响，对于药动学参数偏离群体值的个体，如老人、婴幼儿、孕妇、心力衰竭或肝、肾功能不全患者尤为适用。Bayesian 反馈法的原理是应用某个患者身上1~2点血药浓度的信息，结合已知的群体药动学参数信息，估算出此个体的药动学参数。

具体步骤如下：

（1）根据大量患者的1~4点血药浓度数据，建立群体数据库。此数据应具有代表性，应包括各种年龄、体重，以及心、肝、肾功能的患者；另外，应随机在整个给药间隔内取样，取样点涵盖整个 AUC 并尽量均匀分布，数据应包括吸收相、分布相、消除相等各时相的信息。在总的取样点不变的条件下，减少个体人数而从其中某一部分个体身上取 2 个血样，可提高参数估算的准确度。

（2）使用群体药动学计算机程序，如非线性混合效应模型，估算出群体药动学参数。

（3）取 1~2 个反馈血药浓度，将相应血药浓度和时间输入 Bayesian 反馈程序，即可得到该个体患者准确的药动学参数。

（4）应用该个体的药动学参数重新调整给药剂量，如此反复直至达到最佳剂量。

思考题 3：利用血药浓度调整给药方案的方法有哪几种？

> **练习题**

一、名词解释

1. TDM   2. 药物治疗窗

二、简答题

1. TDM 的指征有哪些？
2. TDM 的临床意义是什么？

第五章

药物的临床研究

学习要求

掌握：
1. 药物临床试验质量管理规范的概念、药物临床试验的分期和内容、药物临床试验的原则和要求。
2. 药物临床试验设计的原则与要求。
3. 生物利用度与生物等效性的概念及生物等效性评价方法。

了解：
药物临床试验的意义、多中心临床试验。

知识导图

学习园地

"欣弗"事件的启示

2006年7月24日，青海省西宁市的部分患者使用安徽华源生物药业有限公司（以下简称"安徽华源"）生产的克林霉素磷酸酯葡萄糖注射液（欣弗注射液）后，出现胸闷、心悸、寒战、肾区疼痛、腹痛、腹泻、恶心、呕吐、过敏性休克、肝肾功能损害等临床症状。随后，黑龙江、浙江、山东、广西等地也出现了类似病例。

2006年7月28日，国家食品药品监督管理局组织专家赶赴青海，开展药品检验、病例报告分析和关联性评价等工作；同时，派人赶赴安徽对安徽华源的生产过程进行现场核查。2006年8月3日，国家卫生部连夜叫停欣弗注射液的使用。2006年8月4日，国家食品药品监督管理局公布全国"欣弗"病例数已达38例，涉及药品9个批号。全国16个省（自治区）共报告"欣弗"病例93例，死亡11人。

2006年8月15日，国家食品药品监督管理局通报了调查结果：引起这起不良事件的主要原因是，安徽华源2006年6月至7月生产的欣弗注射液未按规定的工艺参数灭菌，私自降低灭菌温度、缩短灭菌时间、增加灭菌柜装载量（该药品按规定应经过105 ℃、30 min的灭菌过程。但安徽华源擅自将灭菌温度降低到100 ℃~104 ℃，将灭菌时间缩短到1~4 min），上述不符合规定的操作影响了灭菌效果。经中国药品生物制品检定所对相关样品的检验，结果表明无菌检查和热源检查均不符合规定标准。

安徽省药品监督管理局以制售劣药行为没收安徽华源违法所得，并处2倍罚款，责令其停产整顿；国家食品药品监督管理局责成安徽省药品监督管理局收回安徽华源大容量注射剂药品GMP证书，撤销克林霉素磷酸酯葡萄糖注射液的批准文号；对企业召回的欣弗注射液，由安徽省药品监督管理局依法监督销毁。2006年10月16日，安徽华源总经理裘某被撤职，阜阳市食品药品监督管理局局长张某等13人受处分。

【学习思考】

保障药品生产的质量和安全是制药企业赖以生存和发展的基础，而建立和完善质量管理体系则是保证质量管理措施有效落实的关键。质量管理体系是否完善，直接关系到药品的质量是否过关。鉴于药品质量管理体系是保障制药企业药品质量的关键，对于制药企业的生存和发展具有十分重要的意义，因此制药企业必须重视药品质量管理工作，建立健全药品质量管理体系，建立专门的组织机构并配备足量专门的质量管理人员和生产技术人员，严格把好每一个生产质量关，及时发现和解决质量问题。这样才能保障药品生产安全，提高药品生产效率和质量，最终推动制药企业的可持续发展。

药品质量的重要性还反映在国家推行《药物非临床研究质量管理规范》（Good Laboratory Practice，GLP）、《药物临床试验质量管理规范》（Good Clinical Practice，GCP）、《药品生产质量管理规范》（Good Manufacturing Practice of Medical Products，GMP）、《药品经营质量管理规范》（Good Supply Practice，GSP）、《中药材生产质量管理规范》（Good Agricultural Practice for Chinese Crude Drugs，GAP）等质量管理制度，以规范药品的研制、生产、流通、使用行为，实行严格的质量监督管理，确保药品质量。"欣弗"事件提示我们，在今后的工作中要严格按照GLP、GCP、GMP、GSP、GAP的要求，遵守各岗位标准化的操作规程，不得随意更改批准的设备参数和生产工艺；绝不生产制造假劣药品，不做虚假报告，培养自身的岗位职责意识和社会责任感。

第一节 药物临床试验质量管理规范

一、药物临床试验质量管理规范概述

药物临床试验质量管理规范（good clinical practice，GCP）是药物临床试验全过程的标准规定，包括方案设计、组织实施、稽查、记录、总结和报告。制定GCP的目的在于保证药物临床试验过程规范、结果科学可靠，保护受试者的权益和安全。

我国的GCP是以人用药品注册技术管理国际协调会的GCP为蓝本，结合我国国情制定的。

二、我国GCP的内容

我国GCP的主要内容包括临床试验前的准备与必要条件、受试者的权益保障、试验方案、研究者的职责、申办者的职责、监察员的职责、记录与报告、数据管理与统计分析、试验用药品管理、质量保证、多中心试验等。下面主要介绍药物临床试验前的准备与必要条件、受试者的权益保障、试验方案和多中心试验。

（一）药物临床试验前的准备与必要条件

（1）进行药物临床试验必须有充分的科学依据。

（2）申办者准备和提供临床试验用药品和药物的临床前研究资料。

（3）药物临床试验机构的设施与条件应满足安全有效地进行药物临床试验的需要。所有研究者都应具备承担该项药物临床试验的专业特长、资格和能力，并经过培训。

（二）受试者的权益保障

伦理委员会和知情同意书是保障受试者权益的主要措施。

1. 伦理委员会

我国 GCP 要求伦理委员会由医学、药学及其他背景人员组成。伦理委员会至少由 5 位性别不同的委员组成。伦理委员会的组成和工作不应受任何参与试验者的影响。

试验方案需经伦理委员会审议同意并签署批准意见后方可实施。在试验进行期间，试验方案的任何修改均应经伦理委员会批准；若试验中发生严重不良事件，应及时向伦理委员会报告。

伦理委员会对试验方案的审查意见应在讨论后以投票方式给出，参与该临床试验的委员应当回避。因工作需要可邀请非委员的专家出席会议，但不投票。伦理委员会应建立工作程序，所有会议及其决议均应有书面记录，记录保存至临床试验结束后 5 年。

伦理委员会应从保障受试者权益的角度严格按下列各项审议试验方案：研究者、人员配备及设备条件；试验方案的伦理原则及试验设计的科学性；受试者入选的方法，获取知情同意书情况；给受试者的治疗和（或）保险措施；试验方案修正意见；临床试验进行中受试者的风险程度等。

2. 知情同意书

知情同意指向受试者告知一项试验的各方面情况后，受试者自愿确认其同意参加该项临床试验的过程，须以签名和注明日期的知情同意书作为文件证明。

知情同意书的内容：受试者所参加药物临床试验的目的及受试药物的性质；受试者所参加药物临床试验的具体步骤和预期检测的项目；受试者在试验中的预期收益和风险分析；受试者有自愿参加和退出试验的权益；受试者在药物临床试验进行过程中的知情权益；受试者在药物临床试验过程中免费使用受试药和对照药的权益；受试者在药物临床试验过程中发生与试验药物相关的严重不良反应时，获得及时治疗和补偿的权益；受试者在药物临床试验过程中个人隐私受保护的权益。

经充分和详细解释试验的情况后，由受试者、无行为能力或儿童受试者的法定代理人在知情同意书上签字并注明日期，执行知情同意过程的研究者也需在知情同意书上签署姓名和日期；知情同意书作书面修改送伦理委员会批准后，须再次取得受试者的同意。

（三）试验方案

药物临床试验开始前由研究者与申办者共同制订试验方案，报伦理委员会审批，审批通过后方能实施。试验方案应包括以下内容：试验题目；试验目的；试验背景；申办者、研究者及试验场所的情况；试验设计的类型；受试者的入选标准、排除标准和剔除标准；试验预期所需的病例数；试验用药品的基本情况；拟进行临床和实验室检查的项目、测定的次数和药动学分析；试验用药品的登记与使用记录、递送、分发方式及储藏条件；临床观察、随访和保证受试者依从性的措施；终止试验的标准，结束试验的规定；疗效评定标准，包括评定参数的方法、观察时间、记录与分析；受试者的编码、随机数字表及病例报告表的保存手续；不良事件的记录要求和严重不良事件的报告方法、处理措施、随访方式、时间和转归；试验用药品编码的建立和保存，揭盲方法和紧急情况下破盲的规定；统计分析计划，统计分析数据集的定义和选择；数据管理和数据可溯源性的规定；试验的质量控制与质量保证；试验相关的伦理学；试验预期的进度和完成日期；试验结束后的随访和医疗措施；各方承担的职责及其他有关规定；参考文献。

（四）多中心试验

（1）多中心试验是由多位研究者按同一试验方案在不同地点和单位同时进行的临床试验。各中心同期开始与结束试验。多中心试验由一位主要研究者总负责，并作为临床试验各中心之间的协调研究者。

（2）多中心试验的计划和组织实施要考虑以下各点：试验方案由各中心的主要研究者与申办者共同讨论认定，伦理委员会批准后执行；在临床试验开始时及进行的中期应组织研究者会议；各中心同期进行临床试验；各中心临床试验样本大小及中心间的分配应符合统计分析的要求；保证在不同中心以相同程序管理试验用药品，包括分发和储藏；根据同一试验方案培训参加该试验的研究者，建立标准化的评价方法，试验中所采用的实验室和临床评价方法均应有统一的质量控制，实验室检查也可由中心实验室的人员进行；数据资料应集中管理与分析，应建立数据传递、管理、核查与查询程序；保证各中心研究者遵从试验方案，包括在违背方案时终止其参加试验。

（3）多中心试验应当根据参加试验的中心数目和试验的要求，以及对试验用药品的了解程度建立管理系统，协调研究者负责整个试验的实施。

三、实施 GCP 的意义

在受试者参与的药物临床试验中，GCP 是保证药物临床试验落实国际伦理的标准。

GCP 充分保障了受试者的安全和权益。

GCP 对试验方案的设计，试验的准备、实施、记录报告、质量保证、统计分析与数据处理、资料保存、结果报告等过程进行了严格的规定，保证了试验的科学性、规范性和数据的准确性及可靠性。

实施 GCP 有利于缩小我国药物临床研究与欧美发达国家药物临床研究之间的差距，也有利于我国研发的药物进入国际市场。

GCP 对药物临床试验机构的资质进行认定和监督管理，对试验过程进行监察、稽查和检查，是提高药物研究监督管理水平的有效措施，也是药物临床试验质量控制的坚实保证。

知识拓展 5-1

思考题 1：实施 GCP 的意义是什么？

第二节 药物临床试验

《药品注册管理办法》将药物临床试验分为Ⅰ、Ⅱ、Ⅲ、Ⅳ期临床试验及生物等效性试验。本节主要介绍Ⅰ、Ⅱ、Ⅲ、Ⅳ期临床试验（见表5-1）。生物等效性试验将在第三节中进行介绍。

表5-1 药物临床试验不同阶段及分期

比较项目	Ⅰ期临床试验	Ⅱ期临床试验	Ⅲ期临床试验	Ⅳ期临床试验
FDA	首次人体研究	实验性研究	决定性研究	上市后试验
ICH	人体药理学	治疗作用探索	治疗作用确证	临床应用
阶段	初步的人体安全性评价	治疗的初步评价	确证性临床试验	上市后药物临床再评价
目的	评价人体耐受性，评价药动学和药效学	初步研究新药对于目标适应证的作用，为Ⅲ期临床试验的设计提供依据	确证药物疗效，评估药物效益/风险比	考察药物在大规模人群、特殊人群的效益/风险比，重点了解长期或广泛应用后出现的不良反应、药物相互作用、三致作用
受试者	健康志愿者或患者	目标适应证患者	更广泛的患者（目标适应证）人群	大规模人群、特殊人群
例数	20~30例	100例	300例，3个临床试验中心	2 000例，30个以上临床试验中心
试验设计	开放、自身对照	随机对照	随机对照，双盲法	开放试验及随机对照

注：FDA为美国食品药品监督管理局；ICH为人用药品注册技术管理国际协调会。

一、Ⅰ期临床试验

Ⅰ期临床试验是初步的人体安全性评价试验，主要目的是观察人体对新药的耐受程度，并进行药动学和药效学研究，探索药物最大耐受剂量（maximal tolerable dose，MTD）、剂量限制性毒性（dose-limiting toxicity，DLT），为Ⅱ期临床试验设计和给药方案制订提供依据。Ⅰ期临床试验主要回答了"药物的不良反应是什么"以及"药物是如何被吸收代谢的"这两个问题。

（一）Ⅰ期临床人体耐受性试验设计

Ⅰ期临床试验的受试者多选用20~30名健康志愿者。但对具有潜在毒性的抗肿瘤药、抗艾滋病药等特殊药物，可在适应证患者中进行。Ⅰ期临床试验可用开放、自身对照试验。但当主要不良反应缺乏客观指标或不宜判定不良反应与药物关系时，常采用随机盲法、安慰剂对照试验。

> **案例思考5-1**
> 单剂量耐受性试验实例。
>
> 案例解析 5-1

Ⅰ期临床试验主要的研究内容有单剂量耐受性试验、单剂量药动学试验、多剂量耐受性试验和多剂量药动学试验。

人体耐受性试验考察人体对药物不同剂量的耐受程度，找出出现不良反应的剂量。Ⅰ期临床人体耐受性试验一般先进行单剂量的探索，在此基础上确定是否进行多剂量试验。

1. 剂量及分组的选择

（1）起始剂量的确定。起始剂量应由有经验的临床药理研究人员和临床医生制定。确定初始剂量的主要方法有以下5种。

① Black Well 法：取最敏感动物的 LD_{50} 的 1/600 或最小有效量的 1/60 作为起始剂量。

② 改良 Black Well 法：取两种动物急性毒性 LD_{50} 的 1/600 及两种动物长期毒性试验中出现毒性剂量的 1/60 计算，以其中的最低者作为起始剂量。此法包括了临床前研究 4 种试验（包括急性毒性和长期毒性）的安全因素，较为妥善，是目前常用的方案。

③ Dollry 法：将最敏感动物最小有效量的 1/100～1/50 或同类药物临床治疗量的 1/10 以下作为起始剂量。此法主要基于药物的有效性。

④ 改良 Fibonacci 法：取小鼠急性毒性 LD_{10} 的 1/100 或大动物最低毒性剂量的 1/40～1/30 作为起始剂量。本法简单易行，但起始剂量较大，常用于抗癌药物。

⑤ NOAEL（no observed adverse effect level）法：根据体表面积（或 mg/kg）将最敏感动物 NOAEL 换算成人体等效剂量的 1/10 作为起始剂量。

（2）最大剂量的确定。最大剂量的确定通常有以下 3 种方法。

① 同一药物、同类药物或结构相似药物单次最大剂量。

② 动物长期毒性试验中引起中毒症状或脏器出现可逆性变化的剂量的 1/10。

③ 动物长期毒性试验中最大耐受量的 1/5～1/2。最大剂量范围内应包括预期的有效剂量。

（3）组间剂量距离。组间剂量距离视药物毒性大小及试验者的经验而定，一般分为 6～8 组，每组 2～4 人，接近临床剂量组 6～10 人。剂量递增初期增幅可较大，后期则渐小。一般采用费氏递增法：开始递增快，以后的增量逐渐递减，例如，每次增加的剂量分别为 +100%，+67%，+50%，+30%，…。给药途径应根据试验药物的剂型、用药目的，并参考临床前药理毒理试验而定，应与临床拟用药途径一致。

2. 试验前体检

受试者用药前后应进行体检和实验室检查，筛出异常者。试验前所有受试者必须停用原用药物 2 周以上，若之前所用药物为作用时间长的药物，停用药物的时间间隔应更长。

3. 观察指标

除一般的临床症状、生命体征观察及实验室检查外，还应该根据动物试验的毒性靶器官、可能出现的毒性反应增加一些特殊观察指标。

4. 试验的终止

出现以下情况时，一般可终止试验：

（1）在试验过程中出现较重的不良反应。

（2）在达到设计的最大剂量时仍无毒副反应。

（3）半数受试者（如 4/8）出现轻度不良反应。

（4）使用抗癌药物时半数受试者出现较重的不良反应。

5. 试验结果

试验结果包括受试者一般状态分析（如用药前后症状、体征、实验室检查），剂量组观察指标结果、毒性反应结果及原因分析，结论（如耐受剂量、毒性反应）。

（二）Ⅰ期临床人体药动学试验设计

Ⅰ期临床人体药动学试验一般在人体耐受性试验之后进行，其主要目的是评价药物在人体的吸收代谢过程、药动学的变化是否为剂量依赖性、多次给药的体内药物浓度与药动学参数的关系，为制订Ⅱ期临床试验的给药方案提供参考。Ⅰ期临床人体药动学试验还研究预测药物或其代谢物在人体的可能的蓄积、潜在的药物间相互作用等。

1. 试验设计

Ⅰ期临床人体药动学试验设计一般为随机交叉自身对照，以减少不同试验周期和个体差异对试验结果的影响。目前主要有两种试验设计：2 剂量双周期交叉试验设计和 3 剂量 3 周期 3×3 拉丁方交叉试验设计。表 5-2 为 3×3 拉丁方交叉试验设计表。

表 5-2 3×3 拉丁方交叉试验设计表

组别	受试者编号	第 1 次剂量	第 2 次剂量	第 3 次剂量
1	3、5、6	低剂量	高剂量	中剂量
2	2、7、8	中剂量	低剂量	高剂量
3	1、4、9	高剂量	中剂量	低剂量

2. 试验基本要求

受试者：9 名健康男性。

分组：随机分为低、中、高 3 剂量 3 组，每组 3 人。高剂量必须接近或等于 MTD，中剂量应与临床拟单次剂量接近或相同，3 剂量之间应成等比或等差关系。

两次试验间隔周期≥7 个半衰期。

3. 试验设计方案

试验前可考虑进行 2~4 人的预试验，以便发现可能存在的问题，并为后期的试验条件、剂量大小、观察时间、取样频率等提供参考，以期准确判断药物在人体内的药动学过程。

食物的影响：口服固体制剂的药动学试验需考察食物对药物吸收程度的影响。

（三）多剂量人体耐受性和药动学试验

多剂量人体耐受性和药动学试验，考察新药多次给药时人体耐受性以及是否存在药物蓄积作用等。试验基本要求如下。

受试者：一般选择 8~12 名健康受试者。

剂量：基于Ⅱ期临床试验拟定剂量范围选择 1~3 个剂量。

给药周期：基于单剂量药动学中的半衰期而定。

二、Ⅱ期临床试验

Ⅱ期临床试验又称为探索性临床试验，是新药首次在患者身上使用、以探索有效性为目的的临床试验，主要用于评价新药在目标患者身上的初步治疗作用和安全性。试验样本例数一般为 100 例。其治疗试验计划包括病例选择标准、对照组的设置、各项检验指标、剂量与疗程、给药方法、疗效标准和统计处理方法等。

（一）Ⅱ期临床试验概述

1. Ⅱ期临床试验内容

Ⅱ期临床试验内容包括：

（1）确定新药作用于目标患者的最大和最小有效剂量范围，为Ⅲ期临床试验剂量的确定提供参考。

（2）新药产生疗效的血药浓度与药效学参数的关系，即药动学和药效学关系。

2. 试验设计方案

Ⅱ期临床试验作为探索性临床试验，可以采用多种设计方法，如同期对照、自身对照、开放试验、对照试验（阳性对照药物、安慰剂、试验药物）、剂量－效应关系等。

3. 试验基本要求

Ⅱ期临床试验的受试者为目标适应证患者，其样本量要求通常为 100 人。

4. 试验的终止

判断试验终点的指标通常为客观缓解率。

（二）Ⅱ期临床试验设计

Ⅱ期临床试验必须设计对照组。对照组通常包括试验药物、阳性对照药物，同时也可设置安慰剂阴性对照组。另外，Ⅱ期临床试验设计还包括随机撤药试验设计等。

1. 随机对照试验设计

随机对照试验设计是将临床试验的受试者随机地（有同等机会）分配到对照组和试验组，而不受研究者和（或）受试者主观意愿的影响，使各处理组的各种影响因素分布趋于相近，以对照效果的不同。

常用的对照设计包括平行对照和交叉对照。

2. 设盲试验设计

设盲试验是指临床试验中使一方或多方不知道受试者治疗分配的程序或方法，包括单盲试验、双盲试验和双盲双模拟试验 3 种。

单盲试验中，受试者不知道自己用的是试验药物还是对照药物，但参与试验的研究者清楚。单盲试验有助于消除受试者心理因素的主观影响，能客观反映药物的疗效和安全性，但在实际工作中，作为参与评价药物疗效和安全性的医务人员（研究者）容易对药物作用产生主观偏向。

双盲试验中，受试者和研究者甚至参与药物疗效和安全性评价的医务人员都不知道受试者用的是试验药物还是对照药物。双盲试验能将偏倚降低至最低限度，避免为了获得所希望的试验结果而任意选择和挑选病例、修改病例报告等。前提是申办单位能够提供外观与气味等均无差别的试验药物或对照药物。

A 与 B 两种药的外观或气味不相同又无法改变时可采用双盲双模拟试验。制备外观或气味分别与 A、B 相同的两种安慰剂，两组均分别服用一真一假（安慰剂）两种药，外观与气味均无不同。双盲双模拟试验服药方法见表 5-3。

表 5-3 双盲双模拟试验服药方法

服药分组	服药种类
试验组	● + △
对照组	○ + ▲

注：●—A 药；○—A 药安慰剂；▲—B 药；△—B 药安慰剂。

（1）药物编盲与盲底保存。根据随机分配表对试验用药物进行分配编码的过程称为药物编盲。随机数、产生随机数的参数及试验用药物编码统称为双盲临床试验的盲底。盲底一式两份密封，由临床研究单位和药物注册申请人分别保存。

（2）应急信件与紧急揭盲。双盲试验为每一个编盲号设置一份应急信件，信件内容为该编号的受试者的级别及用药情况。在发生紧急情况或受试者需要抢救，必须知道其接受的是何种处理时，由研究者按规定的程序紧急揭盲，拆阅应急信件。此后该编号病例将终止试验，研究者应将终止原因记录在病例报告表中。

3. 揭盲规定

试验方案中，当试验组与对照组按 1∶1 设计时，多采用两次揭盲法。即第一次揭盲，只列出每个病例所属的处理组（如 A 组或 B 组），而不标明哪一个是对照组。数据交由生物统计专业人员进行统计后，进行第二次揭盲，以明确各组所接受的治疗。

4. 病例选择与淘汰标准

临床试验前，应规定病例选择标准与淘汰标准，在试验过程中不得任意取舍病例。

在将获得受试者知情同意书作为入选标准的基础上，可根据专业要求及统计学要求确定病例选择标准。

病例排除标准：根据专业要求，一般情况下，新药试验时肝、肾、心、肺功能不全者不选择作为受试者。小儿、孕妇或近期有过敏疾病者，可予以淘汰。根据统计学要求，疗程未结束、受试者退出试验、出院或死亡、不符合分层或配对的病例应予以淘汰。

5. 安慰剂

安慰剂是把没有药理活性的物质如乳糖、淀粉等，用作临床对照试验中的阴性对照。多数情况下，选用标准药物作阳性对照。但对于作用轻微的药物，为了准确评价其有效性，应设立安慰剂对照。

6. 患者的依从性

临床试验中，患者依从性好的重要标准是按规定服药。用来反映患者依从性的公式为：实际用药量/理论处方量×100%。结果在80%~120%为依从性好，结果<80%和结果>120%为依从性差。

7. 药效评定标准

我国临床药效评定多采用四级评定标准：

（1）无效，综合评估指标改善不到30%。
（2）改善，综合评估指标改善30%~50%。
（3）进步，综合评估指标改善50%~75%。
（4）明显进步，综合评估指标改善75%以上。有效率=（改善病例数+进步病例数+明显进步病例数）/总病例数×100%。

8. 安全性评估

临床试验中不良事件包括不良反应与化验异常两部分。不良反应常分为A、B、C三型。A型反应是由药物过程的药理作用或与其他药物出现相互作用引起的。临床试验中观察、检查和评价的主要是A型反应。B型反应为特异反应，可危及生命且不能预测。一旦发生，需立即向主办单位与药政管理部门报告。C型反应常以疾病形式出现，在新药试验中不易察觉，常通过流行病学研究发现。

9. 观察指标

观察指标是指能反映临床试验中药物有效性和安全性的观察项目。

三、Ⅲ期临床试验

Ⅲ期临床试验又称为确证性临床试验，目的是进一步确证Ⅱ期临床试验所得到的有关新药有效性和安全性的数据，为新药获得上市许可提供足够的证据。

（一）Ⅲ期临床试验概述

Ⅲ期临床试验属于临床试验的治疗作用确证阶段，目的是证明新药对目标适应证患者是安全有效的，其效益/风险比是可以接受的，为药物申报注册提供充分的依据，同时为药品说明书和医生处方提供充分的数据。

Ⅲ期临床试验一般是关于更广泛人群、疾病的不同阶段或合并用药的研究。Ⅲ期临床试验的受试者是目标适应证患者，一般要求在3个临床试验中心进行研究、最低病例数是300例。另外，对于预计长期服用的药物，Ⅲ期临床试验研究会进行药物延时暴露的试验。Ⅲ期临床试验结束时需提供有统计学意义的结论，包括新药目标适应证、所纳入的患者群、主要疗效指标、给药途径、用法用量及疗程、足够支持注册申请的安全性信息，并针对有效性、安全性数据进行全面的风险和效益评估等。试验过程常采用随机盲法、阳性对照试验法。无市售阳性药物时，可选用安慰剂进行对照。

（二）Ⅲ期临床试验设计

Ⅲ期临床试验是扩大的多中心临床试验，属治疗作用确证阶段。Ⅲ期临床试验的设计要求一般与Ⅱ期临床试验一致，一般采用随机、平行对照及设盲法设计试验，确证新药在特定目标人群中的有效性和安全性，评价效益与风险关系，最终为药物注册申请获得批准提供充分的依据。在具体临床试验设计方案中，试验设计类型的选择至关重要，因为这决定了样本量的估计、研究过程及其质量控制。因此，研究者应根据试验目的和试验条件的不同，选择不同的试验设计方案。

四、Ⅳ期临床试验

Ⅳ期临床试验是新药上市后由申请人进行的应用研究，是上市后的临床试验，又称上市后监察。目的是考察在广泛使用条件下药物的疗效和不良反应。

（一）Ⅳ期临床试验概述

Ⅳ期临床试验的目的是考察在广泛使用条件下药物的疗效和不良反应，评价在普通或者特殊人群中使用的效益与风险关系，针对药品注册前因样本量小和时间所限未能考察和解决的假说和问题进行研究。内容包括药物长期效果和毒性、药物次要作用、具体的给药方案（如剂量）、药物相互作用、联合用药或辅助治疗的影响等。

Ⅳ期临床试验的研究方法为开放试验，不要求设对照组，但采用何种设计应根据试验目的而定。安全性研究可不设置对照组。疗效评价研究需要设置对照组，可采用相应的随机对照、盲法对照等方法。

样本量：Ⅳ期临床试验要求在30个以上的临床试验中心进行研究，病例数至少为2 000例。这是因为Ⅳ期临床试验的主要研究指标为发生率比较低或与对照组比较接近的终点事件（如死亡），只有增加样本量才能得到阳性结果，从而弥补上市前试验组与对照组的显著性差异不大的问题。

（二）Ⅳ期临床试验方案设计

Ⅳ期临床试验方案设计的特点：因病例数众多，Ⅳ期临床试验可以设计成多个试验，用于不同的人群，特别是对特殊人群（如老人，儿童，孕妇，肝、肾功能不全者），合并不同的治疗方案，证明不同的结论和对照不同的竞争药物。考察疗效则需要随机对照。若只是考察安全性，可以进行开放试验。

Ⅳ期临床试验包括以下内容：

1. 扩大临床试验

扩大临床试验是针对主要适应证进行临床试验，为新药的安全性和有效性提供进一步评价报告。

2. 特殊对象的临床试验

新药上市前的临床试验按规定不以儿童、孕妇、哺乳期妇女、老人，以及肝、肾功能不全者作为受试对象。但以上这些人也同样需要医疗保健。新药上市后在其安全性和有效性基本确定的条件下，应针对以上特殊对象的不同情况，设计临床试验方案，用已知有效药为阳性对照的随机试验，对新药在以上特殊对象中的安全性进行评价，并为临床提供合理的治疗方案。

3. 补充临床试验

上市前临床试验考察不全的新药在试生产期应按新药审批时提出的要求补充临床试验。补充临床试验的重点有的为补充适应证的安全有效性观察，有的为不良反应监察。

4. 不良反应监察

药物的不良反应发生率有高有低。一些发生率较低的不良反应不易在新药的Ⅱ、Ⅲ期临床试验中发现，需在Ⅳ期临床试验期间继续进行监察，并且在Ⅳ期临床试验结束后纳入药物不良反应监察计划进行长期的监察。

上市后新药不良反应监察有以下几种：

（1）一般性监察。一般性监察在Ⅳ期临床试验中与疗效观察同时进行。

（2）重点监察。对某种已肯定的不良反应或某种不能肯定的不良反应可作重点监察。前者是为了进一步搞清广泛应用的发生率及由此引起的药源性疾病的发生率与严重程度等。后者是为了弄清是否存在这种不良反应及其发生率。一般应在对不良反应监察有经验的中心进行重点监察。

（3）个例监督研究。个例监督研究是一种研究药物与某种药源性疾病之间关系的较好方法。常用于某些可能由药物引起的疾病的监察。研究者可以通过个例监督研究了解不良反应与所用药物的关系，再进一步对药物的这一不良反应进行重点监察。

（4）群体流行病学调查研究。在广泛应用上市新药的地区或若干医疗单位进行流行病学调查研究，可获得新药上市后临床应用的一般情况，与其他药物的关系，以及地区之间、单位之间该新药使用量的消长情况等。

知识拓展 5－2

思考题2：确定Ⅰ期临床人体耐受性试验的初始剂量的主要方法是什么？

第三节 药物的生物利用度与生物等效性试验

生物等效性试验是指利用生物利用度研究的方法，以药动学参数为指标，比较同一种药物的相同或者不同制剂，在相同的试验条件下，其活性成分吸收程度和速度有无统计学差异的人体试验。

一、生物利用度的概念

生物利用度是指制剂中药物被吸收进入人体循环的速度与程度。生物利用度反映所给药物进入人体循环的药量比例。它描述口服药物由胃肠道吸收及经过肝脏而到达血液中的药量占口服剂量的百分比。生物利用度包括生物利用程度与生物利用速度。

生物利用程度是指药物进入血液循环的多少，用于衡量药物吸收程度。生物利用程度可用两者的药－时曲线下面积之比来求算。

生物利用速度反映了口服后血药峰浓度的出现时间及幅度。生物利用速度主要取决于药物制剂因素，如片剂或胶囊剂等固体剂型溶出速率快，药物颗粒迅速扩散到肠黏膜，血药峰浓度出现早，峰值的绝对值亦大。

通常用血药浓度达峰时间或吸收速率常数来衡量药物吸收的快慢。

生物利用度分为绝对生物利用度与相对生物利用度。绝对生物利用度是药物吸收进入体循环的量与给药剂量的比值，实际工作中以血管外给药与静脉注射的药-时曲线下面积的比值来求算。相对生物利用度是同一种药物不同制剂之间比较吸收程度与速度而得到的生物利用度。二者的计算公式分别为

$$绝对生物利用度 = (AUC_T \times D_{iv})/(AUC_{iv} \times D_T) \times 100\%$$

$$相对生物利用度 = (AUC_T \times D_R)/(AUC_R \times D_T) \times 100\%$$

式中，T 与 R 分别代表试验制剂与参比制剂；iv 表示静脉注射给药；D 为给药剂量；AUC 为药-时曲线下面积。

生物利用度试验的目的包括：

（1）指导药物制剂的研制和生产。

（2）指导临床合理用药。

（3）寻找药物无效或中毒的原因。

（4）提供评价药物处方设计合理性的依据。

影响生物利用度的因素有：

（1）制剂因素，主要包括药物的理化性质（如粒径大小、表面积、溶解度、溶解速度、药物晶型等）、处方中赋形剂的性质与种类、制剂工艺、药物剂型以及处方中其他相关物质的性质等。

（2）生理因素，主要包括患者的生理特点（如胃肠道的 pH、胃肠活动性、肝功能和胃肠血液灌注速率等），年龄，空腹程度，性别，遗传因素，饮食习惯，肠道菌群状况以及其他药物应用情况。

二、单剂量给药的人体生物利用度试验

依据国家药品监督管理局的要求，单剂量给药的人体生物利用度试验在设计时应注意以下几点：

（1）除一些特殊新药外，一般选择健康成年男性作为受试者。

（2）随机交叉或双交叉试验设计。为了消除个体差异，单剂量给药的人体生物利用度试验必须采用随机交叉或双交叉试验设计。

（3）标准参比制剂。标准参比制剂的安全性和有效性应该达标。选择标准参比制剂的原则：绝对生物利用度选用静脉注射剂作为参比制剂；相对生物利用度选用在国内外已上市的该药物合格剂型作为标准参比制剂，只有在国内外没有相应的合格剂型时，才考虑选用其他类型的制剂作为标准参比制剂。原则上不允许用原料作为标准参比制剂。

（4）应在空腹状态下给予待测药物和标准参比制剂。原则上应隔夜空腹 10 h 以上，服

药后禁食 2 h。在某些特殊情况下，只要有充分的科学依据，亦可同意不禁食的人体生物利用度试验。

（5）服药剂量选择。给予受试者标准参比制剂和试验制剂的剂量，一般与该制剂的临床剂量一致。有时因血药浓度检测方法灵敏度有限，可适当增加剂量，但不得超过安全剂量；不能用等剂量时应说明原因，在计算生物利用度时应作剂量调整。

（6）取样时间。整个采集血、尿样本的时间至少长达活性药物成分或代谢物半衰期的 3~5 倍，以保证完成消除过程。如果药物的半衰期未知，采样需持续到血药浓度为峰值的 1/20~1/10。

（7）血样采集的频度。血样采集的频度与上述药动学相同。

（8）清洗期。两次给药或两个研究周期之间的间隔，即清洗期（washout period）。清洗期至少为活性药物或代谢物消除半衰期的 5 倍以上。

（9）试验过程。试验过程包括服药时间、剂量，禁食、进食时间，饮水时间和饮水量等。

三、多剂量给药的人体生物利用度试验

（1）在下列情况下应考虑采用多次给药以评价两种制剂的生物利用度：
① 两种制剂的吸收程度没有显著差异，但吸收速率有较大不同。
② 单次给药的结果表明该药的生物利用度有极显著的个体差异。
③ 单次给药后血中活性药物及代谢物的浓度太低，以致不能被精确地分析定量。
④ 所试制剂或新药为控释制剂。
⑤ 药物具有非线性动力学特性。

（2）受试者选择同单剂量给药的人体生物利用度试验。

（3）试验采用双周期、两制剂、多次服药、交叉试验设计。

（4）服药剂量选择同单剂量给药的人体生物利用度试验。

（5）取样点的确定。在达稳态前，至少要测定连续 3 天的谷浓度，以确定是否达稳态以及达稳态的速率和程度；取样点最好安排在不同天的同一时间，以抵消时辰因素对药动学的影响，便于比较；达稳态后，在某一间隔内，采集足够点的血样（基本参照单剂量的采样点），测定该间隔内稳态血药浓度，计算有关的药动学参数。

（6）多剂量稳态试验研究应提供下列数据：
① 各受试者的血药浓度和平均血药浓度时间数据；
② 各受试者的谷浓度、峰浓度和平均血药浓度；
③ 各受试者的血药浓度达峰时间和平均值；
④ 各受试者的稳态 AUC、均值及 $\overline{C}$，$\overline{C} = AUC/t$，t 为给药间隔；
⑤ 各受试者的波动系数，$FI = 2(C_{max} - C_{min})/(C_{max} + C_{min})$；
⑥ 对确认为具有非线性动力学特性的药物还应进行高、低剂量药动学研究；
⑦ 临床观察结果：不良反应的发生情况，受试者终止试验的情况和理由。

四、生物等效性评价方法

受试药物与参比药物生物等效性的试验设计与分析是基于以下假设：两种药物的吸收程度和吸收速度相同，即认为它们的生物等效性相同，治疗效果也相同。

（1）生物等效性评价方法有三种：

① 平均生物等效性（average BE，ABE）。平均生物等效性是以受试药物和参比药物的生物利用度参数平均值为考察指标的生物等效性评价方法，一般称为 ABE 方法。这种方法的缺点在于：只考虑参数平均值，未考虑变异及分布；不能保证个体间生物利用度相近；对低变异和高变异药物设置的生物等效性标准一样。

② 总体生物等效性（population BE，PBE）。两种药物有关的概率分布函数是相同的；人群使用受试药物与使用参比药物所得效应，不仅平均值相同，而且效应的变异度相同，即两总体的边缘分布相同。PBE 虽然保证其边缘分布相同，但对每个个体而言，使用受试药物与使用参比药物所得效应不一定相同，即个体与药物之间可能存在交互作用。

③ 个体生物等效性（individual BE，IBE）。如果受试药物与参比药物的生物利用度对于大多数个体来说"充分接近"，那么这两种药物是个体生物等效的。对每个个体而言，使用受试药物与使用参比药物所得效应值接近。

（2）生物等效性评价方法的选择：由于三种生物等效性的程度不同，具有 IBE 者，即具有 PBE 和 ABE；具有 PBE 者，即具有 ABE。反之，不一定成立。但在实际评价时，由于三种生物等效性界值不是对应的，所以可能得出矛盾的结论，比如 IBE 成立，但 PBE 不成立。为此建议按逻辑顺序 ABE→PBE→IBE 进行分析，即先评价 ABE；若 ABE 成立，再进行 PBE 评价；若 PBE 成立，再进行 IBE 评价。这样可以避免上述矛盾的出现。并非所有的药物等效性评价都需要对三种生物等效性进行评价，一般根据研究目的和实际情况确定。

（3）生物等效性研究应满足以下假设：

① 受试者被随机分成两个序列，即样本具有随机性。

② 两种处理、两个序列间的方差相等，即满足方差齐性。

③ 主要因素，如个体、周期、序列与处理之间应无交互作用，符合线性统计模型。

④ 所得的生物等效性研究数据服从正态分布。

思考题 3：生物利用度试验的目的是什么？

第四节 药物临床试验设计的基本原则与要求

一、药物临床试验设计的基本原则

药物临床试验设计应符合"四性"原则，即代表性原则、重复性原则、随机性原则、合理性原则。

代表性原则是指受试对象的确定应符合统计学中"样本的抽取应符合总体规律"这个原则。如受试者的病种、病情轻重及样本量均须满足统计学要求，并符合总体规律。

重复性原则要求试验结果准确可靠，经得起重复验证。通过试验分组的随机化、给药的盲法、试验操作、多临床试验中心及管理的 SOP 等多种措施减小试验误差和对结果判断的主观偏倚，以保证试验结果具有重复性。

随机性原则要求两组患者的分配是均匀的、不随主观意志而转移的，总体的每一个观察单位都有同等的机会进行分组。随机性原则是药物临床试验的基本原则。试验中遵循随机性原则，可均衡干扰因素的影响，使试验组和对照组具有均衡可比性，控制试验误差，避免主观安排带来的偏倚。药物临床试验中常用的随机化方法有简单随机化、区组随机化和分层随机化。

合理性原则指试验设计既要符合专业要求与统计学要求，又要切实可行。如试验设计要预先确定患者入选标准、排除标准和剔除标准；选择受试者时要考虑其安全性和药物临床试验的科学性；选择检测方法时要考虑其准确性、精密度和可行性。

二、药物临床试验设计的基本要求

（一）随机化分组

随机化是指病例或试验对象按相同的概率进入试验组或对照组，病例完全按照随机编排的序号入组，不受试验者主观意志和客观条件的影响。其目的是排除分配误差。

1. 简单随机化分组

简单随机化分组可通过随机数字表、掷硬币及随机数字余数法（分组后各组例数相等）等方法实现。

> **案例思考5-2**
> 利用随机数字余数法将 24 名患者随机分为 2 组的具体步骤实例。
>
> 案例解析 5-2

2. 区组随机化分组

区组随机化分组也叫均衡随机化分组或限制性随机化分组，是将受试者分为例数相同的小组，每个小组再按随机数字表分配，使各处理组的分配更加平衡，满足研究要求。一个区间内包含一个预定的处理分组数目和比例。区组是对试验对象进行划分，即若干特征相似的试验对象组成一个区组，如同一窝的动物、批号相同的试剂、体重相近的受试者等。而区组的长度是指一个区组内包含多少个接受不同处理的受试单元，即区组中对象的数目。一般区组的长度至少为组数的 2 倍以上。

案例思考5-3

如以入院相邻月作为配伍因素，将入院时间同月相邻的4位患者作为一个区组，对24位患者进行区组随机化分组（分配到A组和B组）。

案例解析5-3

3. 分层随机化分组

分层（stratifying）是将总体按某（些）特征分割为次级总体。分层随机化分组首先根据研究对象进入试验时某些重要的临床特征或危险因素分层（如年龄、性别、病情、疾病分期等），其次在每一层内进行随机分组，最后将其合并为试验组（处理组）和对照组。

案例思考5-4

分层随机化分组的实例。

案例解析5-4

（二）试验的对照设计

药物临床试验设置对照的目的是通过对接受对照药物受试者的表现，判断接受试验药物的受试者治疗前后症状和体征的变化以及疾病的转归等是否由试验药物引起，以此说明这种药物的有效性和安全性，评价两药之间出现疗效的差别是否为假阳性误差或假阴性误差。药物临床试验中的对照类型一般有安慰剂对照、空白对照、剂量对照、阳性药物对照和外部对照五种，除外部对照外其他四种均需要受试者来自同一个患者总体，并随机地进入试验组和对照组。

1. 安慰剂对照

安慰剂对照的目的在于克服研究者、受试者、参与评价疗效和安全性的工作人员等出于心理因素所形成的偏倚，消除疾病自然进展的影响，区分真正由试验药物所致的不良反应。安慰剂分为纯安慰剂和不纯安慰剂，前者是无药理活性的物质，后者是作用不强的药物。

安慰剂对照一般采用优效性设计，通常是双盲试验，因为其存在伦理缺点，一般只有在试验不会延误受试者病情治疗时，或试验的适应证尚无有效的上市药物时才使用，适应证一般是轻症或功能性疾病。不可用于急危重症或有较重器质性病变的患者。

2. 空白对照

空白对照是指临床试验中不给予对照组任何对照药物。空白对照适用于无法执行安慰剂盲法试验，或者试验药物的不良反应非常特殊，无法使研究者处于盲态的情况。

第五章 药物的临床研究

3. 剂量对照

剂量对照是将受试者随机地分入不同剂量组，观察不同剂量下的疗效和不良反应。主要目的是获得药物的最优治疗剂量。各剂量组的样本量不需要保持相同。为提供确切的疗效和安全性信息，一般剂量越小的组所需样本量越大。可以设置零剂量的安慰剂对照或设置阳性药物对照。

4. 阳性药物对照

阳性药物对照是指采用已上市并具有确切疗效的药物作为试验药物的对照，是最常用的一种对照设计。选择顺序是：原开发企业的品种；具有明确临床试验数据的同品种；活性成分和给药途径相同，但剂型不同的品种；作用机制相似，适应证相同的其他品种。所使用的药物剂量和给药方案必须是该药物的最优剂量和最优方案。

药物临床试验对照设计包括平行组对照设计、交叉对照组设计、析因对照组设计和成组序贯对照设计四种。

（1）平行组对照设计是将符合试验要求的受试者随机地分入试验组和对照组进行观察，常用于Ⅱ期临床试验和Ⅲ期临床试验。平行组对照设计中，不一定仅设置两个组别，也可以设置一个或多个对照组（如试验药可按多个剂量分组），各组受试者除应用的药物或剂量不同外，试验前的基本情况和在试验进行中的其他条件均应相同。

（2）交叉对照组设计是一种自身对照的试验方法，其是让每个受试者随机地在两个或多个不同试验阶段分别接受试验药物或对照药物处理，常用于药物的生物等效性或临床等效性试验。交叉对照组设计可以控制个体间的差异，减少受试者人数，一般要求尽量控制受试者失访。最简单的是 2×2 交叉试验过程，包括试验准备、第一试验阶段、清洗期、第二试验阶段。受试者在第一试验阶段接受何种药物是随机确定的。受试者若在第一试验阶段接受试验药物，那么其第二试验阶段就接受对照药物，反之亦然。前一阶段的处理对后一阶段存在延滞效应，因此每个试验阶段后需安排足够长的清洗期。

（3）析因对照组设计是一种多因素的交叉分组试验方法。其通过对处理因素的不同组合，可以对两个或更多的处理因素同时进行评价，适用于多个药物采用不同剂量（水平）组合的临床试验评价。根据全部组合的观察数据，使用反应曲面的方法有助于确定各个药物最合适的剂量组合。

（4）成组序贯对照设计指将试验组与对照组按相同比例分成数个批次，每一批受试者完成方案规定的试验后，即对该批次揭盲并对主要指标（包括有效性和安全性）进行分析，以确定试验是否继续进行。一旦产生结论（不管有无统计学意义），就停止整个试验。试验批次应小于 5 次。各批次的盲底应一次产生。成组序贯对照设计可避免盲目加大样本量而造成的浪费，但又不至于因样本量过小而得不到应有的结论，常用于大型、观察期较长或事先不能确定样本量的药物临床试验。

（三）设盲试验设计

设盲试验设计是指药物临床试验中一方或多方不知道受试者治疗分配的程序或方法，包括单盲试验、双盲试验和双盲双模拟试验三种（见第二节Ⅱ期临床试验设计）。

思考题4：药物临床试验设计的基本原则是什么？

练习题

一、名词解释

1. GCP
2. 知情同意
3. Ⅰ期临床试验
4. Ⅱ期临床试验
5. Ⅲ期临床试验
6. Ⅳ期临床试验
7. 生物等效性试验
8. 生物利用度
9. 随机化
10. 设盲试验设计
11. 多中心试验

二、简答题

1. 药物临床试验分几期？各期的主要特点是什么？
2. Ⅱ期临床试验设计的基本内容和要求是什么？
3. 药物临床试验的对照类型与对照设计有哪些？
4. 随机化分组有几种形式？

第六章

药物相互作用

学习要求

掌握：
1. 药物相互作用的方式和机制。
2. 药动学方面的药物相互作用和药效学方面的药物相互作用。
3. 体外的药物相互作用。

了解：
药物相互作用预测的意义、预测方法和判断标准。

知识导图

学习园地

当药物联合应用时，药物之间可能发生相互作用，使药物的体内过程或机体对药物的反应发生变化，从而导致药物的效应或毒性发生改变，这个过程称为药物相互作用。药物相互作用的结果包括两种：一种是药物作用增强，包括药效增强和不良反应增加；另一种是药物作用减弱，包括药效减弱和不良反应减少。药物之间的相互作用，既有增强疗效的一面，也有减弱药效的一面；既有减少不良反应的一面，也有增加不良反应的一面，这是符合对立统一规律的。

以心血管系统用药为例，β受体阻断药与维拉帕米合用，易导致心动过缓、房室传导阻滞、血压下降或心衰的症状。例如，维拉帕米可使β受体阻断药阿替洛尔的吸收增加，排泄减少；阿替洛尔能使维拉帕米的代谢速度减慢。这使两种药物的药效得以增加。但是，维拉帕米和普萘洛尔合用可使心率明显减慢，甚至导致停搏。因此，这种药物相互作用造成的不良反应在临床上应当引起相应的重视。

【学习思考】

我们要将药物相互作用这一基础理论知识点与对立统一规律恰当地融合在一起，深刻理解任何事物、事物内部以及事物之间都包含矛盾，而矛盾双方的统一与斗争，推动着事物的运动、变化和发展这一道理。同时，临床上发生不良药物相互作用的情况比较多，维拉帕米和普萘洛尔合用产生的不良反应只是众多临床药物相互作用中的一种。临床用药时，稍有疏忽就容易导致严重后果。因此，药学工作者在临床药学实践中要体现人文情怀，救死扶伤，有社会责任感。

药物相互作用（drug interaction）是指某一种药物的作用由于其他药物或化学物质的存在而受到干扰，使该药的疗效发生改变或产生不良反应。临床上同一患者身上可能同时发生多种疾病或一种疾病伴有多种临床表现，此时往往需要联合使用两种或两种以上的药物才能产生良好的疗效。在药物联合应用过程中，药物不良相互作用越来越受到人们的注意，对药物相互作用的研究已成为临床药理学的重要内容。

第一节　药物相互作用概述

药物相互作用的方式多种多样，归纳起来有三种：药动学方面的药物相互作用；药效学方面的药物相互作用；体外的药物相互作用。临床表现为药物作用加强或减弱。药物作用加强包括疗效提高和毒性增加；药物作用减弱包括疗效降低和毒性减小。把药物相互作用产生的疗效提高和毒性减小称为临床期望得到的药物相互作用（clinically desirable drug interactions）；把药物相互作用产生的疗效降低和毒性增加称为药物不良相互作用（adverse drug interactions）。在临床上联合应用药物时，应注意利用各种药物的特性，充分发挥联合用药中各个药物的药理作用，以期达到最好的疗效和最少的不良反应。

一、药物相互作用的类型

根据药物相互作用后药物效应的变化情况，可将药物相互作用分为四种类型。

（一）相加作用

相加作用是指两种具有相同或相似作用的药物联合应用时，作用强度等于每种药物单独应用时作用强度之和。这种相互作用的实质并非真正的相互作用，而是一种药物对另一种药物同一作用的补充，两者作用相加的结果产生全量的单一药物同等的效应。

（二）协同作用

协同作用是指两种药物联合应用时，其效应大于任何一种药物单独应用的效应，即联合用药产生的效果超过单独用药效应的总和。协同作用大于两种药物的相加作用。如镇静催眠药物与抗精神分裂症药物合用时的中枢抑制作用。

（三）增强作用

增强作用是指两种药物联合应用时，一种药物本身无某种生物效应，却可以增强另一种药物的作用，即一种药物可使组织细胞或受体对另一种药物的反应性增强的现象。例如，排钾利尿药呋塞米本身没有强心作用，当其与强心苷类药物合用时，可使强心苷类药物的强心作用增强。

（四）拮抗作用

拮抗作用是指一种药物部分或全部拮抗另一种药物的作用。这两种药物联合应用可引起药物疗效降低。生理或药理作用相反的两种药物联合应用，无活性药物与有活性药物联合应用，具有同一作用但作用强度不同的两种药物联合应用，都可能产生拮抗作用（见表6-1）。

表6-1 药物的拮抗作用

受影响药物	影响药物	相互作用结果
抗凝血药	维生素K	抗凝血作用下降
降糖药	糖皮质激素类	影响降血糖作用
催眠药	咖啡因	阻碍睡眠
左旋多巴	抗精神病药	抗震颤麻痹作用下降

二、常见的药物不良相互作用引起的不良反应

药物不良相互作用引起的不良反应涉及机体的各个系统、各个器官，应给予高度警惕。

（一）心血管系统的不良反应

药物不良相互作用引起的心血管系统的不良反应包括高血压危象、严重低血压反应和心律失常。

1. 高血压危象

高血压危象常见于：单胺氧化酶抑制药（帕吉林）与拟肾上腺素（麻黄碱）、三环类抗抑郁药、左旋多巴及胍乙啶合用；三环类抗抑郁药与肾上腺素或去甲肾上腺素合用；三环类抗抑郁药与胍乙啶合用等。

2. 严重低血压反应

严重低血压反应常见于：氯丙嗪和氢氯噻嗪、呋塞米合用；氯丙嗪和肾上腺素合用；普萘洛尔与氯丙嗪、哌唑嗪合用等。

3. 心律失常

心律失常常见于：普萘洛尔与维拉帕米合用；强心苷类与排钾利尿药或糖皮质激素合用；氯丙嗪与奎尼丁合用；茶碱与钙制剂合用等。

（二）呼吸系统的不良反应

药物不良相互作用引起的呼吸系统的不良反应主要表现为呼吸肌麻痹，常见于：氨基糖苷类抗生素与镁盐、全身麻醉药、肌松药合用；多黏菌素E、林可霉素、克林霉素与肌松药合用；吗啡与水合氯醛、喷他佐辛、苯海拉明、乙醇、吩噻嗪类药物合用。

（三）血液系统的不良反应

药物不良相互作用引起的血液系统的不良反应主要表现为出血和严重骨髓抑制。

1. 出血

出血常见于：香豆素类抗凝血药与氯霉素、西咪替丁等肝药酶抑制剂合用；香豆素类药物与血浆蛋白结合率高的药物（阿司匹林、磺胺类、呋塞米、保泰松等）合用；香豆素类

药物与广谱抗生素、液状石蜡或考来烯胺等合用。

2. 严重骨髓抑制

严重骨髓抑制常见于：甲氨蝶呤与非甾体抗炎药合用；甲氨蝶呤与保泰松、水杨酸合用；甲氨蝶呤与磺胺类、呋塞米合用等。

（四）神经系统的不良反应

药物不良相互作用引起的神经系统的不良反应主要表现为听力受损，常见于：氨基糖苷类抗生素与万古霉素、呋塞米、依他尼酸合用；氨基糖苷类抗生素与抗组胺药合用等。

（五）泌尿系统的不良反应

药物不良相互作用引起的泌尿系统的不良反应主要表现为肾损害，常见于：氨基糖苷类抗生素与两性霉素、头孢菌素、万古霉素、呋塞米、依他尼酸合用。

（六）内分泌系统的不良反应

药物不良相互作用引起的内分泌系统的不良反应主要表现为低血糖反应。常见于：口服降糖药与长效磺胺类、水杨酸类、保泰松和呋塞米等血浆蛋白结合率高的药物合用；口服降糖药甲苯磺丁脲与肝药酶抑制剂氯霉素等合用；口服降糖药物与普萘洛尔合用。

第二节 药动学方面的药物相互作用

药动学方面的药物相互作用是指一种药物使另一种合用的药物发生药动学的改变，从而使后一种药物的血药浓度发生改变。药动学是药理学研究的内容之一，机体对药物的处理过程即药物代谢过程可分为吸收、分布、代谢和排泄四个环节，联合用药可在这四个环节上产生药物相互作用，其结果是使其中一种药物的血药浓度及组织分布产生变化，进而改变其作用强度及作用持续时间。下面分别阐述吸收环节、分布环节、代谢环节和排泄环节的药物相互作用。

一、吸收环节的药物相互作用

两种药物通过血管外途径给药时，可在给药部位产生相互作用进而吸收入血。两种药物多数情况下表现为妨碍吸收，少数情况下表现为促进吸收。胃肠道给药是最常用的给药途径，有关药物在胃肠道发生相互作用的情况也最常见。除此之外，两种药物还可在注射部位或呼吸道内产生相互作用。

（一）药物在胃肠道内的相互作用

两种药物在胃肠道内的相互作用包括直接的离子络合作用、吸附作用、间接通过改变胃液 pH 调节药物解离度的作用、改变胃肠运动调节药物吸收作用和影响小肠吸收功能的作用。

1. 直接的离子络合作用

一种含有金属离子的药物与另一种药物合用时，可形成络合物进而减少彼此从胃肠道的吸收。如四环素类抗生素若与含二价或三价金属离子（如钙、镁、铝、铁、铋）的药物合用时，将在胃肠道内形成难溶解的络合物，使四环素类抗生素在胃肠道的吸收受阻，在体内不能达到有效的抗菌浓度。例如，在口服土霉素、多西环素或四环素时，同时服用硫酸亚铁，会使以上三种四环素类抗生素的血药浓度明显降低。因此在服用四环素类抗生素时，不宜同时服用铁制剂或含钙、镁、铝等金属离子的抗酸药，如碳酸钙、氧化镁、氢氧化镁、氢氧化铝等凝胶，以免降低这些抗生素的治疗效果。

2. 吸附作用

一种具有吸附能力的药物能吸附与之同时使用的药物，进而形成较大的复合物，减少其在胃肠道的吸收。如降血脂药考来烯胺（消胆胺）是一种阴离子交换树脂，它对酸性分子有很强的亲和力，既能在肠道内与洋地黄毒苷结合，使后者从肠道吸收的量减少，又能减少从胆道系统排泄出来的洋地黄毒苷的重吸收，中断其肝肠循环过程。故考来烯胺在临床上可用于洋地黄毒苷中毒的解救。考来烯胺除了可吸附洋地黄毒苷外，还可以吸附甲状腺素、阿司匹林、保泰松、地高辛和华法林。当这些药物与考来烯胺合用时其吸收进入体内的药量降低、药效下降。

3. 间接通过改变胃液 pH 调节药物解离度的作用

药物在胃肠道的吸收主要采用被动扩散的方式，而药物的脂溶性是决定被动扩散的重要因素。临床上使用的药物绝大多数都是有机小分子物质，其在溶媒中会发生解离。药理学中已经述及解离型药物脂溶性低，不易进行跨膜转运。非解离型药物脂溶性高，易进行跨膜转运。溶媒中影响药物分子解离的最重要因素就是 pH。酸性药物在酸性环境中以及碱性药物在碱性环境中的解离度低，非解离型药物占多数，脂溶性较高，较易通过生物膜扩散；反之，酸性药物在碱性环境中或碱性药物在酸性环境中的解离度较高，脂溶性较低，通过生物膜扩散的能力较差。但是必须指出，某些药物的吸收并不符合上述规律。例如，四环素属于碱性药物，当与碳酸氢钠合用时，按照上述理论，四环素的吸收应该增加，而事实上碳酸氢钠减少了四环素的吸收，原因可能是碳酸氢钠引起胃液 pH 升高，降低了四环素的溶解度，进而减少了四环素的吸收。

4. 改变胃肠运动调节药物吸收作用

由于大多数药物的吸收部位是小肠，所以改变胃排空、肠蠕动速率的药物能明显影响与之同服药物到达小肠吸收部位的时间和药物在小肠内的滞留时间，进而改变同服药物吸收的速度和吸收量。一般来说，若胃排空、肠蠕动速率加快，药物会很快通过胃到达小肠，起效快，但在小肠内的停滞时间短，因此其吸收可能并不完全；相反，若胃排空、肠蠕动速率减慢，药物经胃到达小肠的时间便会延长，药物起效慢，但药物在肠道的停滞时间长，吸收较为完全。例如，抗胆碱药（阿托品、东莨菪碱、三环类抗抑郁药）和麻醉性镇痛药（吗啡、哌替啶）等能延迟胃排空和减慢其他口服药的吸收，使血药峰浓度出现时间延迟。

5. 影响小肠吸收功能的作用

药物分子进入小肠血液循环需要通过完好的小肠黏膜。小肠黏膜被药物破坏，可引起同服药物的吸收减少。常见的可引起小肠黏膜损伤的药物有新霉素、对氨基水杨酸和环磷酰胺等。这些药物与其他药物（地高辛、利福平）合用，会导致后者吸收减少，血药浓度下降。

（二）药物在注射部位的相互作用

两种药物混合后同时注入，在注射部位会产生相互作用，主要表现为一种药物改变另一种药物从注射部位进入血管的速率和药量。例如，局部麻醉药中加入血管收缩药（肾上腺素），血管收缩药可通过收缩注射部位的血管减少局部麻醉药入血，既具有预防局部麻醉药中毒的作用，又可延长局部麻醉药的麻醉时间。

（三）药物在呼吸道内的相互作用

吸入给药是临床上一种常见的给药途径，其吸收进入体内的药量与药物本身的血气分配系数、肺泡通气量、心排血量和肺泡与肺血管内药物的气体分压差有关。若吸入给药之前，静脉注入过多的巴比妥类药物或过早给予肌松药，都能降低肺通气，延迟肺内药物的吸收入血。当吸入药物与支气管扩张药同时应用时，由于后者可扩张气管，降低呼吸阻力，改善肺通气和血流的比值，故可促进吸入药物的吸收。

二、分布环节的药物相互作用

吸收入血的药物在血液中呈现两种形式：游离型药物和结合型药物。游离型药物分子量小、极性低，易于通过毛细血管壁进入组织；结合型药物分子量大，难以通过毛细血管壁进入组织。结合型药物具有以下特性：不呈现药理活性；不能通过血脑屏障；不被肝脏代谢灭活；不被肾排泄。只有游离型药物才具备药理活性。两种药物联合应用时，结合型药物可通过竞争血浆蛋白结合位点改变游离型药物的浓度，或通过改变药物在某些组织的分布量影响药物作用。

（一）竞争血浆蛋白结合位点

事实上，血浆中白蛋白与药物的结合能力几乎可以代表血浆蛋白与药物的结合能力。同时或先后应用两种或两种以上药物时，药物之间可在血浆白蛋白结合位点发生竞争，结合力强的药物置换出结合力弱的药物，使后者的游离型药物浓度增加，疗效增强甚至出现毒性。常见的药物如阿司匹林、吲哚美辛、氯贝丁酯、保泰松、水合氯醛及磺胺类等都有蛋白置换作用。表6-2为药物在血浆蛋白结合部位的置换作用。

表6-2 药物在血浆蛋白结合部位的置换作用

被置换的药物	置换药物	临床结果
华法林	阿司匹林、保泰松、吲哚美辛、氯贝丁酯、磺胺类、吡罗昔康	抗凝作用增强，出血
甲氨蝶呤	苯妥英钠、阿司匹林、保泰松、呋塞米	粒细胞缺乏症
苯妥英钠	阿司匹林、硝苯地平、苯二氮䓬类	眼球震颤，共济失调
甲状腺素	地西泮、阿司匹林、保泰松	心悸、心绞痛、心力衰竭
甲苯磺丁脲	阿司匹林、保泰松、口服抗凝血药	低血糖
维拉帕米	阿司匹林	血压下降
胆红素	磺胺类、维生素K	胆红素脑病

另外，血浆蛋白含量低的患者体内结合型药物减少，在应用常规剂量时，游离型药物浓度增加，有可能发生不良反应。例如，血浆蛋白水平低于 2.5 g 的患者应用泼尼松的不良反应发生率比正常人高 1 倍。

（二）改变药物的组织分布量

两种药物合用时，若一种药物能够影响心排血量和血流分布，则可能改变另一种合用药物的传递速率和传递总量。例如，去甲肾上腺素可减少肝血流量，进而减少利多卡因在肝脏中的分布，减慢其代谢，使血药浓度增高，疗效增强。

三、代谢环节的药物相互作用

肝是代谢药物的主要器官，肝微粒体混合功能氧化酶系统是代谢药物的主要酶系统，亦称药物代谢酶，简称肝药酶，其中细胞色素 P450 在药物代谢过程中起重要作用。CYP 是由结构和功能相关的基因编码调控的同工酶的超家族。现已确定 CYP 超家族有 17 个家族及 42 个亚家族。参与代谢的酶主要是 CYP3A4、CYP1A2、CYP2C9、CYP2C19 和 CYP2D6，其中最重要的是 CYP3A4 和 CYP2D6。多年的研究表明，CYP 亚型对代谢底物有一定的选择性，不同的个体间 CYP 的差异性较大，且其活性是可以被各种药物因素影响的。如有些药物能够提高肝药酶的数量及活性，称为肝药酶诱导剂；而有些药物能降低肝药酶的数量和活性，称为肝药酶抑制剂。表 6-3 列出了部分 CYP 亚型的底物、诱导剂及抑制剂。

表 6-3 部分 CYP 亚型的底物、诱导剂及抑制剂

CYP 亚型	底物	诱导剂	抑制剂
CYP1A2	他莫昔芬、他克林、氯氮平、非那西丁、丙咪嗪、利多卡因、双氯芬酸、萘普生、氯米帕明	奥美拉唑、咖啡因、苯巴比妥、苯妥英钠	环丙沙星、维拉帕米、司来吉兰
CYP2C9	苯妥英钠、双氯芬酸、布洛芬、华法林、格列美脲、氯沙坦	苯巴比妥、利福平	舍曲林、磺胺甲噁唑
CYP2C19	地西泮、奥美拉唑、普萘洛尔、布洛芬、吲哚美辛、美沙酮、西酞普兰、氯米帕明、氟西汀、吗氯贝胺、舍曲林、文拉法辛、氯氮平、奋乃静、丙戊酸、氯硝西泮、胺碘酮、维拉帕米	利福平	尼卡地平、西咪替丁、西沙比利、右美沙芬、醋硝香豆素
CYP2D6	奋乃静、可待因、右美沙芬、氟哌啶醇、美托洛尔、氟卡尼、恩卡尼、美西律	利福平、地塞米松	普罗帕酮、育亨宾、拉贝洛尔
CYP2E1	乙醇、茶碱、四氯化碳、对乙酰氨基酚	乙醇、异烟肼	双硫仑
CYP3A4	环孢素、红霉素、可待因、可卡因、卡马西平、胺碘酮、他莫昔芬、阿司咪唑	苯巴比妥、苯妥英钠、泼尼松、地塞米松	酮康唑、硝苯地平、罗红霉素

（一）酶诱导

肝药酶诱导剂能增加 CYP 的数量和活性的作用，称为酶诱导作用。经肝代谢的药物与肝药酶诱导剂合用时，后者的酶诱导作用会加速合用药物在体内的代谢速率。大多数药物在体内经肝代谢后，代谢物会失去药理活性，因此，经肝代谢药物与具有酶诱导作用的药物合用时，多表现为经肝代谢药物的作用减弱。例如，患者在口服抗凝血药物双香豆素期间加服苯巴比妥，后者因具有酶诱导作用会加速双香豆素的代谢，表现为抗凝作用减弱、凝血酶原时间缩短。因此，当这两类药物合用时，必须增加双香豆素的使用剂量才能维持其治疗效应。长期应用苯巴比妥与苯妥英钠的癫痫患儿会出现佝偻病，因为这两种药物均有酶诱导作用，可促进体内维生素 D 的代谢，进而影响肠腔内钙离子的吸收。因此，此类患儿应注意补充维生素 D。

（二）酶抑制

肝药酶抑制剂能减少 CYP 的数量和活性的作用，称为酶抑制作用。经肝代谢的药物与肝药酶抑制剂合用时，后者的酶抑制作用会减慢合用药物在体内的代谢速率，加强或延长其药理作用。例如，口服甲苯磺丁脲的患者同时服用具有酶抑制作用的氯霉素，可出现低血糖休克；氯霉素与双香豆素类抗凝血药物合用，可增强后者的抗凝效果；利托那韦为某些肝 CYP 的抑制药，可以显著增加经这些酶代谢的药物（如抗心律失常药、阿司咪唑、西沙比利）的血药浓度。

案例思考6-1

患者，女性，68 岁，临床诊断为高血压。为了治疗高血压，3 年来，一直服用尼非地平和阿替洛尔，血压控制良好。后为了治疗脚气，开始服用异曲康唑，医嘱 200 g，每天 2 次，每月 7 天为一个疗程，口服 3 个疗程。服用异曲康唑 2~3 天后，患者开始出现下肢浮肿，因此停止服用异曲康唑。停药后 23 天，下肢浮肿消失。试述其中的药物相互作用机制。

案例解析 6-1

四、排泄环节的药物相互作用

肾是药物排泄的主要器官。肾排泄药物的过程主要包括肾小球滤过、肾小管分泌和肾小管重吸收。药物之间可在肾排泄环节产生相互作用，作用方式主要包括以下几种。

（一）通过改变肾小球滤过率影响药物排泄

当血液流经肾小球时，血浆超滤液会被滤过，进入肾球囊腔内。滤过量的多少取决于肾小球内的有效滤过压（即肾小球内的毛细血管血压、肾球囊腔内静水压、肾小球内的血浆蛋白胶体渗透压）。从理论上讲，一种药物若具有改变肾血管口径进而改变肾小球内毛细血管血压的作用，以及具有改变血浆蛋白胶体渗透压的作用，就可以影响同用药物的肾小球滤过率，进而影响其经肾排泄过程，但是其实际上的意义并不大。

（二）通过竞争肾小管管腔膜上的转运体影响药物排泄

临床上使用的药物有一些是通过肾小管管腔膜上转运体的介导排泄的，药理学上已经述及。肾小管管腔膜上的转运体包括弱酸性转运体和弱碱性转运体两类。若两种弱酸性药物或两种弱碱性药物都是通过这一方式排泄的，那么它们将分别竞争弱酸性或弱碱性转运体，妨碍其中一种药物向肾小管管腔内的排泄。例如，丙磺舒与青霉素均为弱酸性药物，青霉素主要以原型从肾脏排泄，其中有10%的药物通过肾小球滤过到肾小管管腔内，剩余90%的药物主要通过近端小管管腔膜上的弱酸性转运体分泌到肾小管管腔内，若同时应用丙磺舒，后者可竞争性结合弱酸性转运体，阻碍青霉素经肾小管的分泌，延长青霉素发挥疗效的时间。

（三）通过改变尿液 pH 影响肾小管管腔内药物的重吸收

肾小管内的药物可被肾小管上皮细胞重吸收进入体循环。重吸收的方式有被动重吸收和主动重吸收，主要是被动重吸收。药物的脂溶性或解离性是决定药物被动重吸收的主要因素。大多数药物为有机弱电解质，在肾小管滤液中发生解离，即以解离型和非解离型两种形式存在，非解离型药物的脂溶性高，故易被肾小管重吸收；解离型药物的脂溶性低，不易透过肾小管上皮，难以被肾小管重吸收。药物的解离能力取决于药物本身的酸碱性及肾小管滤液的pH。当滤液为酸性时，酸性药物在肾小管内大部分呈非解离型药物，易被肾小管重吸收；碱性药物则可产生与上述情况相反的表现。因此，在水杨酸药物中毒时可应用碳酸氢钠进行解毒。

五、中西药物的药动学相互作用

前面介绍的都是同时应用两种或两种以上西药在药动学方面产生的相互作用。下面介绍中药和西药合用在药动学方面产生的相互作用。中药在我国应用历史悠久，目前临床上中西药合用治疗疾病的方案非常普遍。中西药合用疗效确切，并且有常规化趋势，这必然导致许多中西药的相互作用的产生。由于中药成分复杂且研究具有局限性，多数中药的药动学和药效学并不十分清楚；另外，影响中西药药动学相互作用的因素众多，如中药提取制备方法、剂型、剂量以及活性成分含量等，因此临床上很难系统地评价中西药相互作用。尽管这样，研究中西药药动学相互作用，避免盲目应用产生不良反应，对保障患者用药安全仍具有十分重要的意义。

1. 中药影响西药的吸收过程

大多数中药中含有重金属及金属离子，当其与一些还原性的西药配伍使用时，易产生有毒化合物或形成不溶性的络合物，造成药物吸收量降低。例如，含皂苷类成分的常用中药如人参、三七、远志、桔梗等，与含金属盐类的药物如硫酸亚铁、枸橼酸铋钾合用，可生成沉淀，使两种药物的吸收减少。

2. 中药影响西药的分布过程

一些中西药合用后的相互作用使主要药效成分在体内的分布情况发生改变，有时会造成难以预料的毒副作用或使疗效降低。例如，抗癌中药黄药子与阿霉素存在药动学相互作用，影响阿霉素的组织分布，使阿霉素的血药浓度增加，心脏毒性增强。

3. 中药影响西药的代谢过程

临床上使用的许多中药对肝药酶都具有一定的抑制或诱导作用，这是影响西药代谢的主要因素。例如，五味子和甘草具有解毒、抗氧化和保护肝脏的作用，可激活孕烷 X 受体，诱导 CYP3A4 的表达，促进合用华法林的代谢；芸香科中药陈皮、橘红等能够抑制 CYP3A4 的活性，可对以 CYP3A4 为代谢底物的药物代谢产生抑制。

4. 中药影响西药的排泄过程

碱性较强的药物与西药中的酸性药物合用时，前者因碱化尿液可使阿司匹林等酸性药物的排泄加快，疗效降低；含有酸类的中药如乌梅、木瓜、山楂和陈皮等可以酸化尿液，其与磺胺类药物合用时，可使磺胺类药物的溶解度降低，导致尿中析出结晶，引起结晶尿或血尿。

思考题1：口服两种药物时的药物相互作用的药动学机制有哪些？

思考题2：简述两种药物合用时在排泄环节的相互作用。

案例思考6-2

患者，男性，91岁，临床诊断为房颤。为治疗房颤，服用地高辛（0.25 mg/d）5 年以上，地高辛血药浓度为 1.2 ng/ml 左右，合并用药只有阿司匹林。为了治疗肺炎，服用克拉霉素（1 000 mg/d）、利福布汀（300 mg/d）和乙胺丁醇（1 400 mg/d）。用药第9天起，出现腹部痉挛、腹痛、恶心、呕吐和食欲缺乏。地高辛血药浓度升高到 3.5 ng/ml，心电图示窦性心律过缓。停止服用地高辛和克拉霉素后，上述症状在 36 h 内改善，地高辛的血药浓度也逐渐下降到 2.0 ng/ml。试述出现该情况的原因。

案例解析 6-2

第三节 药效学方面的药物相互作用

药效学方面的药物相互作用是指两种药物合用时，一种药物能够增强或者减弱另一种药物的药理效应，这种作用产生的基础是两种药物竞争作用靶位或作用于同一生化代谢系统，而对药物的药动学过程没有明显影响。

一、药物活性方面的相互作用

一种药物改变另一种药物作用强度（药物活性）的机制多种多样，产生的结果包括协同作用、增强作用、拮抗作用等。具体的改变药物活性的机制如下。

（一）竞争作用靶位

突触是药物的主要作用靶位，下面以交感神经突触为例来说明药物在靶位产生相互作用的机制。

1. 干扰药物到达作用靶位

作用于传出神经系统的药物中有一些需要通过交感神经末梢进入轴浆内，继而通过影响神经递质的合成、储存等过程产生药理作用，如利血平、胍乙啶、倍他尼定等药物。这些药物进入交感神经轴浆时需要突触前膜上的胺泵介导，若与三环类抗抑郁药合用，由于后者可抑制突触前膜上胺泵的功能，会妨碍上述药物进入轴浆，使其不能到达作用靶位，降低其药理作用。

2. 抑制神经递质的代谢酶

交感神经末梢释放的去甲肾上腺素神经递质约90%被交感神经突触前膜重新摄取，此过程依赖于突触前膜上的胺泵。同时摄取进入轴浆内的去甲肾上腺素可被单胺氧化酶氧化破坏，未被破坏的去甲肾上腺素可进入囊泡储存，等待下一次神经冲动到达时作为神经递质释放出来。若将单胺氧化酶抑制剂和三环类抗抑郁药合用，两药分别能提高囊泡内去甲肾上腺素的储存量及释放量和减少突触间隙中去甲肾上腺素的重新摄取，增强交感神经的功能，使用药的患者出现惊厥、体温增高、心率加快等交感神经过度兴奋的表现。

3. 在突触部位对受体产生直接作用

如果两种药物在突触部位具有竞争结合受体的作用，那么二者合用会使药理效应发生改变，如抗精神分裂症药物氯丙嗪和肾上腺素合用时，氯丙嗪具有阻断交感神经突触后膜α受体的作用，抵消了肾上腺素的缩血管效应；氨基糖苷类抗生素和骨骼肌松弛药合用时，两者均具有抑制骨骼肌运动终板膜上的N_2型胆碱受体的作用，产生协同的骨骼肌松弛，严重时表现为肌肉麻痹和呼吸暂停。

（二）改变电解质平衡

有些药物的药理作用强度与体内的离子含量相关，比如强心苷类药物与细胞外液中的钾离子竞争性地结合心肌细胞膜上的Na^+-K^+-ATP酶，在细胞外液中钾离子浓度降低时，强心苷类药物的强心作用及对心脏的毒性将增加。而常见的能够引起血钾降低的药物如排钾利尿药呋塞米、氢氯噻嗪与强心苷类药物合用时，容易引起强心苷类药物的药效增强及毒性反应。

（三）作用于同一生化代谢系统

若两种药物能够作用于体内同一生化代谢系统，则在药理效应上可能会出现药理活性增强或减弱。例如，磺胺类药物与甲氧苄啶分别作用于细菌叶酸代谢的不同环节，即磺胺类药物抑制二氢叶酸合成酶活性，甲氧苄啶抑制二氢叶酸还原酶活性。两种药物合用会阻断叶酸代谢的两个环节，使其抗菌活性增强。

二、系统水平的药物药效学相互作用

人体是由不同的系统构成的，如消化系统、循环系统、呼吸系统、内分泌系统、泌尿系统、神经系统和运动系统等。而系统是由功能相关的一系列器官构成的，具有完成一定生理功能的特性。作用于同一系统的药物合用时，可改变药物作用强度和临床疗效。例如，在抗高血压治疗时，往往将传统的抗高血压药物联合应用，这些药物分别通过不同的作用机制来降压，合用时在疗效上具有协同作用；在治疗心绞痛时，往往将扩张冠脉血管的药物如硝酸甘油和降低心肌收缩能力的药物如普萘洛尔合用。

三、中西药的药效学相互作用

中药具有成分多样的特点,进入人体后可通过多个作用环节、多个作用靶位产生广泛的调节作用。当其与西药合用时,既可产生协同作用,又可产生拮抗作用。如黄芩黄酮 A 是黄芩的提取物,能抑制肿瘤细胞端粒酶的活性,因此,当其与传统的抗肿瘤药物(如烷化剂类、铂类配合物等)合用时具有显著的增效作用。故中西药物合用时既要注意中药与西药在药效学方面的相互作用,又要注意中药之间及中药与食物之间的药效学相互作用,严格按照中药"十八反、十九畏"要求进行合理配伍。

第四节 体外的药物相互作用

体外的药物相互作用是指药物在进入机体之前,在体外配制过程中出现的药物与药物之间、药物与溶媒之间、药物与赋形剂之间或药物与容器之间的物理化学反应。体外的药物相互作用使药物的药性发生变化。体外的药物相互作用主要有三种形式:配伍禁忌、药物与容器的相互作用、药物与赋形剂的相互作用。

一、配伍禁忌

在临床上,向静脉输液中加入药物是常见的治疗措施,但是,不是任何药物都可以随意地加入任何输液中,也不是任何药物都可以同时加入同一输液中。配伍禁忌包括两方面含义:一是药物与输液之间的配伍禁忌;二是药物与药物之间的配伍禁忌。药物在不同的输液中,其降解速率不同,降解的产物可能是无活性的,也可能改变治疗效果甚至产生不良反应。已经明确的药物与输液的配伍禁忌见表 6-4。

表 6-4 药物与输液的配伍禁忌

输液	配伍禁忌药物
氨基酸溶液	不得添加任何药物
脂肪乳溶液	不得添加任何药物
血液	不得添加任何药物
葡萄糖注射液	巴比妥类、维生素 B_{12}、卡那霉素、新生霉素
氯化钠溶液	两性霉素
复方氯化钠溶液	两性霉素、四环素、促皮质激素、间羟胺、去甲肾上腺素
碳酸氢钠溶液	促皮质激素、普鲁卡因、胰岛素、链霉素

两种药物同时加入同一输液中,会发生药物相互作用,进而改变药物作用强度或作用性质,如第三代头孢类药物头孢曲松钠与红霉素、氯丙嗪、B 族维生素、维生素 C 等合用时会出现浑浊,应避免配伍使用。

二、药物与容器的相互作用

静脉输液装置包括输液容器、输液管、注射器和滤器等，多由聚氯乙烯材料制成。这种材料对药物具有一定的吸附作用，如对脂溶性高的药物（如硝酸甘油、地西泮、利多卡因、硫喷妥钠等）具有较大的影响；对水溶性高的药物影响较小，可以忽略不计。

三、药物与赋形剂的相互作用

固体剂型中，药物可与赋形剂产生相互作用，使药物的生物利用度因赋形剂的不同而发生变动。20 世纪 60 年代澳大利亚的科研人员发现，服用苯妥英钠治疗癫痫的部分患者出现了共济失调、复视及精神障碍等苯妥英钠中毒症状，原因是片剂里面的赋形剂发生改变，提高了药物的生物利用度。

第五节　药物相互作用的预测

一、药物相互作用的预测意义

随着疾病谱的不断变化及新药的不断上市和老药新作用的发现，在临床上联合应用药物的机会大大增加，情况也越来越复杂。多种药物联合应用既可产生临床期望的药理效应，又会产生临床不期望的危害反应。因此，正确掌握各种药物性能、合理地联合应用药物一直是医药工作者需要解决的重要问题。进行药物相互作用的预测研究在一定程度上可以节约医疗经费和医疗资源，完成人体不能进行的药物相互作用试验，对指导临床用药具有重要意义。

二、药物相互作用的测定方法

药动学方面的药物相互作用研究，主要采用酶反应法、紫外光谱法、高效液相色谱法、气质联用仪、液质联用仪以及核磁共振等。药效学方面的药物相互作用研究主要采用模型、血常规、生化、免疫组化法、MTT 法、流式细胞仪以及微生物培养法等，在酶活性和分子水平上进行研究。在研究的程序上，先进行体外试验发现，后进行体内试验证实；体内试验先用动物后用人；动物试验应该从小动物开始，然后用大动物进行研究。体外试验一般只预测相互作用的可能性。体内试验以人的试验为准。因为动物与人的种属不同，所以动物试验的结果只能作为参考。

三、药物相互作用的预测方法

（一）体外筛查方法

利用体外评估方法预测药物相互作用的情况已成为候选药物开发研究的一种有效方法。体外临床前研究多采用试验动物筛查药物相互作用，但是试验动物与人在种属上存在较大差异，尤其在药物代谢途径方面，其结果与临床实际结果有较大差异。目前研究体外药物代谢较为成熟的工具如肝微粒体、肝细胞、肝组织薄片和重组人肝药酶等，可用于评估候选药物能否影响与其合用药物的代谢。

（二）根据体外代谢数据预测临床药动学相互作用

利用体外代谢数据构建数学模型是定量预测新药可能引起的药物相互作用的有效方法。应用 $[I]/K_i$ 预测体内药物的相互作用是较为简化的方法之一，其中 $[I]$ 为给予最大剂量后的血药浓度，K_i 为体外试验中抑制剂的解离常数。比值小于 0.1，提示药物相互作用的风险低，免做体内相互作用试验；比值大于 0.1，同时小于 1，提示药物相互作用风险较低，但推荐做体内相互作用试验；比值大于 1，提示药物相互作用的风险很高，必须做体内相互作用试验。目前该方法主要用于严重不良药物相互作用的预测，以排除假阴性结果，最大限度地预测新药开发阶段的药物相互作用。

（三）患者个体的药物相互作用预测

1. 根据药物的特性进行预测

对于临床医生而言，熟悉药物的药动学和药效学特性对预测药物相互作用十分重要。临床上发生不良相互作用的药物几乎均是药效强、量效曲线陡的药物，这些药物的安全范围小，药物的相互作用易使其中一种药物的血药浓度处于治疗窗之外，导致疗效改变或出现毒性反应。临床医生应该熟悉常见的影响肝药酶活性的药物，包括各种肝药酶亚型的主要底物、抑制剂和诱导剂等。

2. 根据患者个体间的差异进行预测

临床上的不同个体对同一种药物治疗方案的反应性存在较大的差异，这可能与遗传、年龄、营养状态、疾病状态等因素相关。在众多影响因素中，遗传在药物反应异质性方面发挥了重要的作用。不同的个体之间，其基因组序列有 99.9% 都是相同的，只有 0.1% 的序列是不同的，但是就是这千分之一的序列差异导致了不同个体对药物反应性的差异。基因多态性是一个比较新的概念，具体表现为药物代谢酶多态性、药物转运体多态性、药物作用受体多态性等，影响了药物的药理效应。因此，在了解患者基因型的基础上，根据每一名患者对药物的处理能力和对药物的反应能力制订给药方案，将会降低药物不良相互作用的发生概率。

知识拓展 6-1　　　　知识拓展 6-2

练习题

一、名词解释
1. 药物相互作用　　2. 增强作用

二、简答题
简要叙述药物相互作用的类型有哪些。

在线自测

第七章

药物不良反应与药源性疾病

学习要求

掌握：
1. 药物不良反应的概念、分类、影响因素和处理原则。
2. A 型不良反应的特点。
3. 药源性疾病的概念、分类和处理原则。

了解：
1. 药物警戒的主要工作内容。
2. 药物监测的作用及监测的方法。

知识导图

学习园地

《千手观音》背后的药物不良反应

在 2006 年的中央电视台春节联欢晚会上，21 位聋哑演员为全国观众奉献了一支美轮美奂的舞蹈《千手观音》。这 21 位聋哑演员在舞台上尽情挥洒，优雅的舞姿和坚韧的精神震撼着全中国。

由于我国药品监测起步较晚，药物不良反应事件的统计并不完全。1990 年的统计资料显示，我国的聋哑儿有 180 余万人，药物所致占 60%，约 100 万人，并以每年 2 万~4 万人的速度递增。在这些引起不可逆耳聋的药物中，庆大霉素、链霉素等药物最为突出。中国残疾人艺术团有 18 位聋哑演员都是因为药物致聋。在这 18 位聋哑演员中，绝大部分是在两岁前后，因为发烧时使用抗生素而导致耳聋。中国残疾人艺术团演员姜某小时候发高烧，体温超过 39 ℃，妈妈带其去医院打针，因药物过敏导致了耳聋。中国残疾人艺术团演员刘某是在一岁半时因庆大霉素致聋的。

【学习思考】

药学专业的学生要做到以下两点：第一，牢记药物的治疗作用和不良反应，在临床治疗过程中，充分考虑药物有效治疗作用的同时，尽可能降低药物的不良反应，做到趋利避害。第二，培养审慎的临床药理学专业思维，牢记"安全、有效、经济、规范"的合理用药原则，养成首先关注药物的禁忌证、药物的不良反应与服药注意事项，在循证药学证据、相关临床疾病指南和药品说明书的指导下用药的习惯，为未来的职业生涯打下坚实的基础。

药物是一类特殊的活性物质，通过调节机体的生理功能、生化代谢及基因表达等过程产生药理效应。然而药物在防病治病的同时，也可对机体产生不利的影响，甚至引发多种药源性疾病。随着新药的不断涌现，药源性疾病的发生率逐年上升，其防治已成为全球共同关注的焦点。

第一节 药物不良反应概述

药物作用具有两重性。药物在防病治病的同时，还会对机体产生一定的损害。这种由药物引发的损害并非用药的目的。世界卫生组织国际药物监测合作中心对药物不良反应的定义是：正常剂量的药物用于人体作为预防、诊断、治疗疾病或调节生理功能用途时出现的有害的与用药目的无关的反应。该定义排除了有意的或意外的过量用药及用药不当引起的反应。我国《药品不良反应报告和监测管理办法》对药物不良反应的定义是：合格药物在正常剂量下出现的与用药目的无关的有害反应。由以上定义可以看出，药物不良反应是药物固有特性引起的，任何药物都可能引起不良反应。本节将详细介绍药物不良反应的分类、临床表现及影响因素。

一、药物不良反应的分类

药物不良反应的分类依据多种多样：可根据药物不良反应产生的快慢进行分类；可根据药物不良反应的临床表现程度进行分类；可根据药物不良反应与药物制剂是否相关进行分类；也可根据药物不良反应的性质进行分类。下面进行详细论述。

（一）根据药物不良反应产生的快慢进行分类

根据药物不良反应产生的快慢，可将药物不良反应分为急性药物不良反应、亚急性药物不良反应和潜伏性药物不良反应。

（1）急性药物不良反应：发生于用药后 1 h 以内的不良反应，包括常见的胃肠道反应、过敏性休克反应。

（2）亚急性药物不良反应：发生于用药后 1~24 h 的不良反应，包括血清病反应、皮疹等。

（3）潜伏性药物不良反应：发生于用药后 24 h 以上的不良反应，包括器官毒性和迟发性运动障碍。

（二）根据药物不良反应的临床表现程度进行分类

根据药物不良反应的临床表现程度，可将药物不良反应分为轻度不良反应、中度不良反应和重度不良反应。不同程度的药物不良反应在临床上的处理方法也不同。

（1）轻度不良反应：仅引起用药者轻度不适，不需要改变原有的治疗方案，也不需要临床上采取处理方案。

（2）中度不良反应：引起较为明显的临床表现，如恶心、呕吐、眩晕等，但不危及用药者的生命，通常需要改变治疗方案或住院进行积极的处理治疗。

（3）重度不良反应：可引起用药者严重的临床表现，如致残或致死，需改变临床治疗方案及住院进行治疗。

（三）根据药物不良反应与药物制剂是否相关进行分类

根据药物不良反应与药物制剂是否相关，可将药物不良反应分为 A 型不良反应、B 型不良反应、C 型不良反应、D 型不良反应和 E 型不良反应。

（1）A 型不良反应：与药物剂量有直接关系，是原有药理学作用的延伸，即由药物的药理作用增强而引起的不良反应，其程度与所用药物的剂量成正比，容易预测，故可以根据患者的耐受程度调整剂量而起到防治效果。

（2）B 型不良反应：与药物剂量无关，是较少见或不可预测的特殊反应，发生率低而病死率高。其发生可能是由遗传药理学变异引起，也可能为获得性药物变态反应。只发生于用药者首次接触药物时，因而难以预防。表 7-1 为 A 型和 B 型不良反应的特点。

表 7-1　A 型和 B 型不良反应的特点

指标	A 型不良反应	B 型不良反应
剂量相关与否	相关	不相关
反应性质	原有药理学作用的延伸	未知的反应
遗传相关与否	不相关	相关
发生率	高	低
病死率	低	高
防治	易于预防	难以预防

还有学者把这种分类系统拓展到 C 型、D 型和 E 型不良反应，分别用来描述"化学性的、迟发性的和治疗末反应"，但这种方法还没有被广泛接受。

（四）根据药物不良反应的性质进行分类

药物不良反应的性质多种多样。根据药物不良反应的性质，可将药物不良反应分为副反应、毒性反应、后遗效应、继发反应、特异质反应、过敏反应、三致反应和依赖性反应等。

（1）副反应：也称为副作用，是指在治疗剂量下出现的与用药目的无关的反应。多因药物的组织选择性低，作用于体内多种器官，产生多种效应，当某一效应用于治疗目的时，其他的效应就成了副反应。副反应可以预知、减轻，但不能避免，一般来说，其临床表现较轻微。

（2）毒性反应：由于患者的个体差异、病理状态或合用其他药物引起的机体组织对该药物的敏感性增加，在治疗量时造成某种功能性或器质性的机体损害，但不包括过量服用药物产生的毒性作用。毒性反应在性质和程度上都与副反应不同，对患者的危害性也较大。药理作用较强且治疗窗窄的药物容易引起毒性反应。此外，肝、肾功能不全患者，老年人，儿童等易发生毒性反应。少数人对药物过于敏感，在治疗量时也会出现此种反应。

（3）后遗效应：停药后血药浓度已降至最低有效浓度以下时残存的药理学效应。后遗效应持续时间可长可短，危害轻重不一。如体内抗生素低于最小杀菌或抑菌浓度时，依然存在的抗菌效应。

（4）继发反应：由药物的治疗作用引起的不良反应，又称为治疗矛盾，其不是药物本身的效应，而是药物治疗作用的间接结果。如长期口服广谱抗生素引起的假膜性肠炎，或白色念珠菌感染，或凝血功能障碍。

（5）特异质反应：也称为特异性反应，是由先天性遗传异常引起的。其特点为低剂量的药物可引起很高的敏感性，少数患者用药后发生与药物本身药理作用无关的有害反应。这些有害反应多是由机体内缺乏某种酶使药物在体内代谢受阻所致的反应。如葡萄糖-6-磷酸脱氢酶缺乏的患者服用具有氧化性的磺胺类、伯氨喹类药物时，可引起溶血性反应。

（6）过敏反应：也称为变态反应，常见于过敏体质的患者，多是由于药物或药物的代谢物作为半抗原与机体内的蛋白结合形成完全抗原，而引起机体产生异常的免疫应答反应，这种异常的免疫应答反应可造成组织损伤或生理功能紊乱。该反应只发生于少数患者身上，和药物已知作用的性质无关，和所用药物的剂量无关，且临床表现各异，不易预知，多发生于首次用药。临床常见的表现为皮疹、血管神经性水肿、过敏性休克、血清病综合征等。

（7）三致反应：属于慢性毒性反应范畴，包括致癌反应、致畸反应、致突变反应。

致癌反应指药物诱发恶性肿瘤的作用。人类80%~85%的恶性肿瘤为化学物质所诱发。有些药物长期服用后，可导致机体某些器官、组织及细胞的过度增生，形成良性或恶性肿瘤，这就是药物的致癌反应。致癌反应的出现往往有数年或数十年的潜伏期，且与药物剂量和用药时间有关。但由于致癌反应总的发生率较低，因此要确定恶性肿瘤与用药的因果关系往往需要进行大量长期的监测。

致畸反应是指药物影响胚胎发育而形成畸胎的作用。致畸反应取决于遗传和胚胎组织接触致畸原的时间、数量等多方面因素。药物是重要的致畸原之一，妊娠3~8周是药物致畸作用的敏感期，因此，此期内应避免使用药物。但是畸胎有一定的自然发生率，因果判断困难，一般通过估计危险度指导临床用药。

致突变反应是指药物可能引起细胞的遗传物质（DNA或染色体）异常，从而使遗传结构发生永久性改变，可能是致畸、致癌反应的原因。

（8）依赖性反应：药物与机体相互作用形成的一种精神状态，有时也包括身体状态，表现为一种强迫性使用或定期使用该药物的行为和其他反应，目的是要体验药物的精神效应，有时也是为了避免停药引起的不适。对药物的依赖性可分为精神依赖性（心理依赖性）和身体依赖性（生理依赖性）。凡是能引起人愉快的意识状态的药物都可引起精神依赖性。产生精神依赖的患者为了得到欣快感而不得不定期或连续使用某些药物。产生身体依赖的患者因反复使用某种药物而处于一种适应状态，停药后会产生戒断症状，使人非常痛苦，甚至危及生命。

二、药物不良反应的临床表现

随着大量新药的上市及其在临床上的广泛使用，药物不良反应的发生率逐年增加。其在临床上的表现多种多样，可表现为各个系统的损伤。

(1) 中枢神经系统临床表现。某些药物可能会对中枢神经系统产生一定的作用，如中枢抑制作用、中枢兴奋作用、共济失调作用、异常放电或终止放电作用等。

(2) 心血管系统临床表现。心血管系统的损伤主要表现为心律失常、血压升高或下降、有效循环血量减少、组织灌注不足。

(3) 血液系统临床表现。血液系统的损伤主要表现为凝血功能异常，包括血栓或出血。

(4) 消化系统临床表现。消化系统的损伤主要表现为消化道功能异常或消化道受损，如恶心、呕吐、腹泻、腹胀等消化道功能异常，或胃痛、反酸等消化道黏膜受损。

(5) 内分泌系统临床表现。内分泌系统的损伤主要表现为内分泌腺的分泌功能受损，如胰岛细胞受损而产生糖尿病、甲状腺细胞受损而产生甲状腺功能减退等。

(6) 呼吸系统临床表现。呼吸系统的损伤主要表现为呼吸肌受损或呼吸道黏膜细胞受损，如呼吸困难、窒息等。

(7) 造血系统临床表现。造血系统的损伤主要表现为骨髓造血功能降低或异常造血，如再生障碍性贫血、骨髓异常造血综合征及各种类型的白血病。

(8) 泌尿系统临床表现。泌尿系统的损伤主要表现为肾小球或肾小管的功能及结构受损，出现少尿、无尿、蛋白尿、管型尿等。

(9) 局部用药不良反应的临床表现。以局部注射给药为例，其主要的表现为局部疼痛、瘙痒或肿胀等。

三、药物不良反应的影响因素

药物不良反应是在药物与机体相互作用下产生的，其发生受药物、机体及其他方面因素的影响。

（一）药物方面的因素

药物的药理作用、药物中的杂质、药物的制剂工艺、药物的制剂及给药途径、药物相互作用等都会对药物不良反应产生影响。

1. 药物的药理作用

药物不良反应多是由药物本身的药理活性决定的。许多药物由于缺乏高度的组织选择性，在实现治疗目的的过程中，对一些无关正常的组织、器官也可产生影响。如抗恶性肿瘤药物在杀死肿瘤细胞的同时，也会杀死机体内的正常细胞。

> **案例思考7-1**
>
> 患者，女性，88岁，因心慌、胸闷、头晕、呕吐10天就诊。入院诊断为胆管结石伴胆管炎。输注注射用头孢哌酮钠他唑巴坦钠半小时后，患者突发全身皮肤瘙痒、皮疹、胸闷、晕厥、乏力、大汗等不适，被立即给予吸氧、心电监护，停止抗菌药物输注。心电监护提示：心率96次/分，血压80/50 mmHg，血氧饱和度90%。试分析出现上述情况的原因。
>
> 案例解析7-1

2. 药物中的杂质

由于生产技术的限制，药物在生产过程中常残留一部分可引起不良反应的中间产物。如在生产青霉素的过程中，可产生青霉噻唑酸和青霉烯酸，这两者是青霉素引起过敏性休克的"罪魁祸首"。此外，有些药物本身化学稳定性差，储存过程中有效成分分解生成的有毒物质也会对机体产生不良影响。

3. 药物的制剂工艺

药物的制剂工艺可影响药物的生物利用度，如苯妥英钠的赋形剂为碳酸钙，两者形成的可溶性复合盐可减少苯妥英钠的吸收；如将碳酸钙改为乳糖，苯妥英钠的吸收率可增加 20%~30%。

4. 药物的制剂及给药途径

前面已经介绍过，A 型不良反应的发生与用药剂量有关，剂量过大可能使其不良反应发生率增加。同一药物的不同剂型会导致药物的吸收产生差异，进而引起不同的不良反应。

5. 药物相互作用

联合应用两种或两种以上药物时，由于药物的相互作用，可产生不良反应，这种不良反应是单独应用一种药物时所没有的，或者是不能单独应用一种药物来解释的。这种不良反应的发生率随着合并用药种类的增多而增加，严重时可危及生命。

案例思考7-2

患者，女性，76 岁，因右大腿骨颈部骨折住院，服用缓释氨茶碱（600 mg/d）治疗慢性阻塞性肺疾病。开始服用缓释氨茶碱后第 5 天进行治疗骨折的手术，术后开始使用华法林，肝、肾功能无异常。给予氨茶碱第 7 天和第 8 天后，患者氨茶碱的血药浓度（次回用药前 1 h 的值）分别为 18.6 μg/ml 和 16.6 μg/ml。第 12 天，患者出现胸痛、全身疲劳和食欲缺乏，检查发现环丙沙星敏感菌铜绿假单胞菌 >100 000 CFU/ml，于是开始服用环丙沙星（1 000 mg/d）。合并用药 4 天后，患者出现无反应、低血压，引起呼吸停止而死亡。最后一次给药后 13 h，患者氨茶碱的血药浓度为 31.0 μg/ml。试分析出现上述情况的原因。

案例解析 7-2

（二）机体方面的因素

机体方面的因素包括种族和民族、性别、年龄、个体差异及患者的病理状态。

1. 种族和民族

有些药物不良反应发生率在不同种族、民族用药者身上的情况存在差异。例如，某些药物进入人体内需要经过乙酰化代谢，乙酰化代谢过程可分为快代谢型和慢代谢型。抗结核药物异烟肼在体内需经过乙酰化代谢，故根据患者代谢异烟肼的速率差异可将其分为快代谢者和慢代谢者。慢代谢者由于肝脏中 N-乙酰转移酶含量不足或缺乏，服用相同剂量的异烟肼时，其血药浓度比快代谢者高，可导致体内维生素 B_6 缺乏，引起周围性神经炎，而快代谢者则易发生药物性肝损伤或肝坏死。

2. 性别

一般来说，女性对药物不良反应的敏感性较男性高。如氯霉素引起的再生障碍性贫血和保泰松引起的粒细胞缺乏症，女性的发生率分别约为男性的 2 倍和 3 倍。但也有药物的不良反应男性发生率高于女性，如药物性皮炎。女性在妊娠期、哺乳期用药时，药物可进入胎儿或乳儿体内，导致胎儿或乳儿损伤。

3. 年龄

不同年龄阶段的人用药时其不良反应发生率存在较大的差异。婴幼儿脏器发育不全，肝脏代谢药物速度慢，肾脏排泄功能差，药物易通过血脑屏障，故不良反应发生率明显提高。老年人由于存在不同程度的脏器退化，药物代谢速度慢，血浆蛋白含量低，故药物不良反应发生率也较高。

4. 个体差异

由于药物代谢酶多态性存在差异，不同个体对药物的反应性不同。同样剂量的药物，有的患者达不到治疗效果，有的患者则出现毒性反应。

5. 患者的病理状态

患者的病理状态能影响药物不良反应的临床表现。例如，有中耳炎病史的患者，即使使用小剂量氨基糖苷类抗生素也能引起听觉神经的损伤；有胃黏膜慢性炎症的患者，即使使用低剂量的非甾体抗炎药阿司匹林，也能引起消化道溃疡或消化道出血。此外，病理状态也能影响药物的 ADME 过程，进而影响药物的效应和不良反应的发生率。例如，肝功能不全患者多种肝药酶的代谢活性及首关效应下降，当应用镇痛药、利尿药或降糖药时易发生不良反应；肾功能不全时，一些药物的排泄量下降，半衰期延长，易诱发药物的不良反应。

（三）其他方面的因素

物理化学因素也可诱发药物的不良反应。环境中的铅、汞、苯、臭氧、粉尘，以及空间中的射线、电磁波等物理化学因素，都可以影响药物在人体内的吸收、代谢或排泄过程，进而影响药物疗效和诱发不良反应。富含脂肪的食物能增加机体对脂溶性药物的吸收，使药物在较短的时间内达到较高的血药浓度；长期低蛋白饮食，可导致肝脏微粒体酶活性下降，药物代谢速率减慢，容易引起不良反应；富含酪胺的食物，如奶酪、啤酒、鸡肝等促进去甲肾上腺素神经递质的释放，引起血压增高；长期大量饮酒可损伤肝细胞，导致肝硬化，降低肝药酶的活性，减慢药物代谢，增加不良反应发生率；吸烟能使外周血管收缩，血压升高，影响药物的吸收速率。

综上所述，药物不良反应的影响因素众多。要以科学、严谨的态度认识药物不良反应，积极监测和报告药物不良反应，尽量减少药物不良反应的发生，保障患者的用药安全。

> **案例思考7-3**
>
> 患者，男性，29岁，临床诊断为过敏性鼻炎。服用特非那定，每日2次，治疗过敏性鼻炎1年以上。某日患者饮用2杯葡萄汁后，去锄草，中途感觉不适，回家休息，午后死亡。根据尸检结果，特非那定的血药浓度显著升高到35 ng/ml，考虑死亡原因为特非那定所致致死性心律不齐。试分析出现上述情况的原因。
>
> 案例解析7-3

第二节 药物不良反应监测和报告

药物不良反应监测和报告是指药物不良反应的发现、报告、评价和控制的过程。世界卫生组织于1968年制订了一项国际药物监测合作实验计划并建立了国际药物监测合作中心，其作用是收集和交流药物不良反应报告，制定药物不良反应报表、药物目录及药物不良反应术语，发展计算机报告管理系统。我国的药物不良反应监测工作始于20世纪80年代，近年来药物不良反应监测和报告体系正在逐步完善。

一、药物不良反应监测机构

药物不良反应监测机构可分为三个级别，即国家药物不良反应监测机构、省（自治区、直辖市）药物不良反应监测机构及设区的市级以及县级药物不良反应监测机构。

1. 国家药物不良反应监测机构

国家药物不良反应监测机构在国家药物监督管理部门的领导下，负责全国药物不良反应监测和报告的技术工作：承担国家药物不良反应监测和报告资料的收集、评价、反馈和上报，以及全国药物不良反应监测信息网络的建设和维护；组织开展严重药物不良反应的调查和评价，协助药物监督管理部门和卫生行政部门开展药物群体不良事件的调查；制定药物不良反应监测和报告的技术标准和规范，对地方各级药物不良反应监测机构进行技术指导；负责对药物生产企业开展的重点监测进行监督、检查，并对监测报告进行技术评价；发布药物不良反应警示信息；承担药物不良反应监测和报告的宣传、培训、研究和国际交流工作。

2. 省（自治区、直辖市）药物不良反应监测机构

省（自治区、直辖市）药物不良反应监测机构在省（自治区、直辖市）药物监督管理部门领导和国家药物不良反应监测机构的业务指导下，负责本行政区域内药物不良反应监测和报告的技术工作：承担本行政区域内药物不良反应监测和报告资料的收集、评价、反馈和上报，以及药物不良反应监测信息网络的维护和管理；组织开展本行政区域内严重药物不良反应的调查和评价，协助药物监督管理部门和卫生行政部门开展药物群体不良事件的调查；对设区的市级以及县级药物不良反应监测结构进行技术指导；负责对药物生产企业开展的重点监测进行监督、检查，并对监测报告进行技术评价；组织开展本行政区域内药物不良反应

监测和报告的宣传、培训工作。

3. 设区的市级以及县级药物不良反应监测机构

设区的市级以及县级药物不良反应监测机构在同级药物监督管理部门领导和上级药物不良反应监测机构的业务指导下，负责本行政区域内药物不良反应监测和报告资料的收集、核实、评价、反馈和上报；开展本行政区域内严重药物不良反应的调查和评价；协助药物监督管理部门和卫生行政部门开展药物群体不良事件的调查；对药物生产、经营、使用单位开展药物的不良反应报告与监测工作进行技术指导；组织并开展本行政区域内药物不良反应监测工作的宣传普及和教育培训工作。

二、药物不良反应监测方法

要科学有效地开展药物不良反应监测工作，必须首先掌握药物不良反应监测的方法。常见的方法有自愿报告制度、处方事件监测、医院集中监测、药物流行病学研究、计算机监测。

1. 自愿报告制度

在 20 世纪 60 年代初爆发的"反应停事件"后，很多国家的药物监督管理部门建立了药物不良反应自愿报告制度，收集药物不良反应。此制度是以医生报告在行医过程中观察到的可疑药物不良反应为基础，少数国家，除了临床医生，卫生保健人员、患者等也能对药物不良反应进行报告。自愿报告制度能够识别常见的不良反应，也能确定上市前临床试验中不能确定的及罕见的不良反应。与队列研究等上市后研究相比，它是收集药物不良反应最经济的方法。目前，自愿报告制度被各国广泛采用，其优点是不分新药、老药，不管上市时间长短，不论常见药物还是罕见药物，其不良反应都能被监测。缺点是报告率低，漏报率高，随意性大，新药不良反应报告多，老药不良反应报告少，难以确定因果关系，无法计算不良反应的发生率等。

2. 处方事件监测

"反应停事件"后，英国统计学家 David Finney 于 1965 年提出处方事件监测，并于 1982 年在英国正式实施。其目的是对新上市药物进行主动监测，以弥补自愿报告制度的不足。方法是收集新上市药物的若干个处方，然后要求医生填写问卷，回答有关患者的一系列问题，包括任何新的诊断、任何原因的就医或住院、任何可疑的药物反应或任何需要记入病历的主诉等。其优点在于：可迅速从开出处方的医生处获得信息；由于该方法属于非干预性研究，对医生处方习惯、处方药物无任何影响；对所发生的药物不良反应高度敏感；基于人群资料，无外源性选择偏倚；可监测潜伏期较长的不良反应。但是此种方法也具有一定的局限性，如治疗分配无系统性随机，故随机临床研究中资料处理的统计方法不适用；该方法的可信性取决于医生问卷的回收率。

3. 医院集中监测

医院集中监测是指在一定的时间、一定的范围内对某一医院或某一地区所发生的药物不良反应及药物利用情况进行详细记录，探讨药物不良反应的发生规律。此种监测既可以针对某种疾病患者，也可以针对某种药物。其中药物重点监测是指为进一步了解药物的临床使用和不良反应发生情况，研究不良反应的发生特征、严重程度、发生率等而开展的药物安全性监测活动。其优点是资料详尽，数据准确可靠，能够计算出药物不良反应的相对发生率，探讨其危险因素。缺点是监测过程有一定的局限性，得出的数据代表性差，缺乏连续性，且费用较高，故其应用受到了一定的限制。

4. 药物流行病学研究

采用自愿报告制度虽然能够及时、广泛地收集大量药物不良反应信息，但是绝大多数因果关系难以确定，同时缺乏同一时期用药人数的确切数据，因而计算药物不良反应发生率较为困难。在此种情况下，科学家们纷纷利用流行病学的原理和方法，对一些可疑的药物不良反应进行深入的调查研究，从而明确了药物与不良反应之间的因果关系，并可计算不良反应发生率，为政府药物监督管理部门进行药物决策提供了科学依据。常用的方法有病例对照研究、队列研究等。其优点是可以判断出药物和不良反应之间的关联强度，计算出药物不良反应发生率。缺点是花费较高，需要大型的数据库支持。

5. 计算机监测

计算机监测通常是指用计算机收集、储存、处理与可疑药物不良反应有关的患者的临床信息、实验室检查、用药情况或提出一些警告性的信号，再由专业人员对计算机筛选的药物不良事件进行分析、评价，最后确定其是否为药物不良反应。该方法可以借助数据库技术，把患者分散的实验室检查、诊断、用药、剂量、不良反应、收费记录及其他信息如年龄、性别、民族等，通过患者唯一的确认号码联结起来，通过分析，发现与药物有关的不良反应事件。这种方法充分利用数据库技术和现有的医疗信息资源，高效率地获取药物不良反应监测所需的数据，而且不干扰正常的医疗活动；能进行大样本、长时间、各种设计类型的研究；代表了高效率进行药物流行病学研究的方向。其缺点是前期工作量大，需多部门协作，组织实施复杂。

第三节 药物不良反应因果关系评定

药物不良反应因果关系评定是药物安全性监测管理中一项十分重要而复杂的工作。报告药物不良反应，应对药物不良反应发生的因果关系进行分析研究，以确定其发生是由所用药物引起的，还是由疾病变化、药物使用不当等其他因素引起的。药物不良反应因果关系评定主要涵盖两方面内容：药物不良反应因果关系评定依据和药物不良反应因果关系评定方法。

一、药物不良反应因果关系评定依据

药物不良反应因果关系评定依据主要涵盖五个方面：时间相关性、文献合理性、撤药结果、再次用药结果和影响因素甄别。

1. 时间相关性

时间相关性是指用药和药物不良反应的出现之间有无合理的时间关系。评价时间相关性时，应该详细询问患者发生不良反应前后的用药情况，确定不良反应是在用药期间发生的，还是在使用该药前就已经存在的，并判断不良反应出现的时间是否符合药物反应潜伏期的

长短。

2. 文献合理性

文献合理性是指药物不良反应因果关系与现有资料是否一致，即从其他相关文献中已知的观点看因果关系的合理性。在查阅是否有类似报道时，要注意文献的来源，只有来源于专业学术刊物或出版物的资料才有一定的可信度。要去伪存真。报纸、电视及网络等也会有大量相关报道，但不可用于学术研究和临床工作。单纯依赖说明书或者大型教科书会遗漏许多近年来新发表的资料。如果以往曾经有所用药物不良反应的报道和综述，则有因果关系存在的可能性；如果以往没有报道，那么要进行更详细的研究，确定是否属于新发生或新发现的不良反应，并寻找可能的发生原因及药理学基础，以便解释和确定其相关性。

3. 撤药结果

药物不良反应一经发生，通常采取停药并实施对症治疗措施。如果在停药后，药物不良反应临床症状得到缓解或根除，则可以认为药物与不良反应之间存在因果关系的可能性较大。但需要注意以下可能的三种情况：

（1）未采取措施就改善。此种情况看来不像是药物引起的，但是应考虑是否出现了耐受性。

（2）采取措施后症状得到改善。此时应考虑是采取这些措施的结果，还是病理变化的结果。

（3）采取措施后未得到改善。此时应考虑有些药物不良反应是不可逆的损害。

4. 再次用药结果

药物不良反应产生后，通过停药、对症治疗，临床症状消失，再次用药后又出现相同的症状，停药后症状再次消失，则以前确定的因果关系再次得到证实，可以认为二者之间确实存在因果关系。但是需要注意的是：

（1）对于严重的不良反应，实施再暴露用药从伦理上来说是不能被接受的。

（2）再次用药应根据药物的动力学参数，待药物在体内完全消除后再进行，即中断用药时间必须长于该药物不良反应完全消失所需要的时间。

（3）同时中断使用两种药物，再暴露使用其中某一种药物时，如果反应结果是阴性，不能据此认为该不良反应是由另一种药物引起的。

5. 影响因素甄别

影响因素甄别是判明药物不良反应是否与合用药物的作用、患者病情进展和其他治疗措施相关。宜详细询问病史，寻找是否存在影响或干扰这种因果关系的其他因素，如饮食因素、环境因素、实验室检验因素等。需要注意不良反应是否是同时应用的其他药物所致的不良反应，是否是几种药物联合应用所致的药物不良相互作用，是否由原患疾病或并发症引起，是否有其他治疗方法以及患者的心理作用的影响等。

上述五条依据逐一确定后，可综合各种联系确定因果关系，完成报告。

二、药物不良反应因果关系评定方法

药物不良反应因果关系评定是药物不良反应监测中最关键、也是最困难的工作，至今仍无统一的国际性的评定标准。药物不良反应因果关系评定方法大体上可分为微观评定和宏观评定。微观评定是指具体的某一不良反应事件与药物之间的因果关系的判断，即个案因果关系判断；宏观评定是指通过运用流行病学的研究手段和方法来验证或驳斥某一不良反应事件与药物之间的因果关系的假说。

1. 微观评定

目前，Karch 和 Lasagna 评定方法被各种评定方法引为基本准则，该法将因果关系的关联度分为肯定、很可能、可能、可疑、不可能 5 级。1989 年，我国卫生部药品不良反应监察中心成立，其推荐的评分法依据对以下 5 个问题的回答：

（1）开始用药的时间和不良反应出现的时间有无合理的先后关系；

（2）所怀疑的不良反应是否符合该药物已知不良反应的类型；

（3）所怀疑的不良反应是否可用合并用药的作用、患者的临床状态或其他疗法的影响来解释；

（4）减量后或停药后，不良反应是否减轻或消失；

（5）再次接触可疑药物后是否再次出现同样的不良反应。一般参照表 7-2 进行判断。

表 7-2　因果关系等级评定

等级	1	2	3	4	5
肯定	+	+	-	+	+
很可能	+	+	-	+	?
可能	+	+	±	±	?
可疑	+	-	±	±	?
不可能	-	-	+	-	-

注：+ 表示肯定；- 表示否定；± 表示难以肯定或否定；? 表示情况不明。

1999 年，国家药品不良反应监测中心所采用的因果关系评定方法即在上述方法的基础上发展而来，其评定等级分为肯定、很可能、可能、可能无关、待评价和无法评价。目前采用计分推算法（Naranjo 法）来评定药物不良反应因果关系，按表 7-3 的回答计分。

表 7-3　计分推算法（Naranjo 法）评定因果关系等级

项目	是	否	不知道
1. 该不良反应以前是否已有报告	+1	0	0
2. 不良反应是否在使用可疑药物后出现	+2	-1	0
3. 当可疑药物停用，使用特异性对抗剂后不良反应是否改善	+1	-1	0
4. 再次使用可疑药物，不良反应是否再次出现	+2	-1	0
5. 不良反应是否由药物之外的其他原因引起	-1	+2	0

续表

项目	是	否	不知道
6. 给予安慰剂后这种不良反应是否再次出现	-1	+1	0
7. 血中及其他体液中药物浓度是否为已知的中毒浓度	+1	0	0
8. 增大药物剂量不良反应是否加重，减少药物剂量不良反应是否减轻	+1	0	0
9. 患者曾用过相同或类似的药物，是否也有相同或相似的不良反应	+1	0	0
10. 该不良反应是否有客观检查予以确认	+1	0	0

注：总分≥9，肯定有关；总分5~8分，很可能有关；总分1~4分，可能有关；总分≤0，可疑。

此外，贝叶斯不良反应法和非规则方法也可用于评定因果关系。前者用于评定不良反应事件中可疑药物引起的概率相对其他因素引起概率的大小，但由于此法操作难度较大，常规工作中难以被采纳或接受；后者是一种临床药理学专家凭经验和临床判断对可疑不良反应作出因果评定的方法，这种方法应用广泛，但效果不理想。

2. 宏观评定

宏观评定又称为数据集中后评定，即收到一批同类报表后，经系统研究和分析统一进行评定。宏观评定可分为三期。

（1）信号出现期：从不良反应潜伏期到发现疑问。

（2）信号加强期：数据积累加速；对药物不良反应监测有重要意义；微弱的信号发展成强烈的疑问；在本期的末尾，将出现对数据的基本估计，即针对该药的药政管理措施的出台或医学刊物有关文章的发表。

（3）信号评定期：大量信号产生、需对该药物采取相应措施的时期，即不良反应可被确认、解释与定量的时期，也可以说是信号检验期或随访期。一般需进行深入研究。

药物不良反应因果关系宏观评定涉及的流行病学专业知识和数据统计分析知识较多，在相关的学科中有更加详细深入的介绍，此处不再赘述。

第四节 药源性疾病

药源性疾病（drug induced disease，DID）又称为药物诱发性疾病，是医源性疾病的主要组成部分，是指人们在应用药物预防、诊断及治疗疾病时，药物作为致病原因导致机体组织器官发生功能性或器质性损害，引起生理生化功能紊乱和组织结构变化的不良反应，由此产生各种体征和临床症状的疾病，一般不包括药物过量所致的急性中毒。机体内各种组织器官都可作为损伤的对象，从而发生特异损伤的临床表现，如泌尿系统常常是药物损伤的靶器官，临床上可表现为药源性肾小球肾炎、肾病综合征、急性肾小管坏死和急性肾衰竭等；循环系统损伤临床上可表现为各种心律失常和血压异常；血液系统损伤临床上可表现为出血、血栓或骨髓造血功能异常。

一、药源性疾病的分类

目前,药源性疾病还没有统一的分类标准,较多的是按照病理学、给药剂量及用药方法、药理作用及致病机制、病因学、量效关系进行分类。下面主要介绍前三种分类方法。

1. 按病理学分类

按病理学分类,可将药源性疾病分为功能性改变的药源性疾病和器质性改变的药源性疾病。前者指药物仅仅引起人体器官或组织功能的改变,这种变化多数为暂时性的,停药后能迅速恢复正常,无病理组织变化;后者有组织病理变化,停药后难以完全恢复。

2. 按给药剂量及用药方法分类

(1) 剂量相关的药源性疾病:常与药物毒性和给药剂量有关,可以预测和逆转,也可以称为 A 型药源性疾病。

(2) 剂量无关的药源性疾病:此类反应一般难以预测和逆转,包括过敏反应、免疫学反应和药物遗传学反应等,也可以称为 B 型药源性疾病。

(3) 与用药方法有关的反应:包括长期用药骤然停药所致的反跳现象;联合用药时停用或改用具有酶促、酶抑制、蛋白结合率高及药理作用强烈的药物所致的反应。此外,给药途径不当也可导致药源性疾病或死亡,如泛影葡萄糖椎管造影可引起死亡。

3. 按药理作用及致病机制分类

(1) 由药物的药理作用增强或毒副作用所致的药源性疾病。

(2) 与正常药理作用完全无关,主要由药物的异常性及患者的异常性所致的意外特异性药源性疾病。

(3) 由药物相互作用所致的药源性疾病。

(4) 由药物杂质、异常性及污染所致的药源性疾病。

二、诱发药源性疾病的因素

药源性疾病的发生既与患者本身的特异质、年龄、性别、饮食习惯等因素有关,又与药物质量、给药剂量和疗程等因素有关,但从许多统计资料来看,不合理用药和机体易感性是诱发药源性疾病的两大重要因素。

1. 不合理用药

由于正常用药情况下尚可引起药物不良反应,不合理用药更易导致药物对机体的损害。我国的不合理用药情况比较严重,主要表现为违反用药禁忌证、选药不当、用法不合理、配伍错误等。临床上不合理用药主要表现为:

(1) 不了解患者的用药史,如药物过敏史、遗传缺陷、家族史,随意给患者用药,可引起变态反应或其他不良反应。

(2) 联合应用药物时,忽略药物间的相互作用。

(3) 不注意患者原有疾病及机体重要脏器的病理基础,给予对重要脏器有损害的药物,加剧原有疾病的恶变,造成药源性疾病。

(4) 无明确治疗目的地用药,不了解药物的药理特点,造成不应有的药物反应。

（5）患者未经医师许可擅自用药，加大剂量或多种药物联合应用。

（6）用药时间过长，剂量偏大，因药物蓄积导致药物中毒。

（7）对老年患者、体弱患者或幼儿未做适当的剂量调整，导致药物过量或中毒。

（8）用药方法和剂量选择不当，引起过敏反应。

（9）经济利益驱使处方者用药面较小或过杂，未考虑用药者的利益。

2. 机体易感性

药物对不同机体引起的损伤存在较大的差异，这主要与机体对药物损伤的易感性相关。常见的机体易感性包括患者的年龄、性别、遗传、基础疾病、过敏体质和生活方式。

（1）年龄。前面已经介绍过，婴幼儿肝、肾功能发育不完善，对药物的代谢和排泄能力不足，血浆蛋白的含量较低，导致血浆中游离型药物浓度较高，容易产生药源性疾病。老年人肝、肾功能逐渐减退，导致药物在体内的消除较慢，药物血浆半衰期延长，且其身体脂肪比例高，导致脂溶性药物表观分布容积增大，易使药物蓄积在体内产生毒性损伤，而水溶性药物表观分布容积减小，血药浓度过高，易中毒。

（2）性别。女性的生理特点与男性不同，存在妊娠期、哺乳期、月经期和分娩期。在月经期或分娩期使用泻药或刺激较强的药物时，会出现月经过多、流产或早产的危险。常规剂量的避孕药和地西泮在月经期服用，会产生较强的药理作用。女性服用避孕药时，对其他药物代谢有时有显著影响，会延长合用药物的半衰期。

（3）遗传。药物引起的药源性疾病在个体间具有显著差异，这种差异可能与遗传相关。如日本人多为异烟肼的快乙酰化者，使用异烟肼时容易产生肝损伤；英国人多为异烟肼的慢乙酰化者，使用异烟肼时容易出现周围性神经炎。

（4）基础疾病。基础疾病可改变药物对机体的作用，同时改变机体对药物的处理过程，如慢性肝病、肾病患者，由于药物的消除速率降低，血药浓度升高，半衰期延长，容易产生药源性疾病。

（5）过敏体质。药物的过敏反应与药物原有的药理作用无关，是人体对药物发生的异常免疫反应，临床上表现为单一系统或多系统损害。不同体质的人药物过敏反应的发生率存在较大差异。过敏体质的人使用具有抗原性的药物时特别容易产生过敏反应。过敏反应临床表现程度不一，可以表现为皮疹、药物热、支气管哮喘及过敏性休克等。

（6）生活方式。饮酒、吸烟等不良生活方式可能对药源性疾病产生影响。如饮酒可诱导肝药酶的合成或增强肝药酶活性，加速药物的代谢速率，降低其临床疗效，并诱发药源性疾病。

三、药源性疾病的诊断和治疗

临床上诊断药源性疾病时一定要考虑药物与疾病的相关性，并且需要多方面依据来支持。一旦诊断为药源性疾病，就应立即停药，并积极采用对症治疗或特异性的药理学拮抗药。

1. 药源性疾病的诊断依据

（1）追溯用药史。诊断药源性疾病时，除了认真仔细询问病情外，也应详细了解患者的用药史，这是诊断药源性疾病不可缺少的步骤。

（2）确定用药时间、用药剂量与疾病临床症状的关系。药源性疾病发生的快慢因所用药物而异。如青霉素致过敏性休克常常发生在用药后较短的时间里；药物引起的药源性肝炎大约在用药后1个月出现。因而可根据发病的时间推断诱发药源性疾病的药物。有些药源性疾病的病情随剂量的变化而变化，剂量加大时临床症状加重，剂量减少时临床症状减轻。故可根据临床症状随用药剂量增减而加重或减轻的规律判断致病药物。

（3）询问药物过敏史和家族史。特异体质的患者可能对多种药物产生不良反应，甚至家族成员也曾发生过同样的不良反应。了解患者的药物过敏史和家族史对临床诊断药源性疾病很有帮助。

（4）排除药物以外的可能引起药源性疾病的因素。只有排除原发病、并发症、继发症、患者的营养状态以及环境等因素的影响后，才能确诊药源性疾病。

（5）致病药物的确定。诊断药源性疾病时需要确认导致疾病的药物。可根据用药顺序确定最可疑的药物，然后有意识地停用最可疑的药物或引起药物相互作用的药物，根据停药后症状的变化情况，确定药源性疾病的致病药物。

（6）必要的实验室检查。依据药源性疾病的临床特征，对患者进行嗜酸性粒细胞计数、皮试、致敏药的免疫学检查、TDM或激发试验等；根据病情检查患者受损器官系统及其受损程度，如体格检查、器官系统的功能检查及生化、心电图及影像学检查。

（7）流行病学调查。有些药源性疾病只有通过流行病学调查方能确诊，如霍乱患者使用庆大霉素后出现急性肾衰竭，由于霍乱本身容易导致肾衰竭，所以难以确定肾衰竭是否和庆大霉素有关。流行病学调查显示，使用过庆大霉素的患者肾衰竭的发病率是未用患者的5倍，从而确定了霍乱患者使用庆大霉素可导致急性肾衰竭。

2. 药源性疾病的治疗

（1）停用致病药物。致病药物是药源性疾病发生的根本原因，因此，治疗时首先考虑停用致病药物。停药后多数药源性疾病能够自愈或缓解，但有些药源性疾病停药后不一定能立即恢复，有些损伤甚至是不可逆的。对器质性损伤的治疗按相应疾病的常规方法处理。

（2）排出致病药物。停止用药只是终止致病药物继续进入体内，但体内的致病药物仍在产生组织损伤。为了排出体内这部分药物，临床上可采用输液、利尿、导泻、洗胃、催吐、吸附和血液透析等办法，加速残留药物的排出，彻底清除病因。

（3）应用药理学拮抗药对抗致病药物。有些致病药物的作用可被另外一些药物所抵消，如肝素过量应用时会出现出血这种药源性疾病，此时应用硫酸鱼精蛋白能够对抗肝素的功能，从而发挥止血的作用。若有拮抗药存在，可及时使用拮抗药进行治疗或缓解症状。

（4）调整治疗方案。治疗药源性疾病时，应考虑患者的具体情况。必须用药时，应该权衡利弊，调整治疗方案，如延长给药间隔、减少给药剂量等。

（5）对症治疗。药源性疾病临床症状严重时，应注意对症治疗。

思考题1：简述药源性疾病的治疗措施有哪些。

第五节 药物警戒

一、概述

法国人于1974年首先提出了"药物警戒"（pharmacovigilance，PV）的概念，其可以理解为监视、守卫，时刻准备应对可能来自药物的危害。第一届中国药物警戒研讨会于2007年11月在北京召开，2009年和2011年又分别召开了第二届、第三届，这对提高各界对药物警戒与药物风险管理的认识，增进交流与合作，确保公众用药安全、有效具有重要的意义。

1. 药物警戒的概念

药物警戒是指发现、评价、认识和预防药物不良反应或其他可能与药物相关问题的科学研究与活动。所涉及的范围不仅是药物不良反应，还涉及与药物相关的其他问题，包括低于法定标准的药物、用药失误、缺乏疗效的报告、药物用于无充分科学依据并未经核准的适应证、急性与慢性中毒病例报告、药物相关病死率的评价、药物滥用与误用，以及药物与化合物、其他药物及食物的相互作用。

2. 药物警戒的主要工作内容

药物警戒从用药者安全出发，发现、评估、预防药物不良反应；要求可疑即报，无论药物的质量、用法、用量正常与否；更加重视以综合分析方法探讨因果关系。主要工作内容包括：

（1）早期发现未知药物的不良反应及其相互作用。

（2）发现已知药物不良反应的增长趋势。

（3）分析药物不良反应的风险因素和可能的机制。

（4）对效益/风险评价进行定量分析，发布相关信息，促进药物监督管理和指导临床用药。

3. 药物警戒的目的

（1）评估药物的效益、危害及风险，以促进其安全、合理及有效地应用。

（2）防范与用药相关的安全问题，提高患者在用药、治疗及辅助医疗方面的安全性。

（3）教育、告知患者与药物相关的安全问题，增进涉及用药的公众健康与安全。最终目标是合理、安全地使用药物。

（4）对已上市药物进行效益/风险评价和交流。

（5）对患者进行培训、教育，并及时反馈相关信息。

4. 药物警戒的意义

从宏观上看，药物警戒对我国药物监管法律法规的完善具有重要的意义，这是单纯进行药物不良反应监测工作所不能达到的。药物警戒既可以节约资源，又能挽救生命。

二、药物警戒与药物不良反应监测

两者的最终目的都是提高临床合理用药的水平，保障公众用药的安全，改善公众身体健康状况，提高公众的生活质量。但是药物警戒与药物不良反应监测有着相当大的区别。药物警戒涵盖了药物从研发到上市使用的整个过程，而药物不良反应监测仅仅是指药物上市前提下的监测。

1. **药物警戒与药物不良反应监测在监测对象和工作内容上的区别**

（1）监测对象不尽相同。药物不良反应监测的监测对象是质量合格的药物，而药物警戒涉及除质量合格药物之外的其他药物。

（2）工作内容不尽相同。药物警戒包括药物不良反应监测以及其他工作，如用药失误；缺乏疗效的报告；用于无充分科学依据并未经核准的适应证；药物滥用与误用；急慢性中毒病例报告等。

2. **药物警戒与药物不良反应监测的本质区别**

药物不良反应监测集中在药物不良信息的收集、分析与监测等方面，是一种相对被动的手段。而药物警戒是积极主动地开展药物安全性相关的各项评价工作。药物警戒是人们开展药物不良反应监测之后，对药物安全性日益重视，进而提出的比药物不良反应监测更系统、更全面、更科学的概念。

知识拓展 7-1　　知识拓展 7-2

练习题

一、名词解释

1. 药物不良反应　　2. 药源性疾病

二、简答题

简要叙述药源性疾病的诊断依据有哪些。

在线自测

第八章

药物滥用与药物依赖性

学习要求

掌握:
1. 药物滥用的概念，药物滥用的方式和危害。
2. 成瘾性药物的概念、分类，阿片类药物、苯丙胺类药物的戒断症状和治疗方法。

了解:
近年出现的新型毒品、阿片类药物、苯丙胺类药物的成瘾机制。

知识导图

学习园地

珍爱生命，远离毒品

宁夏回族自治区同心县地处大山深处，沟壑纵横，气候条件干旱而恶劣，曾是国家级重点扶贫县。然而，比缺水和贫困更可怕的是当地毒品泛滥。同心县下马关镇西沟村曾是毒品重灾区，该村的毒品问题始于20世纪80年代中后期，至今毒品的后遗症还在影响着这里的人们。2011年的数据显示，同心县贩毒涉毒人员有1 721名，被判处有期徒刑的有1 382人，死刑的有234人。同心县的戒毒所人满为患，甚至一家人都在里面戒毒。但值得庆幸的是，已有越来越多的年轻人正在努力挣脱"毒品村"的阴霾。同心县委县政府近年来大力实施"生态移民工程"，发展设施农业、旱作节水高效农业，助力同心圆枣产业、羊绒产业及牛羊养殖业等，多渠道拓展就业空间，帮助群众发展生产，改善生活条件，使个别群众不再寄希望于通过冒险参与贩毒而"发家致富"。

【学习思考】

通过上述案例，学生要了解毒品的危害，加强自我思想道德约束，远离毒品，珍爱生命，保持身心健康，培养良好的兴趣爱好，注重良好生活习惯的养成。穷则思变，在党和政府不抛弃不放弃，对毒品严厉打击，对人民群众的生活大力扶持的同时，同心县人民也有摆脱毒品和贫困的决心。只要上下一心，脚踏实地，就能摆脱贫困，实现小康。

第一节 药物滥用概述

精神活性物质（psychoactive substances）是指人体摄入后，能显著影响情绪、行为甚至改变意识的化学物质。精神活性物质包括麻醉药品、精神药品、烟草、乙醇及挥发性溶剂等。精神活性物质具有以下共同的药理学特点：

（1）强化作用。精神活性物质具有驱使用药者连续或定期用药的潜能。

（2）耐受性。连续反复应用精神活性物质可导致机体对其反应减弱。

（3）依赖性。连续反复应用精神活性物质可导致机体对其产生适应，停药后机体会产生主观不适感，想要继续用药。依赖性包括生理依赖性和精神依赖性。

一、药物滥用

药物滥用（drug abuse）是国际上通用的术语，是指非医疗目的地使用具有致依赖性潜能的精神活性物质的行为。药物滥用具有无节制反复用药的特征，往往导致对用药个人精神和身体的危害，进而酿成对社会的危害。

精神活性物质在社会学上又称为毒品，药物滥用通常也被称为吸毒。在我国刑法中，毒品是指鸦片、海洛因、甲基苯丙胺（冰毒）、吗啡、大麻、可卡因以及国家规定管制的其他能够使人形成瘾癖的麻醉药品和精神药品。

药物滥用与医疗上的不合理用药（抗菌药、抗肿瘤药、激素类等）不同，后者是指临床治疗过程中因无适应证、超适应证、剂量过大、疗程过长或配伍不合理等药物误用（drug misuse）行为，导致所用药物治疗未获预期效果，甚至可能出现药物有害反应。不合理用药与本章所述的药物滥用在用药目的、用药种类及其产生的后果等方面完全不同，应予以区别。

二、药物滥用的方式

目前被滥用的药物仍以海洛因为主，但增长比例较之前减缓。冰毒、氯胺酮、摇头丸等新型毒品的使用比例不断增加，且使用群体呈现低龄化，以青少年为主。给药途径以吸入、口服、注射为主。

（一）吸入

吸入的方式包括烟吸、烫吸及鼻吸。长期通过呼吸道吸食毒品会对呼吸道产生恶性刺激，轻者导致气管炎，重者导致肺炎、肺气肿，甚至肺癌。

（二）口服

阿片酊、大麻油以及一些医用制剂的精神药品常采用这种方式给药。如口服可卡因片剂、二氢埃托啡片剂、含可待因止咳糖浆等。口服时药物进入体内的速度较慢，产生依赖性的危险相对较低。

（三）注射

毒品注射的方式有皮下注射、肌内注射和静脉注射，其中以静脉注射最为流行。例如，海洛因、可卡因、冰毒等毒品均可采用静脉注射。吸毒到一定程度后，吸毒者就会采用静脉注射的方式，寻求一种短暂的"快感"。静脉注射毒品的危害最大。注射阿片类毒品对人体的免疫功能有着直接和全面的损害。静脉注射毒品不仅使毒瘾越来越重，而且极易使吸毒者感染其他疾病，如艾滋病、肝炎、结核病及性病等传染性疾病。吸毒者患细菌性心内膜炎、破伤风、败血症及横贯性脊髓炎等疾病的概率也较正常人高。

肌内或皮下注射毒品时，注射部位的皮肤还可能出现脓肿、感染、色素沉着、瘢痕硬结等症状。

目前，还有一种更具危害性的静脉注射方式，即从颈动脉、股静脉注射，俗称"开天窗"。高浓度毒品会在短时间内迅速进入神经中枢，吸毒者尤其是体质虚弱的吸毒者特别容易发生猝死。

三、药物滥用的危害

药物滥用引起的依赖性对个人和社会都有极严重的危害，成为世界各国共同关注并联合治理的严重社会问题。

（一）对个人的危害

1. 妨碍身心健康发展

长期滥用致依赖性药物，可损害人体的重要组织、器官，干扰、破坏正常的新陈代谢，致死率、致残率高。此外，吸毒者智力减退，自我意识模糊，判断力下降，责任感缺失，为了得到毒品甚至人格改变、道德沦丧、身心遭到严重摧残。

2. 易引发传染性疾病

吸毒者组织器官功能障碍，免疫系统受损，机体抵抗力下降，躯体极易并发各种病毒或细菌感染和其他传染性疾病，如结核病、肝炎和艾滋病等。尤其是经静脉注射方式滥用毒品，加重了吸毒者之间传染病的传播。静脉注射是艾滋病、乙型肝炎等传染性疾病传播的重要途径之一。

（二）对社会的危害

1. 破坏家庭、社会稳定，使犯罪率上升

吸毒者丧失家庭责任感，挥霍家财，破坏家庭正常生活，最终导致家破人亡。与毒品有关的违法犯罪活动十分常见。为获取毒品，吸毒者常常不择手段，实施盗窃、卖淫、欺诈和抢劫等犯罪活动，破坏社会稳定。

2. 损害国民经济发展，阻碍社会进步

吸毒者尤其是年轻群体长期服用毒品，会造成机体功能退化，劳动能力丧失，失去为国家和社会创造财富的机会。此外，禁毒、扫毒、戒毒等一系列相关活动所产生的各种费用，也是社会经济发展的负担，阻碍社会的不断进步。

思考题1：吸毒的危害有哪些？

第二节 药物依赖性及其形成机制

一、概述

（一）药物依赖性

药物依赖性（drug dependence）是指在药物滥用的条件下，药物与机体相互作用所形成的一种特殊精神状态和身体状态，也称药物成瘾性（drug addiction）或瘾癖。药物依赖性主要表现为不可抗拒地欲求定期或持续用药，以期体验用药后的精神效应，或避免停用药物所引起的严重身体不适和痛苦。这种状态有时伴有对该种滥用药物的耐受性。药物依赖性包括生理依赖性（physiological dependence）、心理依赖性（psychological dependence）和交叉依赖性（cross dependence）。

生理依赖性也叫身体依赖性，是指依赖性药物长期作用于人体，使人体功能产生适应性改变，因而必须足量或超量使用药物，才能使机体处于相对平衡或相对正常的状态。一旦突然停止使用或减少用药剂量，机体就会出现药物戒断综合征（abstinence syndrome），导致机体已经形成的适应状态发生改变，用药者会相继出现一系列以中枢神经系统反应为主的严重症状和体征，呈现极为痛苦的感受及明显的生理功能紊乱，甚至可能危及生命。药物的戒断症状随用药者滥用药品的类别不同而有差异，但都伴有再次用药的心理渴望和觅药行为。

可以产生生理依赖性的药物有阿片类（如阿片、吗啡、海洛因等）、镇静催眠药（巴比妥类、苯二氮䓬类）和酒精等。可卡因和苯丙胺类中枢兴奋剂等长期大剂量滥用也可产生生理依赖性。生理依赖性可以通过药物替代等方法治疗。治疗后各种生理依赖性症状可基本消除。

心理依赖性也称精神依赖性，是药物对中枢神经系统作用所产生的一种特殊的精神效应，如愉悦、幻觉和满足感，驱使用药者产生用药欲望和强迫性用药行为。现已证实中脑-边缘多巴胺通路是产生药物奖赏效应的主要调控部位，称为奖赏系统。与生理依赖性不同，精神依赖性一旦产生便很难去除。阿片类麻醉药品、可卡因、镇静催眠药、苯丙胺类中枢兴奋剂等均可使人产生精神依赖性。不同种类的药物，其致精神依赖性的强弱不同。

交叉依赖性是指机体对一种药物产生生理依赖性的同时，中断用药所引发的戒断综合征可能被另一种性质相似的药物所抑制，并维持已形成的依赖状态。两种药物的药理作用可互相替代，因此也称为部分药理作用的交叉依赖。毒品的交叉依赖性是对某些依赖者戒毒治疗的理论依据。如用与吗啡性能相近的美沙酮取代吗啡用于脱毒治疗、用中枢神经镇静剂取代抗焦虑剂等。

（二）药物耐受性

药物耐受性（drug tolerance）指机体在长期、反复用药过程中，在药物原有剂量下的效应逐渐减弱，必须依靠增加剂量方可获得与原有剂量相同的效应。药物滥用形成的药物依赖性常同时伴有对该药物的耐受性。人体对不同药物产生耐受性的快慢和耐受程度不同。人体对致依赖性药物的某些作用可能迅速产生耐受性，而对另一些作用的耐受性产生迟缓。如人体对吗啡的镇静、镇痛、欣快、呼吸抑制和催吐作用可迅速产生耐受性，而对其缩瞳和致便秘作用无明显耐受。

多数药物的耐受性具有可逆性，即停药一段时间后，机体对药物的敏感性又逐渐恢复。故用药者长时间停用药物后，再度使用，并使用停药前的大剂量，则有可能出现药物急性中毒。此外，化学结构相似、作用机制相同的同类药物也能出现交叉耐药的现象。

二、依赖性药物分类

具有依赖性的药物，并不都属于医用药品，还包括其他一些具有依赖性的精神活性物质。联合国制定并通过的《麻醉品单一公约》（1961年），《精神药物公约》（1971年）将依赖性药物主要分为麻醉药品和精神药品两大类进行国际管制。世界卫生组织在上述两个国际公约的基础上，将尚未列入国际管制的精神活性物质如烟草、酒精及挥发性溶剂纳入依赖性药物范畴。2013年，国家食品药品监督管理总局（现"国家药品监督管理局"）、公安部、国家卫生和计划生育委员会（现"国家卫生健康委员会"）三部门根据《麻醉药品和精神药品管理条例》第三条的规定，联合公布《麻醉药品品种目录（2013年版）》和《精神药品品种目录（2013年版）》，自2014年1月1日起施行。依赖性药物分为以下几种。

（一）麻醉药品

麻醉药品（narcotic drugs）指连续使用后易产生生理依赖性、能成瘾的药品。麻醉药品可分为以下三类。

1. 阿片类

阿片类包括天然来源的阿片，阿片粗制品及其主要生物碱吗啡（morphine）、可待因（codeine），人工半合成或合成的化合物如二乙酰吗啡［海洛因（heroin）］、哌替啶（pethidine）、美沙酮（methadone）、芬太尼（fentanyl）和曲马多（tramal）等。

知识拓展 8-1

2. 可卡因类

可卡因类包括可卡因（cocaine）、古柯叶（coca leaf）、古柯糊以及可卡因的提纯品克赖克（crack）等。

3. 大麻类

大麻类包括印度大麻、其粗制品大麻浸膏和主要成分四氢大麻酚。目前广泛滥用的主要是印度大麻。

（二）精神药品

精神药品（psychotropic substances）指作用于中枢神经系统，能使之兴奋或抑制，反复使用能产生精神依赖性的药品。精神药品可分为以下三类。

1. 镇静催眠药和抗焦虑药

如巴比妥类和苯二氮䓬类等。

2. 中枢兴奋药

苯丙胺类如苯丙胺（amphetamine）、右苯丙胺（dextroamphetamine）、甲基苯丙胺（methamphetamine，冰毒）。致幻性苯丙胺类（hallucinogenic amphetamine，ATS）如3,4-亚甲基二氧

基甲基苯丙胺（3,4-methylendioxymethamphetamine），俗称摇头丸或迷魂药（ecstasy）。此外还有非苯丙胺类，如哌甲酯等。

3. 致幻药（psychotomimetic drug）

如麦角二乙胺（lysergic acid diethylamide，LSD）、裸盖菇素（psilocybin）、苯环利定（phencyclidine，PCP）和氯胺酮（ketamine，K粉）等。

（三）其他

烟草、酒精及挥发性有机溶剂等精神活性物质。

三、药物依赖性的形成机制

（一）阿片类

阿片受体在脑内分布广泛。其中，脑内、丘脑内侧、脑室及导水管周围灰质的阿片受体密度较高，这些结构与痛觉的整合及感受有关；边缘系统及蓝斑（locus coeruleus，LC）的阿片受体密度也较高，这些结构涉及情绪及精神活动。阿片类药物产生的依赖性主要是外源性阿片类药物作用于阿片受体引起的复杂效应。目前已知阿片受体在中枢神经系统至少有 μ、κ、δ、σ 四种亚型。阿片受体属 G 蛋白偶联受体，由 7 个跨膜区受体和异源多聚集体的 G 蛋白构成。

吗啡是阿片受体的完全激动药，其镇痛作用是通过与丘脑内侧、脑室、导水管周围灰质的阿片受体结合后，减少初级感觉神经末梢 P 物质和谷氨酸等物质的释放，同时抑制突触后膜，阻止痛觉冲动传入脑内而产生的。吗啡与其他脑区的阿片受体结合则产生欣快感、呼吸抑制等作用。

阿片类药物依赖性的产生，主要与其能在脑内产生奖赏效应有关。中脑腹侧被盖区（ventral tegmental area，VTA）、伏隔核（nucleus accumbens，NAC）通路是阿片类药物产生奖赏效应的主要调控部位。而 VTA、NAC、杏仁核和海马为中脑－边缘系统的主要脑区，阿片类药物能够直接或间接地通过多巴胺系统介导产生奖赏效应，从而形成药物依赖性。

LC 是脑内主要的去甲肾上腺素（noradrenaline，NA）核团，也是阿片类药物生理依赖性的重要调控部位。目前认为，LC 在吗啡依赖中的作用主要与环腺苷酸（cyclic adenosine monophosphate，cAMP）途径有关。阿片类药物可以通过 Gi/o 抑制腺苷酸环化酶（adenylate cyclase，AC）及 cAMP 依赖性蛋白激酶（cAMP-dependent protein kinase，PKA）活性，从而使 LC 的放电速率减弱。而长期应用时，LC 神经元逐步对阿片类药物产生耐受性，表现为 LC 神经元放电速率逐渐下降到原有水平，cAMP 系统代偿性上调，AC 及 PKA 升高。因为这种代偿性反应，阿片类药物便能通过其受体与 G 蛋白-AC-cAMP 系统形成稳定的依赖关系。如果突然中止阿片类药物的使用，G 蛋白-AC-cAMP 系统会失去抑制而功能急剧加强，即出现戒断反应。

近年来的研究发现，谷氨酸（glutamic acid，Glu）在中脑－边缘多巴胺通路这一阿片类药物精神依赖形成的轴心部位也发挥着重要作用；此外，cAMP 反应元件结合蛋白（cyclic AMP response element binding protein，CREB）和 ΔFosB 两种转录因子也被认为与成瘾关系密切。也有研究认为，吗啡可能改变 NAC 中许多功能蛋白的基因表达，造成突触的可塑性变化，从而引起神经系统的适应性变化。这些都可能是阿片类药物引起依赖性的原因。

（二）大麻

大麻包含了将近 400 种化学物质，其主要成分是 Δ^9-四氢大麻酚（tetrahydrocannabinol，THC）。THC 在体内很快转变成 11-羟-THC，这是其主要代谢物，而且具有中枢活性。大麻会使人产生松弛、舒适的感觉。长期使用大麻会损害认知功能和行为能力。过量使用大麻会引起恐惧、暴力行为、精神异常等。大麻的戒断症状表现为不安、易激动、失眠。

大麻受体（cannabinoid receptor，CB-R）属于 G 蛋白偶联受体，包括 CB1 及 CB2 两类，前者位于脑内，后者位于免疫细胞内。研究发现，CB1 广泛分布于大脑各处，主要集中于大脑皮质、海马、小脑、丘脑及基底节。与其他神经递质不同，内源性大麻样物质在许多中枢突触中作为逆行性信使，从突触后膜释放，激活突触前膜的 CB1 受体，进而使突触前膜神经元内神经递质释放减少（如 GABA 或 Glu 等），最终产生兴奋性或抑制性作用。

（三）可卡因和苯丙胺

可卡因与苯丙胺通过抑制 DA 转运体的活性增加突触 DA 的水平。欣快感也可能与可卡因、苯丙胺占有 DA 转运体有关。可卡因对 DA、NA 和 5-羟色胺（5-hydroxy tryptamine，5-HT）的再摄取有较强的抑制作用。可卡因会影响奖赏通路中相关基因的表达并最终导致该区域神经元树突可塑性发生改变，造成该环路中基因表达的持久性发生变化，而这些变化可能是可卡因成瘾的某些行为效应的基础。

苯丙胺作用机制复杂。苯丙胺可使储存在神经元胞质囊泡中的递质释放至突触间隙，此外，能抑制细胞膜上的重吸收转运体摄取突触间隙内的 DA、NA 和 5-HT，还能使单胺氧化酶被中等程度地抑制。甲基苯丙胺可能通过影响 mPFC、海马等脑区中 Glu 能神经系统以及下游通路，最终导致 CREB 等转录因子发生改变，从而产生持久的精神依赖性。

（四）其他成瘾性物质

乙醇可改变 5-HT$_3$ 受体、烟碱受体、GABA$_A$ 型受体、Glu 受体的 NMDA 亚型的活性。烟碱可与神经元的烟碱型乙酰胆碱受体结合。巴比妥类、苯二氮䓬类药物可与 GABA 受体结合。致幻剂氯胺酮作为非竞争性 NMDA 受体拮抗药，可作用于此受体的亚型，选择性降低 Glu 的中枢兴奋作用。3,4-亚甲基二氧基甲基苯丙胺（摇头丸）通过提高中枢神经系统 5-HT、DA 和 NA 的功能水平而发挥其精神兴奋作用。4-甲基甲卡西酮（丧尸药）及其衍生物 2-甲基氨基-1-丙酮的作用机制与甲基苯丙胺（冰毒）非常相似，主要特点是作用于儿茶酚胺类物质在质膜上的转运，而不同之处在于转运时和 NA、DA 及 5-HT 的相对结合力不同。

知识拓展 8-2

思考题 2：药物依赖性有哪些？

第三节　常见依赖性药物的分类与成瘾性救治

一、麻醉药品

（一）阿片类

本类药物包括阿片、吗啡、海洛因等，其可使人产生严重的精神依赖性和生理依赖性以及耐受性。滥用途径有口服、吸入、肌内注射和静脉注射。

1. 急性中毒症状

吗啡过量可引起急性中毒，主要表现为中枢神经系统抑制、针尖样瞳孔及呼吸抑制三联征，其他表现有言语不清、心动过缓、体温降低、低血压休克、肺炎、肺水肿等。阿片中毒诊断的重要指征是针尖样瞳孔。呼吸麻痹是致死的主要原因。抢救措施为人工呼吸、吸氧及静脉给予阿片受体拮抗药纳洛酮。

2. 依赖性与戒断症状

阿片类药物依赖者一旦停药就会产生明显的戒断症状。吗啡依赖者中断用药后 6~8 h 出现戒断症状，24~72 h 达高峰，5 日后逐渐减轻，7~10 日平息。海洛因依赖者中断用药后 10~14 h 出现戒断症状，16~24 h 症状更加明显，48 h 症状达到最大强度，并维持这一水平直到停药后 72 h，然后开始减轻，7~10 日后所有客观体征基本消失。哌替啶依赖者中断用药后 3 h 出现戒断症状，8~12 h 达高峰，4~5 日平息。长效作用类阿片类药物美沙酮的戒断症状则发生在中断用药后 24 h，持续 1~2 周。

阿片典型的戒断症状分为两大类：客观体征和主观体征。客观体征包括血压上升、心率加快、体温升高、瞳孔扩大、流涕、震颤、恶心、呕吐等。主观症状包括疼痛、食欲差、无力、疲乏、不安、发冷、发热、渴求药物等。有的还可出现精神障碍等症状，如冷漠，对社会、家庭失去责任感；道德沦丧，生活颓废，为获得阿片而采取各种违法、犯罪行为，危害社会安全。

3. 阿片类药物的依赖性治疗

阿片类药物的依赖性治疗是一个长期过程。目前对阿片类药物的依赖性治疗推荐采用医学（美沙酮递减脱毒、可乐定与丁丙诺啡抑制戒断症状、纳曲酮阻断躯体依赖等）、心理学、社会学等综合措施，即停止滥用药物，针对戒断症状给予脱毒治疗，针对精神依赖及其他躯体、心理、社会功能损害进行康复治疗，最终实现吸毒人员回归社会。

现今应用的戒毒药物大体上可分为：作用于阿片受体，具特异性的替代递减治疗药物，如美沙酮；主要作用于肾上腺素受体的非阿片类药物，如可乐定或洛非西定；作用于阿片受体的部分激动药，如丁丙诺啡；阿片受体拮抗药，如纳曲酮。

（二）可卡因

可卡因是从古柯树叶中分离出的一种生物碱，曾作为第一个局部麻醉药应用于临床。可卡因对中枢神经系统的兴奋作用可分为 4 期：欣快期、抑郁期、幻觉期和精神病期。

1. 急性中毒症状

一次吸食过多可卡因，可产生极度兴奋、过度健谈、焦躁不安、失眠、幻觉、幻视、幻听、恐惧、妄想、敌视行为等症状。

2. 依赖性和戒断症状

可卡因依赖者对可卡因有很强的精神依赖性，渴求用药，仅有轻微的耐受性和身体依赖性。长期大量滥用者亦有生理依赖性，停药后出现轻度戒断症状，如疲乏、精神抑郁、心动过缓等。

3. 可卡因依赖性的治疗

可卡因依赖性的治疗可使用抗抑郁药，如地昔帕明（去甲丙米嗪）、丙米嗪、氟西汀、

第八章 药物滥用与药物依赖性

安非他酮；拟多巴胺药，如溴隐亭、金刚烷胺、培高利特；抗癫痫药，如卡马西平；阿片受体拮抗药，如纳曲酮；阿片受体部分激动药，如丁丙诺啡。

（三）大麻

大麻原产于亚洲中部，公元前 2800 年中国就栽种大麻，华佗的"麻沸散"中即含有大麻，现在印度、美国均种植较多。大麻的主要有效成分为四氢大麻酚，其在大麻的花及顶部嫩叶中含量较高，收割后经干燥、切碎掺入香烟中吸食。

1. 急性中毒症状

一次大量使用大麻可发生急性中毒。中毒者意识模糊，伴发幻觉与思维障碍。一部分中毒者伴随恐惧，对他人产生敌对意识和冲动行为，也有凶杀死亡的案例；另一部分中毒者产生严重的焦虑感、恐惧感，伴随灾难或濒死感。也有中毒者产生一过性的抑郁状态，悲观厌世，有自杀意念。

2. 依赖性与戒断症状

吸食大麻的人会对大麻产生明显的精神依赖性，但无生理依赖性和耐受性。大麻显著影响人的精神活动，一般剂量（相当四氢大麻酚 20 mg）即可产生欣快感，短暂记忆受损，视、听、触或味等感觉增敏，对时间的变化不敏感，且情绪反常，加大剂量可引发幻觉与妄想。长期大量滥用者停药后表现为情绪淡漠、精神不能集中、思维联想障碍，甚至形成偏执意念，同时伴有心率加快、血压升高等心血管功能的改变。

3. 大麻的依赖性治疗

躯体依赖较轻，不易产生耐受性，一般无须处理。如果吸食大麻者焦虑和猜疑严重，甚至发生惊恐反应，则应有陪护，进行解释和安慰，让其清楚这是吸食大麻的反应，几小时便消失，必要时需将其置于安静环境，口服或注射地西泮。

二、精神药品

（一）镇静催眠药

镇静催眠药种类繁多，包括苯二氮䓬类、巴比妥类以及其他镇静催眠药等。

1. 中毒症状

各类药物中毒的临床表现相似，包括中枢神经系统抑制、不同程度的呼吸抑制、低血压、低体温、肺水肿等。

苯二氮䓬类是目前最常用的镇静催眠药，药物对中枢神经系统的抑制较轻，中毒的主要症状是嗜睡、头晕、意识模糊、共济失调等。巴比妥类的中毒表现为中枢神经和心血管抑制、不同程度的呼吸抑制、低血压、低体温等。

2. 依赖性和戒断症状

对于半衰期短的苯二氮䓬类药物，用药者停药后 2~3 日出现戒断症状。对于半衰期长的苯二氮䓬类药物，用药者停药后 10~20 日出现戒断症状。戒断症状较为多见的是失眠、异常的激动状态和神经质。对于短效巴比妥类药物，用药者停药后 2~3 日即可出现戒断症状，而长效的同类药物的戒断症状在停药后 10 日可出现，表现为焦虑、烦躁、头痛、心悸、失眠、噩梦、低血压、肌肉震颤，甚至惊厥、死亡。

3. 依赖性治疗

可以用弱效类催眠药或抗焦虑药进行替代治疗，也可以用递减法逐渐脱瘾。短效的苯二氮䓬类药物依赖性可用长效地西泮替代递减。长效的苯二氮䓬类药物可用苯巴比妥替代递减。镇静催眠药会使人产生精神依赖和生理依赖，用药者因惧怕戒断症状的产生而难以戒除，因此镇静催眠药的危害性也较大。

（二）苯丙胺类

苯丙胺类主要包括苯丙胺、甲基苯丙胺、3,4-亚甲基二氧基甲基苯丙胺等。苯丙胺类的药物依赖性主要体现在精神依赖性上，此外还有中枢神经兴奋、致幻、食欲抑制等。甲基苯丙胺已成为世界上最流行、滥用最为广泛的中枢兴奋剂，也是苯类中毒性最大的一种，使用一次便会使人产生精神依赖性，久用可致精神失常甚至中毒性精神病。

> **案例思考**
>
> 杨某，女性，22岁，一直因身体较胖，受到周围人的嘲笑和歧视。于是她从网上购买减肥药"瘦身王"。杨某按说明书服用后，效果非常明显，自我感觉精神了很多，身材也好了。吃了一段时间后，杨某把药停了，却开始出现心情烦躁、焦虑、浑身无力的症状，有时候还会心慌手抖。杨某赶紧到医院就诊。经过尿检，医生发现其尿中甲基苯丙胺呈阳性，遂诊断为"甲基苯丙胺依赖"。
>
> 案例解析

1. 中毒症状

中毒症状为烦躁易怒、头晕头痛、心悸、恶心呕吐、失眠、震颤、精神错乱、定向力障碍、敌意等。

甲基苯丙胺急性中毒的典型症状和体征包括面部发红、出汗、发热、心律失常、血压升高、心肌缺血、刺激性欲、焦躁不安、震颤、惊厥、暴力行为、精神错乱等。精神障碍往往见于长期滥用的慢性中毒者。苯丙胺类慢性中毒表现具有顽固性失眠和包括分裂症、幻觉、幻听和失控的暴力行为等精神障碍的典型特征。

3,4-亚甲基二氧基甲基苯丙胺滥用可导致神经精神系统的严重损伤，造成认知障碍和精神病症状；其他躯体障碍包括肌肉活动增加、高热、震颤、惊厥、血管功能障碍等严重致命损害。3,4-亚甲基二氧基甲基苯丙胺慢性中毒导致的精神障碍包括分裂型精神病、自杀倾向和环境失真感、幻觉、认知障碍等，有些是不可逆的实质性损害，并易导致过量中毒死亡。

2. 依赖性与戒断症状

苯丙胺为中枢兴奋剂。苯丙胺类药物依赖的躯体戒断症状、体征通常不明显。长期大量滥用苯丙胺类药物后，停用数小时至数周可出现用药渴求、焦虑、抑郁、疲乏、睡眠紊乱、精神运动性迟滞、过激行为等症状。

第八章 药物滥用与药物依赖性

3. 依赖性的治疗

躯体戒断症状较轻，一般不引起严重的生理功能紊乱。出现戒断症状时，以对症治疗为主。对抑郁、无力、渴求等症状较为严重者，可使用三环类抗抑郁药（TCAs），如氯丙咪嗪；或选择5-HT再摄取抑制剂（SSRIs），如氟西汀。对于戒断过程中可能出现的幻觉、妄想，可使用氟哌啶醇。

（三）致幻剂

致幻剂又称拟精神病药，也称迷幻药物，是一类在不影响意识和记忆的情况下改变人的知觉、思维和情感活动的化合物。本类药物所致的精神依赖性较强，生理依赖性较弱。致幻剂按对神经递质的影响不同分为天然致幻剂和人工合成致幻剂两类。天然致幻剂有仙人球毒碱、裸盖菇素等，从中毒机制看，大麻也属于致幻剂类毒品；人工合成致幻剂有二甲基色胺、二乙基色胺、麦角酸二乙酰胺、苯环己哌啶等。

仙人球毒碱又称为麦司卡林，能使人产生强烈的幻听、幻视。仙人球毒碱为苯乙胺的衍生物。吸食后2~3 h出现幻觉，幻觉持续7~8 h甚至12 h以上。仙人球毒碱可使人精神错乱，产生暴力性行为。

裸盖菇素（psilocybin）是"致幻蘑菇"中的致幻性成分，裸盖菇素在人体内可被代谢为二甲基色胺而产生致幻作用。口服后会使人产生幻觉，出现人格分裂、现实感丧失等，后续会使人极度疲乏、精神颓废、偏头痛、反射亢进、耳鸣、感觉异常以及交感神经兴奋症状，甚至出现妄想综合征。

麦角酸二乙酰胺是已知致幻程度最强的迷幻剂。口服吸收快，作用持续10~12 h，与脑内5-HT升高有关。大量或长期服用麦角酸二乙酰胺会使记忆力受到损害，并出现抽象思维障碍，伴有严重的毒副作用，大量破坏细胞中的染色体，导致孕妇流产和婴儿先天畸形。

二甲基色胺结构上与神经递质5-HT和其他色胺类致幻剂5-甲氧基二甲基色胺、蟾毒色胺、脱磷酸裸盖菇素类似。色胺类致幻剂可致幻、令人陶醉，使人产生明显的耐受性和精神依赖性，无生理依赖性。

（四）氯胺酮

氯胺酮（ketamine）又称"开他敏"，将氯胺酮加入其他辅料制成片剂或粉剂，就成为K粉。因氯胺酮可抑制丘脑新皮质系统，选择性地阻断痛觉，故具有镇痛作用；此外，氯胺酮对大脑边缘系统有兴奋作用，由此形成氯胺酮的一些作用特点，即意识与感觉的分离状态。氯胺酮可使人产生一定的精神依赖性，主要导致神经精神中毒反应，表现为讲话含糊不清、头晕、精神错乱、幻觉、幻视、幻听、运动功能障碍、抑郁以及在药物作用下出现怪异和危险行为。吸食过量或长期吸食，可以对心、肺、神经造成致命损伤。此外，氯胺酮以及γ-羟基丁酸、γ-丁内酯、氟硝西泮等常在娱乐场所滥用，故又称为俱乐部毒品（club drug）。

三、其他

（一）乙醇

1. 中毒症状

急性中毒的表现大致可分为三期：兴奋期、共济失调期、昏迷期。乙醇首先抑制中枢神经系统抑制性突触，随着剂量的增加，先兴奋，后抑制，最终昏迷。

长期慢性乙醇中毒，可致神经系统损害，严重时可出现精神障碍、震颤、癫痫等并发症。饮酒10年以上的人，记忆力、判断力明显下降。酒后不想吃东西，造成低蛋白血症，维生素族缺乏。乙醇还可促进胆固醇的合成，使血脂浓度升高，血黏度增加，血流速度减慢，导致动脉硬化、高血压，诱发心脑血管疾病、溃疡病等。

2. 中毒治疗

急性乙醇中毒后，无特效药对抗。对烦躁不安、过度兴奋者可压迫舌根催吐，并肌内注射地西泮。对较重的昏睡者，用1%碳酸氢钠或生理盐水洗胃，并留置50~100 ml于胃内。对昏迷者，可静脉注射纳洛酮，直至苏醒。重度中毒者，可静脉注射葡萄糖液，同时皮下注射普通胰岛素，肌内注射维生素B_6和烟酸。极严重者可予透析治疗。呼吸表浅缓慢而呈呼吸衰竭现象者，以含5%二氧化碳的氧吸入，并肌内注射尼可刹米或洛贝林，必要时进行人工呼吸。

3. 依赖性和戒断症状

人体对乙醇具有很强的耐受性、精神依赖性和生理依赖性。急性乙醇耐受或适应可很快形成，饮酒数小时后饮酒者可在原中毒性乙醇浓度下转为清醒。所有酗酒者均有慢性乙醇耐受性，即可在异常高的血液乙醇浓度下保持清醒。人体对乙醇的依赖表现为长期反复饮酒并对酒有强烈的渴求，若停饮或减少饮酒量可出现各种精神症状或躯体功能紊乱，而再饮则可使症状迅速消失。

戒断症状包括自主神经系统的亢进、睡眠障碍、恶心呕吐、一过性幻视、幻听、抑郁焦虑、运动亢进、精神不安、癫痫大发作等。2~5日症状最为明显，5日以后可慢慢恢复。在这些症状中意识障碍（定向力、集中力障碍）、认知障碍（语言障碍、记忆障碍）、感觉障碍、多动等出现较早，最后发展到震颤谵妄等重症状态。

4. 戒断症状的治疗

脱瘾镇静剂首选的替代药是苯二氮䓬类似物，目前其已作为治疗戒断症状的一线药物。此类药物比较安全，而且能预防可能发生的震颤谵妄、戒断性癫痫发作。根据患者的兴奋、自主神经症状调整剂量，必要时可用地西泮静脉滴注。一般持续给药一周，直到谵妄消失。大部分的戒断性幻觉、妄想症持续时间不长，用抗精神病药物治疗有效，不需长期维持用药。对乙醇诱发的癫痫，可选用抗癫痫药丙戊酸类或镇静催眠药苯巴比妥类。

（二）近年来出现的新型毒品

1. 4-甲基甲卡西酮

4-甲基甲卡西酮俗称"丧尸药"，可降低纹状体多巴胺转运体以及海马5-HT转运体的功能，抑制神经元重摄取单胺类递质；还可与DA受体和5-HT受体结合，发挥提高细胞外DA浓度的药理作用。长期使用可产生广泛的不良反应，如心血管系统主要表现为心动过速、血压升高；胃肠道系统主要表现为食欲缺乏、恶心呕吐；神经系统主要表现为头痛、头晕、耳鸣以及类似早期帕金森病症状的震颤、颈肩僵硬和动作灵敏度下降；精神表现主要有烦躁、攻击性加强、短期记忆受损，严重时甚至会出现妄想。4-甲基甲卡西酮可导致急性低钠血症，过量使用可引起心肌发炎，导致猝死。

2. "忽悠悠"

"忽悠悠"为甲喹酮和镇咳药的混合物，会产生打瞌睡、似酒醉、走路蹒跚的症状。其主要成分为甲苯喹唑酮和麻黄碱。服用后 10~20 min 可引起深睡眠，作用可维持 6~8 h，可用于老人，心、肺、肾病患者，适用于失眠、神经衰弱、神经症等。长期服用可产生耐受性及成瘾性。由于其滥用越来越普遍，我国临床已停止使用。

3. 巧茶

巧茶是一种原产于东非和阿拉伯半岛地区的植物，又称阿拉伯茶、恰特草、埃塞俄比亚茶、也门茶、布什曼茶，现广泛分布于热带非洲、埃塞俄比亚、阿拉伯半岛以及中国的海南、广西等地。其茎叶含有卡西酮，易成瘾。其已被列入《精神药品品种目录（2013 年版）》的第一类精神药品进行管制。

思考题 3：吗啡急性中毒的表现有哪些及如何解救？

练习题

一、名词解释
1. 药物滥用　　2. 药物依赖性

二、简答题
精神活性物质包括哪些？其共同的药理学特点是什么？

第九章

遗传药理学与临床合理用药

学习要求

掌握：

1. 遗传药理学、药物代谢酶的基因多态性、药物转运体的基因多态性和药物受体的基因多态性的定义。

2. 药物代谢酶的基因多态性、药物转运体的基因多态性和药物受体的基因多态性对药物效应的影响。

了解：

遗传药理学的意义。

知识导图

学习园地

"我国遗传药理学的先驱"周宏灏院士

周宏灏，中国工程院院士，中南大学国家重点学科药理学首席教授，1976年起开始从事临床药理学和遗传药理学教学与研究，创建了我国第一个遗传药理学研究所。他是我国遗传药理学的开拓者和带头人，发现和阐明了遗传因素引起的药物种族和个体差异的若干现象、机制及其规律，建立了有国家和民族特色的遗传药理学理论体系，并启动了以遗传药理学理论为基础的"量体裁衣"个体化药物治疗。20世纪80年代末，他首先报道了一些重要的药物代谢酶、转运体和受体在中国人中的基因多态性，包括细胞色素P450超家族中的2C19、1A2、3A4、2E1、2A6和HNMT，转运体中的MDR和OATPc，以及β受体和AT$_1$受体；发现不同民族的药物代谢酶活性差异和表型与基因型分布频率差异。在此期间，周宏灏院士发现和克隆了一个药物代谢酶的突变等位基因，成为我国克隆的第一个有功能意义的药物代谢酶突变等位基因。这些发现提供了重要的遗传药理学数据，有助于推动我国各民族安全有效用药，早期预防与基因型相关的易感疾病。20世纪90年代中期，周宏灏院士第一个发现和报道了药物代谢酶（CYP2C19）的功能和突变等位基因拷贝数相关，证实了药物代谢酶基因剂量效应理论，并以美芬妥因、奥美拉唑、地西泮等多种药物的代谢均具有基因剂量效应的实验结果，证实了这一理论的普遍意义，为临床提供了根据基因型实行个体化用药的规律性依据。他首先研究和报道了药物对细胞色素氧化酶系的诱导与表型多态性和基因多态性相关，阐明了遗传和环境因素（药物）在药物代谢中的相互作用规律，并查明了细胞色素氧化酶系在10种常用药物代谢中的作用，提示这些药物的临床效应和毒副作用与这些酶的基因多态性有关，为临床安全有效用药提供了依据。周宏灏院士还发现了药物相互作用有基因型依赖性，使对药物相互作用的认识深入到分子遗传学水平，提示评价药物相互作用时应考虑基因多态性的影响，证明中药能抑制/诱导具有基因多态性的酶活性，为研究中药和其他药物合用时产生药物相互作用及机制提供了参考。周宏灏院士还带领他的团队研究开发了有知识产权的、有产业化前景的我国第一张个体化用药基因芯片，建立了我国首家根据基因型用药的湖南省个体化药物治疗咨询指导中心，在我国率先启动了基因导向个体化药物治疗。

【学习思考】

周宏灏院士在国际上首先提出实验证据，科学地证实了临床观察到的药物反应的种族差异，系统地阐明了相关机制，并根据大量研究在21世纪初提出药物反应种族差异的遗传机制是基因变异频率差异的理论。他的工作推动了全球关于药物反应种族差异的研究，促使世界各国医生根据种族选择药物和调整剂量，也使新药开发和各国药政管理开始重视种族因素并制定相关政策。他的这部分工作获得《新英格兰医学杂志》的专题评论，被国际同行誉为药物反应种族差异的"经典研究"和"遗传药理学领域的一个里程碑"，并导致美国食品药品监督管理局（Food and Drug Administration，FDA）、人用药品注册技术管理国际协调会（the International Council for Harmonisation of Technical Requirements for Pharmaceuticals for Human Use，ICH）和我国相关部门相继规定新药临床试验和国外药品注册需考虑种族因素。周宏灏院士的科研工作体现了我国科学技术的先进性以及科研团队的工匠精神和敬业精神，他对科学执着的钻研和持之以恒的精神，值得当代药学工作者和医药专业的学生敬仰与学习。

第一节 概述

一、遗传药理学的定义

遗传药理学（pharmacogenetics）是研究遗传变异引起的药物反应异常的一门学科，它是遗传学和药理学相结合的边缘学科。目前遗传药理学已成为临床药理学和药理学的重要分支。现代医学研究证明，遗传变异导致的遗传多态性是某些亚群体呈现异常的药物反应，即发生药物的严重毒副作用或者治疗失败的遗传基础。药物基因组学主要研究人类基因组信息与药物反应之间的关系，是一门功能基因组学与分子药理学有机结合的交叉学科。

遗传药理学和药物基因组学的主要任务是研究药物代谢酶、药物转运体、药物受体、药物作用靶点及下游分子多态性与药物反应性及合理用药的关系；利用现代分子遗传学技术，通过对遗传多态性的研究，阐明药物反应个体差异产生的遗传机制，即各种基因突变与药物效应及不良反应之间的关系，并依据个体的基因多态性情况选择合适的药物种类和剂量，预测患者个体可能的用药结果，为患者提供更为安全、有效、经济的药物治疗方案，实现个体化的合理用药。

二、遗传药理学的起源和发展

遗传药理学的研究始于20世纪50年代。1956年卡森（Carson）等发现葡萄糖-6-磷酸脱氢酶（G6PD）缺陷的位点位于X染色体，且发生率非常高，在地中海民族的后裔中多见。G6PD缺乏导致红细胞内谷胱甘肽浓度降低，影响了红细胞的变形能力，这是伯氨喹或蚕豆诱发急性药物性溶血现象的原因。1957年卡洛（Kalow）和杰内斯特（Genest）证实由常染色体隐性遗传导致的血清胆碱酯酶的低亲和力变异，是引起机体对肌松药琥珀胆碱异常反应的原因，而并非胆碱酯酶含量绝对不足。一般琥珀胆碱所致的肌肉麻痹只能维持几分钟，但上述遗传变异者可延长到1 h，甚至面临呼吸暂停的危险。埃文斯（Evans）等于1960年报告的关于乙酰化代谢多态性的研究中，异烟肼用于治疗结核病时患者被明显区分为慢、快代谢者。直到30年后，研究者终于证实其原因是位于8号染色体的N-乙酰转移酶2基因发生突变。该项关于异烟肼代谢率快慢受遗传控制的研究成为遗传药理学史上的一项经典研究。这一研究至今仍是研究药动学遗传性状的模板。

20世纪80年代后，分子遗传学的迅速发展为遗传药理学研究提供了有力的手段。例如，人们克隆了编码异喹胍羟化酶（CYP2D6）的基因，并通过载体成功表达了CYP2D6，发现其存在基因多态性。其后科研人员又陆续阐明了引起变异的特异性核苷酸突变及其所导致的各种药物代谢酶、药物转运体、药物受体和药物靶点等基因多态性的分子机制和临床意义。随着研究的深入，科研人员发现药物的药理作用并不总是由单个基因决定，而是经常由多个基因编码的蛋白在药物代谢、分布、起效等方面相互作用产生的综合结果。假设一药物的效应由两个不同的多态性基因决定：其中一个编码药物代谢酶，不同基因型的产物代谢能力存在差异，从而使个体间血药浓度不同；另一个编码的是药物作用的受体，因此不同基因型的受体敏感性不同，使同一药物浓度下个体间反应不同。两种不同的基因型组合，形成药物作用的复杂结果。

21世纪后，基因组、蛋白组和代谢组等组学理论与技术取得极大发展，这使得遗传药理学研究由单基因变异向多基因、多位点变异对药物作用特异性研究方向发展。遗传药理学的发展需要多学科的交叉和合作，除人类基因组学的DNA序列资料以外，还需毒理学、环境生态学、生物信息学甚至免疫学等多门学科的参与，达到个体化医学的目标依然面临严峻的挑战。利用人类基因组图谱发展临床药物治疗模式是一条漫长的道路，许多基因和基因产物蛋白在疾病治疗过程中的作用尚待查明。

三、遗传多态性的基本概念

遗传多态性（genetic polymorphism）是指在一个生物群体中，同时和经常存在两种或两种以上的基因型（genotype）或等位基因（allele），亦称基因多态性，是发生率等于或大于1%的常见遗传性变异。基因多态性是自然选择进化的基础，也是决定药物反应差异性、人体对疾病的易感性和疾病临床表现的多样性的重要因素。人类基因多态性来源于基因组中重复序列拷贝数的不同、单拷贝序列的变异，以及双等位基因的转换或替换。基因多态性通常分为三大类：DNA 限制性片段长度多态性、DNA 重复序列多态性、单核苷酸多态性。

（一）DNA 限制性片段长度多态性

DNA 限制性片段长度多态性（restriction fragment length polymorphism，RFLP），即由于单个碱基的缺失、重复和插入所引起限制性内切酶位点的变化，而导致 DNA 片段长度的变化，又称限制性片段长度多态性，是一类比较普遍的基因多态性。

（二）DNA 重复序列多态性

DNA 重复序列多态性（repeat sequence polymorphism，RSP），特别是短串联重复序列，如小卫星（minisatellite）DNA 和微卫星（microsatellite）DNA，主要表现在重复序列拷贝数的变异。小卫星 DNA 由 15~65 bp 的基本单位串联而成，总长通常不超过 20 kb，重复次数在人群中是高度变异的。微卫星 DNA 的基本序列只有 1~8 bp，而且通常只重复 10~60 次。

（三）单核苷酸多态性

单核苷酸多态性（single nucleotide polymorphism，SNP），是指在基因组水平上由单个核苷酸的变异所引起的 DNA 序列多态性。这种变异可由单个碱基的转换（transition）或颠换（transversion）所致，也可由碱基的插入或缺失所致。但通常所说的 SNP 并不包括后两种情况。通常所说的 SNP 都是二等位多态性的。这种变异可能是转换（C↔T，在其互补链上则为 G↔A），也可能是颠换（C↔A，G↔T，C↔G，A↔T）。它是人类可遗传的变异中最常见的一种，占所有已知多态性的 90% 以上。SNP 在人类基因组中广泛存在，平均每 500~1 000 个碱基对中就有 1 个，估计其总数可达 300 万个甚至更多，其中有 6 万多个位于基因的编码区。

等位基因是指位于一对同源染色体的相同位置上控制着相对性状的一对基因。自然群体中往往有一种占多数座位的等位基因，称为野生型基因。目前的研究是把从大自然中获得的个体，也就是非人工诱变的个体作为野生型，那么它所携带的就是野生型基因。与之相对的是突变型基因。如果个体有一个等位基因发生突变或缺失，称为突变杂合子。若两个等位基因均发生突变，则称为突变型基因的纯合子。

基因型又称遗传型，指生物的全部遗传物质（基因）组成，但一般只表示个别或少数基因位点上的等位基因的组成。表型指生物体个别或少数性状以至于全部性状的表现。基因型是生物体在适当环境条件下发育表型的内因；表型则是基因型和环境条件共同作用的结果。表型反映的是个体之间药物反应差异的最终结果，而基因型是药物反应差异产生的根本原因。

四、遗传因素与药物反应

药物反应存在明显的个体差异，即不同的亚群和个体对同一种药物的反应是不一样的。不同的亚群和个体对药物的反应受遗传因素的影响。据估计，在药物代谢和药物效应中有 20%~95% 的差异是由基因引起的。

在药动学过程或药效学过程中遗传因素的变化可导致药物反应的个体

知识拓展 9-1

差异。药物代谢酶的基因多态性和药物转运体的基因多态性可分别引起各自肝药酶活性的改变、药物代谢酶的诱导或抑制的改变和药物在体内的处置和排泄的改变，从而影响各自的底物和药物的血浆浓度，成为导致药物反应个体差异的重要原因。药物受体的基因多态性和药物靶点的基因多态性可分别导致药物受体敏感性和亲和力的改变及药物与靶蛋白间的相互作用的改变，从而影响药物效应。

药物的总效应并不是单基因性状，而是由多种基因编码的参与药物代谢、药物转运和药物效应的多种蛋白的若干基因决定的。因此，在评价药物在个体中产生的总效应时，应综合考虑各种影响因素。在应用某种药物时，如果代谢这种药物的酶基因或转运这种药物的转运体基因发生变异，不同个体可能产生显著不同的血药浓度，引起浓度依赖性效应差异；相应地，如果药物作用位点（受体）基因和药物靶点基因发生变异，则个体即使面对同一种血药浓度，也会发生作用位点基因型依赖性效应差异。多数药物效应是由几种基因产物相互影响共同决定的。

思考题 1：基因多态性分几类？

第二节　药物的基因多态性

药物在体内的生物转化包括 I 相反应和 II 相反应两个过程。参与 I 相反应的主要药物代谢酶为细胞色素 P450。I 相药物代谢酶主要包括 CYP 酶系、脱氢酶、氧化还原酶和酯酶等。它们能使药物发生氧化、还原和水解，生成极性高的代谢物，从而易于排出。目前已克隆出 CYP 酶系 57 个基因，其中参与药物代谢的主要是 CYP1、CYP2 和 CYP3 家族。不同的同工酶具有不同的底物特异性，其中 CYP3A，CYP2C，CYP2D 和 CYP2E 亚家族几乎代谢了 90% 的药物。细胞色素 P450 的不同基因型可影响其对药物的代谢能力，产生超强代谢者（ultra-extensive metabolizers，UEM）、强代谢者（extensive metabolizers，EM）、中代谢者（intermediate metabolizers，IM）和弱代谢者（poor metabolizers，PM）四种不同表型，因此，相同药物常规剂量用于不同个体会产生不同的药理效应和毒副反应。

参与 II 相反应的主要药物代谢酶有 N-乙酰转移酶、尿苷二磷酸-葡萄糖转移酶、甲基转移酶和谷胱甘肽-s-转移酶等。它们能使药物及其 I 相代谢物与内源性物质如葡糖醛酸、甘氨酸、硫酸和醋酸等结合，生成具有高度极性的结合物而排出。

目前，遗传药理学领域研究得比较清楚的较重要的多态性药物代谢酶包括 CYP 超家族中的 CYP2C9、CYP2C19 和 CYP2D6，N-乙酰转移酶（N-acetyl transferase，NAT）和硫嘌呤甲基转移酶（thiopurine S-methyl transferase，TPMT）等。

一、细胞色素 P450 的基因多态性

（一）CYP2C9 基因多态性

CYP2C9 在药物代谢中参与 S-华法林、苯妥英钠、甲苯磺丁脲、氯沙坦、依贝沙坝、格列吡嗪、氟伐他汀、托塞咪、三甲双酮及非甾体抗炎药如双氯芬酸和布洛芬的代谢，还参与一些前药如环磷酰胺和前致癌物质的激活。部分激素和内源性物质也是它的底物，如孕酮、

睾酮、花生四烯酸和亚油酸等。

CYP2C9 基因位于人染色体 10q24.2，全长约 50.71 kb，有 9 个外显子和 8 个内含子。迄今以野生型 CYP2C9*1 和突变型 CYP2C9*2、CYP2C9*3 最为常见，目前研究最多的是 CYP2C9*2 和 CYP2C9*3。不同人群 CYP2C9*2 和 CYP2C9*3 基因突变频率不同，且差异明显，如白种人突变发生率高于黄种人和黑种人。白种人中*2 等位基因发生率为 21.8%；在亚洲，中国人和日本人野生型（*1）等位基因频率都在 95% 以上，*3 突变型较少，未发现*2 突变型等位基因。CYP2C9*2 和 CYP2C9*3 可使 CYP2C9 活性下降 90% 和 95%。

CYP2C9 表型多态性特征随人种和应用指标的不同而异。根据甲苯磺丁脲的消除速率常数将人群分为三态。随后研究根据苯妥英羟化指数将白种人分为强、弱代谢者的两态分布，弱代谢者占 8%；但是，以甲苯磺丁脲尿代谢率为指标研究澳大利亚白种人的 CYP2C9 时却无两态分布，中国人的 CYP2C9 表型成单态分布。

CYP2C9 活性可被卡马西平、苯巴比妥和利福平等诱导，但它们不是 CYP2C9 的特异性诱导剂。CYP2C9 也可被许多药物如磺胺、安替比林、双香豆素、氯霉素、替尼酸、苯溴马隆、西咪替丁、保泰松、胺碘酮、唑类抗真菌药物和选择性 5-HT 再摄取抑制剂等抑制。无论是诱导作用还是抑制作用均缺乏与基因型相关的研究。

CYP2C9 底物的体内代谢与其基因型相关。例如，华法林的 CYP2C9 的基因多态性与其代谢能力有关。研究表明，*2 和*3 的突变都可使患者的代谢能力减弱，*3 的突变使代谢能力减弱的程度更大。野生型纯合子（*1/*1）患者所需华法林剂量最大，其余的杂合子及*2/*2 纯合子患者所需剂量居中，而*3/*3 纯合子患者所需剂量最小，后者在治疗初期和维持治疗过程中出血的风险增加，比野生型发生出血并发症的风险高出 4 倍。在土耳其人和日本人中发现*2 和*3 杂合子个体服用苯妥英后 12 h 血药浓度比正常人高 30%，而有*3 纯合子个体的苯妥英的口服清除率降低 79%。CYP2C9*3 纯合子个体对甲苯磺丁脲和格列吡嗪的体内口服清除率较正常人低 80%，或者其半衰期延长 3~4 倍。

此外，苯妥英钠、苯巴比妥、丙戊酸的血药浓度在 CYP2C9 变异基因携带者中增高。CYP2C9 变异基因携带者应该减少药物剂量，尽可能减少和避免药物不良反应的发生。作为前药的氯吡格雷在仅存在 CYP2C9 变异的情况下，其 E_{max} 和 AUC 相对于野生型有显著下降趋势。

案例思考9-1

患者，女性，48 岁，身高 150 cm，体重 47 kg。胸闷 20 余年，加重 1 周入院治疗。入院体格检查：体温 36.0 ℃，脉搏 65 次/分，呼吸 18 次/分，血压 125/70 mmHg，心率 100 次/分，律齐，主动脉听诊区可闻及 4/6 级收缩期喷射样杂音。心脏多普勒超声检查：心脏瓣膜病，主动脉瓣二叶瓣畸形伴中度狭窄。临床诊断为主动脉瓣中度狭窄。入院后第 7 天行主动脉瓣机械瓣膜置换术。患者术前做华法林基因型检测：细胞色素 P4502C9（CYP2C9）*3/*3 和维生素 K 环氧化物还原酶复合体亚单位 1（VKORC1）-1639AA。术后第4天，给予华法林抗凝治疗。依据基因检测结果，患者CYP2C9*3发生纯合突变，对华法林的敏感性增加，其相关出血风险也明显增加，宜采用较低剂量。结合患者基因型并依据美国食品药品监督管理局用药指南，临床药师建议华法林初始剂量为0.5～2 mg/d，并将患者基因型及相关临床信息代入国际华法林药物基因组学联盟（International Warfarin Pharmacogenetics Consortium，IWPC）建立的IWPC模型，推荐华法林维持剂量为0.77 mg/d，并嘱咐严密监测凝血酶原时间（prothrombin time，PT）和国际标准化比值（international normalized ratio，INR），观察患者有无出血等不良事件发生。医嘱采纳，华法林初始剂量给予1.25 mg/d，连续服用3天后检测PT/INR为15.9 s/1.28。患者PT/INR较术前（11.3 s/0.98）有所上升，华法林可被调整进入维持剂量。建议华法林0.625 mg和1.25 mg交替服用。患者连续服用4天后，检测PT/INR为21.1 s/1.77。临床药师认为患者INR达到目标强度范围（1.6～2.2），遂建议华法林维持0.625 mg和1.25 mg交替服用。患者出院后仍按此剂量交替服用，临床药师予以出院随访。出院后第7天，复查PT/INR为20.9 s/1.82，临床药师建议继续给予华法林0.625 mg和1.25 mg交替服用。仅7天后，再次检测PT/INR为20.7 s/1.83，临床药师认为该患者华法林血药浓度已经达到稳态，抗凝方案维持不变。

案例解析9-1

（二）CYP2C19基因多态性

CYP2C19又称S-美芬妥英羟化酶。CYP2C19的底物有奥美拉唑、普萘洛尔、地西泮、氯胍、丙米嗪、黄体酮、巴比妥类等。此外，去甲西泮、阿米替林、氯丙咪嗪、西肽普兰和吗氯贝胺等药物的氧化也由CYP2C19介导。

CYP2C19基因位于染色体10q24，全长约55.93 kb，包含9个外显子和5个内含子。除了野生型等位基因CYP2C19*1外，存在CYP2C19*2～CYP2C19*28等多种突变等位基因，其中CYP2C19*2和CYP2C19*3为CYP2C19基因的主要突变体。

CYP2C19基因多态性分布具有明显的种族和地域差异。西方白种人PM发生率为3%～5%，而东方人PM发生率为13%～23%。中国人和日本人PM的发生率分别为17.4%和22.5%，两人群无统计学差异，但日本人的CYP2C19活性显著高于中国人。在中国人（汉族、白族、侗族、傣族）中，傣族人群PM发生率显著低于其他民族，EM中CYP2C19活性汉族高于侗族、傣族，与白族相似。

CYP2C19基因突变不仅影响CYP2C19的活性，而且影响CYP2C19的抑制和诱导。用利福平、泼尼松或戊巴妥对受试者进行诱导，细胞色素P450的活性显著提高，代谢其他药物如环己烯巴比妥、S-美芬妥英等的速率明显加快。而服用抑制性药物如乙苯妥英、酮康唑、甲氰胺等，则可抑制细胞色素P450的活性。在EM纯合子中，利福平对CYP2C19的诱导作用比在EM杂合子中强。除此之外，苯妥英和巴比妥类药物也是CYP2C19的诱导剂。

CYP2C19基因多态性对酶活性的影响显示出基因剂量效应，表现为野生型纯合子高于

第九章　遗传药理学与临床合理用药

野生型杂合子，更高于突变等位基因纯合子。研究发现，地西泮、去甲地西泮和舍曲林的代谢依赖于CYP2C19的基因型，并有显著差异。临床研究证明，奥美拉唑合用阿莫西林等抗生素治疗幽门螺旋杆菌感染性消化道溃疡患者与CYP2C19基因多态性有关，PM和EM杂合子愈合率明显高于EM纯合子，CYP2C19酶缺陷可能会加重临床药物毒副反应，突变等位基因CYP2C19*2可能与特罗地林严重心脏副反应发生有关。

氯吡格雷本身无活性，必须通过CYP2C19代谢，才能转化为具有药效的活性代谢物，具有抗血小板聚集的作用。中国人CYP2C19慢代谢者（约14%）使用氯吡格雷无效或效果欠佳，造成这部分人在不明原因的情况下服用氯吡格雷后依然处于心脏病发作、卒中以及死亡的高风险中。因此，建议医生可以通过检测CYP2C19的基因型来了解氯吡格雷的代谢能力。氯吡格雷慢代谢者可选用其他抗凝血药物。

> **案例思考9-2**
>
> 患者，男性，76岁，身体质量指数为23.4 kg/m²，因反复胸闷胸痛2月余入院。患者2个月前因发作性胸闷痛在本院行经皮冠状动脉介入治疗（percutaneous coronary intervention，PCI）术，于前降支植入药物支架2枚，术后给予标准剂量阿司匹林和氯吡格雷、阿托伐他汀、美托洛尔、培哚普利进行规律冠心病二级预防治疗，但患者仍有胸闷胸痛发作。为进一步诊治，医生将该患者收入院，临床诊断为冠心病、心绞痛、PCI术后高血压病3级（极高危）。入院后医生继续给予上述药物治疗，查得血小板聚集率为58.6%。试分析如何通过基因多态性检测进行用药干预。
>
> 案例解析9-2

（三）CYP2D6基因多态性

CYP2D6仅占肝脏中CYP总量的1%~2%，但已知经其催化代谢的药物多达80余种。CYP2D6参与β受体阻断药（如美托洛尔、普萘洛尔等）、抗心律失常药（如奎尼丁、普罗帕酮和美西律等）、抗高血压药（如异喹胍、胍生等）、镇痛药（如可待因、曲马多），以及抗抑郁药（如阿米替林、丙米嗪和帕罗西汀）等50多种药物的氧化代谢。

编码CYP2D6的基因位于22号常染色体上，CYP2D6基因有9个外显子，8个内含子，共编码497种氨基酸。CYP2D6酶缺陷为常染色体隐性遗传，由CYP2D6的2个等位基因控制。CYP2D6基因型有突变型纯合子（m/m，PM）、杂合子（wt/m，EM）和野生型纯合子（wt/wt，EM），迄今发现的CYP2D6等位基因为CYP2D6*1~CYP2D6*44。

携带两个以上活性等位基因（CYP2D6*1或CYP2D6*2）者称为超强代谢者，携带1个正常有活性等位基因者称为强代谢者，携带2个导致酶活性降低的等位基因（CYP2D6*10）者称为中代谢者，携带2个无活性等位基因（CYP2D6*3，CYP2D6*4）或基因缺失（CYP2D6*5）者称为弱代谢者。我国的研究资料显示，在汉族、蒙古族、藏族、维吾尔族、壮族、侗族、苗族和傣族中弱代谢者发生率为0~1.7%，其中汉族为0~1%，藏族为

1.52%，维吾尔族为0.63%，蒙古族为0.81%，侗族为0.8%，苗族为0。比较汉族、白族、侗族、傣族及苗族强代谢者中CYP2D6的活性，结果有显著差异。

CYP2D6的基因多态性研究最早源自神经节阻断药物异喹胍的代谢。异喹胍是20世纪用于治疗高血压的药物，临床发现部分患者在应用该药进行治疗时出现过度低血压的现象。后来的研究发现，异喹胍经肝CYP2D6代谢生成4-羟异喹胍后经尿排泄，而少部分个体尿液中检测不到或只能检测到微量的4-羟化异喹胍。马哈古卜（Mahgoub）等通过分析4-羟化异喹胍与异喹胍的代谢比值，首次发现异喹胍的4-羟化代谢在人群中呈二态分布，有EM和PM之分，PM在白种人中的发生率高达5%~10%，在黄种人（中国人和日本人）中为1%，而在黑种人中为0~2%。

甲氧氯普胺是一种临床常用的止吐药。对17名汉族健康志愿者的研究发现，甲氧氯普胺对CYP2D6的活性具有抑制作用。在CYP2D6*1/*1和CYP2D6*10/*10两组基因型的个体中，代谢率（母药/代谢物，MR）变化的百分比分别为74.65%和40.2%，抑制程度存在显著差异，抑制效应在基因型CYP2D6*1/*1中更为显著，即抑制作用也存在明显的基因剂量效应。

卡维地洛是临床常用的α、β受体阻断药。研究发现，R-卡维地洛在异喹胍PM中的清除率为（38.9±8.6）L/h，而异喹胍EM中R-卡维地洛的清除率为（119.2±26.9）L/h，S-卡维地洛在异喹胍PM中的AUC为（104.04±19.95）（ng·h）/ml，而异喹胍EM中S-卡维地洛的AUC为（72.7±11.4）（ng·h）/ml。这一结果表明，CYP2D6基因型显著影响卡维地洛的代谢。

CYP2D6基因多态性大多导致CYP2D6活性缺失，成为PM，如CYP2D6*4、CYP2D6*5和CYP2D6*41；CYP2D6活性降低，成为IM，如CYP2D6*10和CYP2D6*17；也有部分多态性表现为CYP2D6基因多拷贝（通常可达3~13个拷贝），导致酶活性增高，成为UM；而基因型为野生型者酶活性正常，为EM。CYP2D6多态性的种类在不同种族间也存在一定的差异。

在应用经CYP2D6代谢的药物时：PM个体药物代谢能力减弱，血药浓度升高，更容易出现药物毒性反应，而EM或UM个体可能由于血药浓度降低而不产生疗效。例如，CYP2D6 PM个体应用常规剂量的5-HT再摄取抑制剂文法拉辛和三环类抗抑郁药后不良反应的发生率明显高于EM个体。此外，CYP2D6也催化可待因生成镇痛作用更强的吗啡。治疗剂量的可待因应用于CYP2D6 PM个体可能不能发挥镇痛作用，而CYP2D6 UM个体易出现与吗啡类似的不良反应。

> **案例思考9-3**
>
> 患者，女性，41岁，服用喹硫平600 mg/d而症状仍然无法控制，方案遂被改为喹硫平750 mg/d和利培酮8 mg/d。2天后患者出现大量出汗、肌张力增高及意识变化，同时肌酐磷酸激酶升高到2 225 U/L。临床诊断为神经阻滞剂恶性综合征（neuroleptic malignant syndrome，NMS）。请问应对患者采取何种措施进行诊治。
>
> 案例解析9-3

（四）CYP3A 基因多态性

CYP3A 主要存在于肝脏和小肠，约占肝脏 CYP 总量的 30%，为肝脏和体内含量最为丰富的代谢酶，介导了 50% 经 CYP 超家族代谢的药物。它还参与一些内源性物质的代谢和前致癌物质的激活。人类的 CYP3A 亚家族在内、外源性物质的代谢清除中起主要作用，它的代谢底物的数量远远多于其他生物转化酶。CYP3A 的表型存在显著的个体差异。机体不同的生理因素、疾病状态、环境因素（包括吸烟、饮食和药物）和遗传变异等均可影响 CYP3A 的表型。

此外，研究还发现 CYP3A 活性高的个体患乳腺癌的风险高于活性低的个体。另有研究表明，CYP3A4 野生型比突变型的个体对于化疗（如鬼臼毒素等）所致的白血病有更高的发生率，这被认为与野生型增加导致 DNA 损伤的反应中间物的产生有关。目前测定 CYP3A 表型多态性的方法有多种。硝苯地平、奎尼丁、芬太尼、西沙比得等都被认为可用作体内 CYP3A 活性的探针。CYP3A 包括 4 个主要成员：CYP3A4，CYP3A5，CYP3A7 和 CYP3A43，它们均存在多种基因多态性。

编码 CYP3A4 的基因位于染色体 7q21.3～22.1，编码区域包含 13 个外显子和 12 个内含子，主要调控其转录及表达的结构区位于 5′端，长约 27 kb。研究发现，CYP3A4 基因有 30 多种多态性，其突变等位基因已有 CP3A4 * 2～CYP3A4 * 19。但是和 CYP2D6 或 CYP2C19 不同，CYP3A4 的这些 SNPs 中没有可以导致酶功能丧失或显著降低的突变。CYP3A4 * 不会导致 CYP3A4 底物代谢的改变，但是可能和前列腺癌、继发型白血病和青春期提前有关。有学者认为，CYP3A4 * 和 CYP3A5 * 之间的连锁不平衡是造成 CYP3A 表型多态性的主要因素。

CYP3A5 基因位于人类第 7 号染色体，全长 31.8 kb，有 13 个外显子，编码 502 个氨基酸。CYP3A5 野生型定义为 CYP3A5 * 1，携带至少一个 CYP3A5 * 1 等位基因的个体才可正常表达 CYP3A5 蛋白。CYP3A5 的表达在人群中呈多态分布。CYP3A5 * 3/* 3 纯合子的肝微粒体表达 CYP3A5 的水平很低，表现为咪达唑仑的代谢活性降低。CYP3A5 作为唯一表达于肝外的 CYP3A5，它的多态性表达可能与某些组织，如肺、肾、前列腺、乳腺的疾病易感性以及类固醇和外源性物质在这些组织的代谢有关。

二、非细胞色素 P450 I 相药物代谢酶基因多态性

人体内其他非细胞色素 P450 I 相药物代谢酶主要包括乙醇脱氢酶、乙醛脱氢酶、含黄素单氧化酶和二氢嘧啶脱氢酶等。下面重点介绍乙醇脱氢酶和乙醛脱氢酶。

（一）乙醇脱氢酶

乙醇在体内主要由乙醇脱氢酶（alcohol dehydrogenase，ADH）和 CYP2E1 水解成乙醛和甲酮，乙醛继而由乙醛脱氢酶（aldehyde dehydrogenase，ALDH）水解生成乙酸。科研人员现已发现至少有 5 种 ADH 结构基因，它们产生 8 个多肽亚单位，这些亚单位再组合成不同的 ADH 聚体。ADH 能够代谢地高辛、洋地黄毒苷等洋地黄化合物。因此，乙醇能够通过竞争 ADH 显著阻碍强心苷的氧化，使强心苷浓度过高而引起心脏毒性。

ADH 基因多态性：人类 AHD 基因位于 4 号染色体的长臂，可编码同源或异源二聚体的

ADH 同工酶，其中 ADH1～ADHD3 基因密切相关。ADH2 和 ADH3 基因位点存在多态性。ADH2 基因存在明显的种族差异。英国人 ADH2 等位基因频率为 5%～10%、德国人为 9%～14%、瑞士人为 20%，而东方人高达 85%。ADH2*1 为野生型等位基因，无活性；突变型 ADH2*2（G143A）具有 ADH 活性。在欧美人群中，ADH2*1 等位基因频率在 85% 以上。在亚洲人中，ADH2*2 等位基因频率在 85% 以上。所以，亚洲人饮酒后易使乙醇代谢为乙醛而发生脸红、头晕等反应。ADH2 基因多态性与酗酒有关。ADH2*1/*1 基因型在酗酒者中的发生频率远高于健康对照组；而在酗酒者中，ADH2*2/*2 基因型者发生肝硬化的危险性更高，比值（odds ratio，OR）为 4.6。最近，日本科学家发现食管鳞癌患者中 ADH2*1/*1 发生频率明显高于健康对照组；具有 ADH2*1/*1 和 ADH2*1/*2 联合突变的个体发生食管鳞癌的危险性更高，OR 值高达 17.9。最近的研究还证明，ADH2*3 是非洲裔美国人中唯一的等位基因，它与妊娠期妇女饮酒所致的低婴儿发育指数相关。

ADH3 基因有野生型 ADH3*1 和突变型 ADH3*2（G1048A）两种。在欧美白种人中，ADH3*1 等位基因频率为 50%～60%，亚洲人高达 95%。ADH3 多态性与饮酒相关，携带 ADH3*2 等位基因的慢代谢个体易产生酒精依赖，导致酒精中毒。

（二）乙醛脱氢酶

乙醛脱氢酶的生理意义在于它对乙醛的解毒作用。现发现至少存在 7 种不同基因编码的 ALDH，但只有 ALDH1 和 ALDH2 才被认为是"真"ALDHs。

ALDH 基因位于 12 号染色体（12q24.2），它的主要多态性是 rs671，即位于外显子 12 的 G1510A。正常的等位基因记为 ALDH2*1，单碱基突变的等位基因记为 ALDH2*2。突变基因翻译出的酶中，残基 487 的谷氨酸变为赖氨酸，造成催化活性基本丧失。ALDH2 有野生型 ALDH2*1 和突变型 ALDH2*2（G1510A）两种等位基因。野生型 ALDH2*1/*1 具有 ADLH 酶活性，而突变型 ALDH2*1/*2 和 ALDH2*2/*2 不具有 ADLH 酶活性，该基因型的个体饮酒可使乙醛氧化为乙酸的过程延缓。ALDH2 多态性存在明显的种族差异。朝鲜人 ALDH2*1 和 ALDH2*2 的发生频率分别为 84% 和 16%；日本人为 73% 和 27%。

ALDH 的临床意义在于它对乙醛的解毒作用。具有 ALDH2 基因突变的个体，如果大量酗酒，会引起严重的肝损伤和肝病。习惯性饮酒的 ALDH2 缺损个体，外周淋巴细胞姐妹染色单体交换的发生率明显高于每天饮酒的 ALDH2 正常者。ADH3 和 ALDH2 活性正常的人产生乙醇相关器官损害的危险性高于活性异常者。ALDH2 基因多态性与肿瘤的发生有一定的相关性。

ALDH2 基因多态性与硝酸甘油疗效相关性的研究发现，突变型基因 ALDH2*2 与患者使用硝酸甘油的疗效降低有很大的相关性。突变型基因 ALDH2 的硝酸酯酶活性会降低，使硝酸甘油无法产生一氧化氮，难以发挥药效。在亚洲人中，30%～50% 的个体携带 ALDH2 突变基因。正常剂量的硝酸甘油对部分突变者起效慢，应换药或联用其他抗心绞痛药物。对乙醇的脸红反应也可作为这一基因突变的简单指示标志。ALDH2 基因单核苷酸多态性与饮酒是否脸红及硝酸甘油治疗心绞痛的疗效相关。对饮酒无脸红的冠心病患者，硝酸甘油有效率较高，可能与 ALDH2*1 活性高有关。

ALDH2 野生型不仅能够抑制心肌细胞凋亡，发挥心肌保护作用，还能够减少体内的氧化应激，减缓动脉粥样硬化进展，增加斑块的稳定性，减少心肌梗死；而 ALDH2 缺失型则会通过增加体内的氧化应激加重高血压，成为高血压的危险因素。ALDH2 野生型可能通过乙醛脱氢酶 2 的硝酸酯酶活性产生更多的一氧化氮，使血管内皮发生损伤，从而增加脑梗死的发生率。

三、Ⅱ相药物代谢酶基因多态性

（一）乙酰基转移酶（NAT）多态性

人类 NAT 基因有三种：NAT1，NAT2 和假基因 NAT3。按照新的命名法，NAT1 为 NAT1 * 3，NAT2 为 NAT2 * 4，其在人类肝脏中的含量随乙酰化表型而异，NAT2 位点即传统的人类乙酰化多态性的位置。

NAT1 和 NAT2 被定位于人染色体 8p21.1~23.1，分子质量分别是 33 kDa 和 31 kDa。NAT1 主要呈单态性，代谢对氨基水杨酸（PAS）和对氨基苯甲酸（PABA）。NAT2 则呈多态性，代谢异烟肼、磺胺二甲嘧啶和普鲁卡因胺等。因此，异烟肼、磺胺二甲嘧啶、肼屈嗪等在人体内的乙酰化代谢呈多态性，而 PAS 和 PABA 的乙酰化代谢呈单态分布。

NAT1 的等位基因有 NAT1 * 3（C1095A）、NAT1 * 4（功能相关性等位基因 T1088 和 C1095）、NAT1 * 10（T1088A，C1095A）、NAT1 * 11（9 bp 缺失）、NAT1 * 14（G460A）、NAT1 * 15（C559T）和 NAT1 * 17（C190T）等。其中 NAT1 * 4 为正常的野生型等位基因；NAT1 * 3 不引起 NAT1 蛋白结构的改变，与 NAT1 * 4 编码的蛋白也没有功能上的区别；NAT1 * 10 和 NAT1 * 7 代表高活性的突变等位基因；NAT1 * 14、NAT1 * 15 和 NAT1 * 17 代表低活性的突变等位基因。通常 NAT1 * 10 和 NAT1 * 11 的纯合子和杂合子被认为是快型乙酰化代谢者，而其余等位基因的组合被认为是慢型乙酰化代谢者。在不同人群中 NAT1 等位基因发生频率存在种族差异。许多研究结果进一步表明 NAT1 的快型基因 NAT1 * 10 与膀胱癌和结肠癌易感性呈正相关，而与肺癌易感性呈负相关。

NAT2 野生型等位基因为 NAT2 * 4，突变等位基因有 NAT2 * 5A~I、* 6A-E、* 7A，B、* 10、* 11A，B、* 12A~D、* 13、* 14A~C，NAT2 * 14 几乎只存在于黑种人中，其他人种中少见。快型乙酰化代谢者的基因型为 NAT2 * 4 的纯合子或杂合子，慢型乙酰化代谢者的基因型为各种突变等位基因的组合。

（二）硫嘌呤甲基转移酶基因多态性

硫嘌呤甲基转移酶（thlopurina methyltransferase，TPMT）是灭活抗白血病药物 6-巯基嘌呤（6-MP）的药物代谢酶，其活性表现出基因多态性。TPMT 遗传变异是导致其酶活性降低的主要原因。正常活性的 TPMT 由 TPMT * 1 等位基因编码，导致 TPMT 活性下降的 TPMT * 2、TPMT * 3A、TPMT * 3B、TPMT * 3C 主要为 SNP 或单倍型。野生型纯合子个体具有正常的 TPMT 活性，杂合子个体的 TPMT 活性降低，而突变纯合子的 TPMT 活性极低甚至缺乏。中国人中 TPMT * 3 杂合子基因型频率约 2.2%，未检测到 TPMT * 2 等位基因。

巯嘌呤类药物如 6-巯基嘌呤（mercaptopurine，6-MP）、6-硫鸟嘌呤（thioguanine，6-TG）和硫唑嘌呤（azathioprine，AZP）等是一类具有免疫抑制作用的抗代谢药。6-TG 和 6-MP 常用于恶性肿瘤的化疗，AZP 则主要用于自身免疫性疾病及器官移植患者。AZP 作为前体药物在肝脏经谷胱甘肽转移酶转化为 6-MP。6-MP 经次黄嘌呤 - 鸟嘌呤磷酸核糖转移酶代谢为巯基次黄嘌呤单磷酸盐（thioinosine monophosphate，TIMP），后者再经过一系列的过程代谢为活性代谢物 6-硫鸟嘌呤核苷酸（6-thioguanine nucleotide，6-TGN）后发挥抗肿瘤作用。6-MP 也可经 TPMT 代谢为无活性的 6-甲巯基嘌呤（6-methyl MP，6-MMP）。TPMT 的活性与红细胞及造血组织中 6-MP 活性代谢物 6-TNG 的水平呈负相关。TPMT 活性降低可使巯嘌呤类药物的造血系统毒性（严重的骨髓抑制）增加。

美国食品药品监督管理局已批准在 6-MP、6-TG 和 AZP 的药品说明书中增加在用药前进行 TPMT 基因多态性检测的建议。中国专利信息中心建议 TPMT 低酶活性基因型患者在接受 6-MP 治疗时减少用药剂量，杂合子基因型个体起始剂量为常规剂量的 30%～70%，突变纯合子个体将剂量减少至常规剂量的 1/10，或 1 周 3 次给予常规剂量的药物，或换用其他药物，以避免发生严重的造血系统毒性；TPMT 活性极高的患者接受常规剂量的 6-MP 治疗时可能达不到治疗效果。

思考题 2：CYP2C9 基因多态性的特点是什么？如何根据 CYP2C9 基因多态性指导临床上华法林的合理用药？

第三节　药物转运体的基因多态性

随着人类基因组测序的完成，通过对药物转运体的研究，许多重要的药物转运体已被克隆，分子机制研究已取得了重大的进步。这些转运体参与了各种组织的药物转运，是药动学的重要决定因素。

一、ABC 转运蛋白

多药耐药现象（multidrug resistance，MDR）的产生是由于位于细胞膜上的一系列 ATP 结合的盒式膜转运蛋白（adenosine triphosphate-binding cassette transporters，ABC 转运蛋白）家族成员［其中主要为 P-糖蛋白（ABC）及 MRP（multidrug resistance-associated protein）家族］，将药物从细胞内转运出去。两者结构相似，但转运的底物不同。P-糖蛋白家族主要转运疏水性的阳离子化合物。MRP 家族主要转运疏水性的非带电化合物，也转运水溶性的阴离子化合物。ABC 又名 P-糖蛋白（P-glycoprotein，P-gp）、多药耐药蛋白-1（multidrug resistance1，MDR1），是最早在肿瘤细胞中发现的转运蛋白，可以导致肿瘤对抗癌药物出现多药耐药现象。编码 P-糖蛋白的基因 MDR1 位于 7q21～23，是第一个被发现的多药耐药基因。多药耐药蛋白-1 因其氨基酸上带有两个糖基化的结构，故又叫 P-糖蛋白。

P-糖蛋白除了在肿瘤细胞有分布外，在人体正常组织如肝、肾、肠道、胎盘、血脑屏障、血-睾屏障、淋巴细胞系、心脏内小动脉、毛细血管等部位也有分布。

P-糖蛋白的功能可归纳为三方面：

（1）P-糖蛋白是一种细胞膜 ATP 依赖泵，可结合并以耗能方式排出多种药物，降低细胞内药物浓度而产生耐药性。

（2）P-糖蛋白可能是钙离子通道的一部分。钙调蛋白抑制剂及其他钙通道阻滞药可与 P-糖蛋白结合，提高细胞内的药物浓度，增加 MDR 细胞对抗癌药物的敏感性。

（3）P-糖蛋白被认为是自然或人工环境中细胞防御毒物的一道生理屏障。P-糖蛋白可向细胞外排出食物中的天然毒物、内源性代谢物和细胞毒性物质。

P-糖蛋白的作用底物范围非常广泛，包括抗肿瘤药放线菌素D、依托泊苷、紫杉醇、阿霉素、柔红霉素、伊立替康、丝裂霉素C等。其基因多态性可以显著地影响药物的处置，是药物浓度存在个体差异的另一个重要原因。关于P-糖蛋白的基因多态性与抗肿瘤药物的临床疗效的研究报道较多。用阿霉素、长春新碱和依托泊苷等化疗后的急性淋巴细胞白血病患儿中，TT3435、CT3435型患儿比CC3435型患儿中枢神经系统复发的危险性显著降低（尽管这些患者同样存在着较高的治疗失败的危险）。因为阿霉素、长春新碱和依托泊苷等是ABC的底物，TT3435、CT3435型患儿血脑屏障上ABC表达水平较低，外排功能下降，使这些药物能顺利通过血脑屏障进入脑内，因而能够获得较好的治疗效果。关（Kwan）等研究发现脑毛细血管内皮细胞或癫痫病灶区P-糖蛋白表达增高，引起抗癫痫药物外排增强，致使脑内局部达不到有效药物浓度，这是抗癫痫药物产生多药耐药现象的重要原因之一。西迪基（Siddiqui）等对癫痫耐药患者的临床观察发现，CC3435型个体在癫痫耐药患者中的比例远较药物敏感者中的比例高，而TT3435型个体在癫痫耐药患者和药物敏感者中所占比例正好相反。研究说明，P-糖蛋白基因型及P-糖蛋白的表达水平是影响及导致药物耐药的重要因素之一。

到目前为止，已发现的P-糖蛋白的SNP有48个，其中47个具有两个可替换的核苷酸。在48个SNP中，共发现64种单倍型，其中ABC*13（包括1236C>T，2677G>T，3435C>T和三个内含子突变）的发生频率最高。P-糖蛋白多态性的分布存在明显的种族差异。61A>G，1199G>A，1236C>T，3435C>T等在白种人中的发生频率是黑种人的2倍。非裔人中3435C等位基因的发生频率是73%~84%，欧裔和亚裔人中3435C等位基因的发生频率是34%~59%。

多药耐药相关蛋白（multidrug resistance - associated protein，MRP）是ABC转运蛋白家族中的一员，到目前为止，共发现12个亚群，其中9个可能参与多药耐药，包括MRP1、MRP2、MRP3、MRP4、MRP5、MRP6、MRP7、MRP8、MRP9，而3个目前认为可能不参与多药耐药，包括囊性纤维化穿膜传导调节蛋白（cystic fibrosis transmembrane conductance regulatory，CFTR）、磺酰脲类受体1（sulfonylurea receptor1，SUR1）、磺酰脲类受体2（sulfonylurea receptor2，SUR2）。ATP结合盒亚家族C（ATP binding cassette subfamily C，ABCC）蛋白是谷胱甘肽-S-共轭物转运泵，表达在体内几乎全部的组织上，转运共轭的阴离子，如谷胱甘肽轭合物、有机阴离子、葡糖醛酸酯轭合物和硫结合物等。MRP除起到药物"外排泵"的作用外，还可以改变胞质及细胞器的pH，从而改变细胞内的药物分布，并可逆浓度减少细胞内药物浓度而导致耐药的发生。MRP家族广泛分布于肺、肾、睾丸和心等器官中，各亚型的结构、分布和转运底物都存在较大差异。

MRP的基因多态性可影响其功能，如MRP1的G2168A（Arg723gln）可以影响卵巢癌患者对化疗的敏感性；G1299T（Arg433ser）通过减少HeLa细胞内药物积累而产生对阿霉素的耐药性；G3173A（Arg1058gln）的变异增加了Hek293和cho-K1细胞对依托泊苷的反应。MRP1基因在2168位点发生G到A突变的癫痫患者更易出现对卡马西平、丙戊酸钠耐药。ABCC1rs246240G 携带者、ABCC1rs3784864G 携带者、ABCC1rs35592、rs2074087、rs3784864 的 CGG 单体型（haplotype），以及 ABCC1rs35592、rs246240、rs3784864 基因 CGG 单体型的类风湿性关节炎患者，会增加对 MTX 治疗无效的风险，他们将不会从 MTX 的治疗中获益。

MRP2 的基因多态性影响药物的耐药性和毒性，如 ABCC224C > TC/T 型晚期非小细胞肺癌铂类药物化疗的客观缓解率显著降低，ABCC21324A/G 型及 ABCC224C > T 型更容易出现血小板减少。ABCC2 -24C > T 基因会增加 MTX 在女性体内的血浆浓度；ABCC2IVS23 +56T > C 与白种人脱发相关；ABCB11236C > T 与总体毒性相关；ABCC21249G > A 具有胃肠道毒性；非裔美国人中携带 ABCC21058G > A 可能增加肝毒性。

MRP3 作为 MRP 家族中与 MRP1 最相似的成员，其中 58% 的有机酸序列与 MRP1 一致，也可转运内源性葡糖苷酸和共轭药物代谢物。它是由 ABCC3 基因编码转录的蛋白，大部分位于肾上腺、肾、小肠、结肠、胰腺和胆囊细胞。它不仅可以转运 MTX，还可以转运生理叶酸、四氢叶酸，且氨甲蝶呤聚谷氨酸衍生物（methotrexae poly glutamic acid derivative）可以破坏转运。

新的实验技术和方法的应用、药物基因组学的发展、新的突变位点的发现、单倍型的研究，都将有助于进一步阐明 ABC 转运蛋白在药动学中的作用，从而为临床药物治疗提供新的思路。对药物转运蛋白在药动学中的作用的研究将有助于开发出更安全、更有效的药物，为临床医生的合理用药提供指导。

二、有机阴离子转运体

有机阴离子转运体超家族成员（OATPs）代表了一族参与膜转运内、外源性化合物的重要蛋白（SLCO21A）。OATP1B1 全称为有机阴离子多肽 1B1（原名 OATP2，基因名 SLCO1B1），特异性表达于肝脏，对多种内、外源性物质摄取进入肝脏细胞具有重要作用。SLCO1B1 基因定位于 12p12，组织分布于窦状隙基底侧肝细胞膜，参与一系列化合物（不仅包括有机阴离子，还包括阳离子和中性离子）的跨膜转运，例如胆汁酸、硫化和葡萄糖醛酸化结合物、甲状腺激素（T_3 和 T_4）、多肽、甲氨蝶呤和他汀类药物，包括普伐他汀、匹伐他汀、罗苏伐他汀、阿托伐他汀和已经撤出市场的西伐他汀等。吉非罗奇、利福平、HIV 蛋白酶抑制剂、黄酮类可为其抑制剂。

OATP1B1 等位基因突变被定名为 OATP1B1 *2 ~ *17，其基因频率具有种族差异。521T > C 突变是改变 OATP1B1 转运能力的关键因素，SLCO1B1 *15 多态性可能与他汀类药物所致横纹肌溶解等不良反应的易感性有关。美国和欧洲的药监部门已经专门修改药品说明书，并为根据不同 SLCO1B1 基因型应用不同剂量的他汀类药物确定了新的规范和指南。

OATP1B1 也参与强效抗癌药伊立替康的转运和代谢。表达 OATP1B1 的 HEK293 细胞系以 SN-38 的摄取较对照组明显增加，OATP1B1 的基因突变可能与伊立替康的毒性反应也有关系。瑞格列奈（repaglinide）是一种非磺酸脲类的胰岛素分泌促进剂，用于降低 2 型糖尿病患者的餐后血糖。携带有 SLCO1B1 521T > C（Val174Ala）单核苷酸突变的个体，尤其是纯合子个体，其瑞格列奈的 AUC 显著升高。最近的一项研究显示，内皮素受体拮抗药阿曲生坦（atrasentan）的跨膜转运也由 OATP1B1 介导，并且转运能力与不同 SLCO1B1 基因型有关。

非结合型胆红素首先由肝细胞基侧膜的转运蛋白 OATP1B1 摄取进入肝脏，然后经 II 相葡萄糖醛酸转移酶酸化形成结合胆红素，最后由肝细胞顶膜侧的多药耐药相关蛋白分泌进入胆汁管排泄。SLCO1B1 521C 突变导致血浆胆红素水平升高，并且与新生儿黄疸有关。

三、有机阳离子转运体

临床上常用的许多药物包括抗组胺药（如西咪替丁和雷尼替丁）、抗心律失常药（如普鲁卡因胺）、肌松药（如维库溴铵）、β受体阻断药（如阿替洛尔），以及一些内源性的生物胺（如多巴胺、N-甲基烟酰胺、胆碱）在生理条件下都是带正电荷的有机离子。在正常的代谢过程中，这些有机阳离子必须由载体介导从细胞外转入细胞内。有机阳离子转运体（organic cation transporter，OCT）这一家族现被命名为 SLC22（solute carrier family），属于溶质转运体超家族，SLC22 家族常见的三个成员 OCT1（SLC22A1）、OCT2（SLC22A2）和 OCT3（SLC22A3）在人体内的分布各有特点。OCT1 在人体内主要分布于肝脏，具体为肝细胞窦面膜侧，对于小分子有机阳离子物质在肝细胞膜两侧的转运和胆汁流的形成起着重要的作用。OCT2 则主要分布于近端肾小管细胞，与阳离子底物从血中摄取进入肾上皮细胞有关，是肾脏排泄毒物的主要转运体。OCT3 较前两者分布更为广泛，在人体的骨骼肌、肝脏、胎盘、肾脏等组织均可检测到它的表达。

近年来已有多个研究团队报道了他们在有机阳离子转运体基因多态性方面的研究成果。大多数的研究都是围绕 OCT1 的基因多态性进行的。有的 OCT1 基因突变（Arg61Cys，Cys88Arg，Gly220Val，Gly401Ser 和 Gly465Arg）引起了 OCT1 转运效能的降低，具有显著的功能意义。2004 年北野武（Takeshi）等研究了发生在日本人群中的 OCT1 的四个 SNP（F160L、P283L、R287G 和 P341L）的功能学意义，其中 P283L 和 R287G 可导致 OCT1 的转运效能完全丧失，P341L 则引起 OCT1 的转运效能显著降低。

目前也有部分文献报道了对 OCT2 基因多态性的研究结果。莱布曼（Leabman）等在多个种族人群中筛选出了 28 个 SNP，在可引起氨基酸置换的 8 个 SNP 中，Met165Ile 和 Arg400Cys 尽管分布频率较低，但可以引起 OCT2 转运活性下降，而突变频率达到 12.7% 的 Ala270Ser 却没有引起功能的改变。

思考题 3：P-糖蛋白的功能有哪些？

第四节　药物受体的基因多态性

大多数药物与其特异性靶蛋白相互作用而产生药理学作用，如受体、酶以及那些参与信号传递、细胞周期调控或细胞内过程的各种蛋白。编码这些药物作用靶蛋白的基因具有多态性，因而改变了这些靶蛋白对应特异性药物的敏感性。

一、β 肾上腺素受体基因多态性

β肾上腺素受体（β-adrenoceptor，β-AR）为肾上腺素受体的一个亚家族，属于 G 蛋白偶联受体超家族，通过调节细胞内 cAMP 水平，介导多数器官与组织的功能调节。许多药物也是直接或间接通过这一受体发挥效应的。

目前认为至少存在 β_1、β_2、β_3 三种不同的肾上腺素受体亚型。β_1 肾上腺素受体（β_1-AR）广泛分布于心脏、脂肪组织和邻肾小球细胞；β_2 肾上腺素受体（β_2-AR）分布于心血管、支气管平滑肌等部位；β_3 受体主要分布于内脏脂肪组织，激动时引起脂肪分解和热量产生。受体基因多态性通过改变受体蛋白的表达水平或结构等影响个体的生理与药理特征。

（一）β_1 肾上腺素受体基因多态性

β_1-AR 主要在心房肌和心室肌细胞表达，以儿茶酚胺为内源性配体，通过与 Gs 偶联激活腺苷酸环化酶和开放 L 型钙离子通道而介导儿茶酚胺对心脏的正性变时、正性变力作用。

β_1-AR 基因定位于 10q24~26，全长 2.4 kb，无内含子。β_1-AR 基因至少存在 18 个 SNP，其中 7 个产生突变，分别为 A145G、G175T、G1165C、C1195T、A1205G、A1210G 和 C1252G。这些突变位点中 A145G 与 G1165C 的多态性被广泛关注。

A145G 多态性导致受体第 49 位氨基酸发生 Ser/Gly 多态性，该部位的变异可能改变受体表达与调节属性，并影响个体对疾病的易感性及药物疗效等。49Gly 在各种族人群中的发生频率为 13%~15%，等位基因频率在不同人种之间未显示差异。但原发性扩张性心肌病患者 49Gly 的发生频率为 18%，高于正常人。49Gly 型受体为心脏功能的保护因子，在充血性心力衰竭患者中，49Ser 纯合子患者发生死亡和心脏移植的相对危险度为 49Gly 纯合子患者的 2.3 倍。而且该多态性与 β 受体阻断药的疗效相关，表现为使用 β 受体阻断药的充血性心力衰竭患者中，49Gly 纯合子患者的生存时间显著长于 49Ser 纯合子患者。

G1165C 多态性导致受体蛋白 Gly389Arg 多态性。基因多态性明显改变受体与 G 蛋白的偶联：无论是基础腺苷酸环化酶活性还是激动药刺激的最大腺苷酸环化酶活性，Arg389 型受体都显著增高。服用不同剂量美托洛尔后，Arg389 纯合子患者静息心率、运动心率及收缩压的降低均显著高于 Gly389 型患者。β_1 受体阻断药抗高血压的治疗效果与 β_1 肾上腺素受体 Ser49Gly 及 Gly389Arg 多态性突变的单倍型相关，美托洛尔对携带不同单倍型的高血压患者的疗效存在基因剂量效应，提示 β_1 受体单倍型可作为这类药物抗高血压疗效的预测因子。临床上可根据患者的单倍型调整给药剂量，以提高疗效，降低不良反应。

（二）β_2 肾上腺素受体基因多态性

1. Arg16Gly 多态性

β_2 肾上腺素受体基因上的 46A→G 突变导致受体蛋白第 16 位氨基酸发生 Arg16→Gly 的改变。Arg16Gly 在人群中的发生频率较高。46G 等位基因频率在西方人中约为 59.6%，在东方人中约为 40%，存在种族差异。现已证实在重组表达不同 16Arg/16Gly 受体的 CHW 细胞中，该点突变不影响 β_2 肾上腺素受体与 G 蛋白的偶联，因而也不影响细胞内腺苷酸环化酶的水平。持续给予人体 β_2 肾上腺素受体激动药，可引起 β_2 肾上腺素受体下调，导致人体对类似药物脱敏。β_2 肾上腺素受体的该多态性位点与受体的调节功能有关。研究发现，加入 β_2 受体激动药异丙肾上腺素（isoproterenol，ISO）后，Gly16 纯合子个体的 β_2 肾上腺素受体下调较 Arg16 纯合子显著，表明 Gly16 能促进 β_2 受体激动药所致的受体下调。

人体内始终存在内源性的 β_2 受体激动药肾上腺素和去甲肾上腺素，因此具有 Gly16 型受体的个体其支气管、血管等处的平滑肌中胆碱能神经可能容易占据优势，从而使相应的一些器官、组织具有较高的反应性。Gly16 受体与重症支气管哮喘的发生有关；具有 Gly16 受体的哮喘患者容易出现夜间严重呼吸困难。西方人 Gly16 发生频率高于东方人，且西方人有较高的哮喘发病率。此外，促进 $β_2$ 肾上腺素受体下调的 Gly16 与高血压显著相关，提示 Gly16 受体介导较高的血管反应性。Arg16Gly 显然还与药物效应的个体差异有关。例如，Arg16 纯合子哮喘患者对沙丁胺醇的敏感性是 Gly16 纯合子哮喘患者的 5.3 倍，这可能与暴露于 $β_2$ 肾上腺素受体激动药后，具有 Gly16 的个体因 $β_2$ 肾上腺素受体下调明显而容易对相应药物的治疗产生耐受性有关。

2. Gln27Glu 多态性

$β_2$ 肾上腺素受体基因上第二种常见功能性突变是发生在第 79 位碱基上的 C→G，它引起受体蛋白第 27 位氨基酸由谷氨酰胺变为谷氨酸（Gln27→Glu）。Glu27 突变型受体对 $β_2$ 肾上腺素受体的下调表现为完全抵抗，在应用异丙肾上腺素的转基因 CHW 细胞和人支气管平滑肌细胞中，Glu27 受体数目的下调较野生型（Gln27）明显减弱。Glu27 亦不影响激动药与受体的结合以及受体与腺苷酸环化酶的耦合。具有 Glu27 受体的哮喘患者对甲基胆碱所诱发的支气管收缩作用减弱。由于 Glu27 受体能减弱对相应激动药暴露所致的 $β_2$ 受体下调，Glu27 受体与 Gln27 受体的个体相比，可能表现出较低的血管反应性。Glu27 纯合子个体前臂基础血流量比 Gln27 纯合子个体低；并且在肱动脉灌注异丙肾上腺素后，前者由药物激动 $β_2$ 肾上腺素受体而扩张血管所致的前臂血流量增加也显著低于后者。此外，对 Gln27Glu 与重度心力衰竭预后关系的研究发现，Glu27 纯合子患者的生存率较高，这可能与 Glu27 降低血管反应性有一定关系。$β_2$ 肾上腺素受体的基因多态性可能是影响心血管疾病的发病程度、药物治疗效应与预后的重要遗传因素之一。

3. Thr164Ile 多态性

$β_2$ 肾上腺素受体基因的第三种有功能意义的突变是 491C→T。该突变导致受体蛋白第 164 位氨基酸由苏氨酸变为异亮氨酸（Thr164→Ile）。该突变在人群中的发生率较低，突变等位基因频率为 2.5%~3%，人群中罕见突变纯合子个体。体外细胞重组表达研究发现 Thr164Ile 不影响激动药所致的受体下调，但它使 $β_2$ 肾上腺素受体与一些激动药的亲和性下降，也影响受体与腺苷酸环化酶的耦合。研究发现，在生理性 $β_2$ 肾上腺素受体数量基础上，过度表达野生型受体的转基因小鼠与过度表达 Ile164 受体的转基因小鼠相比，前者心肌细胞膜上的腺苷酸环化酶活性显著高于后者，并且前者静息时以及受 $β_2$ 受体激动药激发时的心率和左室压也高于后者。该突变也明显影响心力衰竭患者的预后，与野生纯合子相比，杂合子死亡或心脏移植的相对危险度为 4.81，两者的生存曲线有显著差异。

二、AT_1 基因多态性

肾素-血管紧张素系统是机体的重要体液调节系统，血管紧张素Ⅱ是该系统的重要体液因子，其 90% 以上的效应由血管紧张素Ⅱ 1 型受体（AT_1）介导。

AT_1 在肝、肺、肾中均有表达，编码 AT_1 的基因位于 3q21~25，全长 55 kb，有 5 个外显子。AT_1 存在微卫星 DNA 多态性，是长度不等的 CA 序列的重复。AT_1 还存在 5 个单核苷酸多态性，分别是 T573C、A1062G、A1166C、G1517T 和 A1878G。

A1166C 等位基因变异体在法国白种人及波兰的高血压人群中的基因频率显著高于正常对照组，表明 AT_1 基因 A1166C 突变与高血压的发病显著相关，但 A1166C 的分布在日本的高血压患者组和正常对照组之间不存在差异。研究发现，CC 基因型患者对血管紧张素 II 的反应显著高于 AA/AC 基因型患者。这一发现进一步推动了对该多态性位点与血压、血管效应及与疾病关系的研究。在非高血压患者中，C 等位基因与较高的收缩压关联，呈现 AA、AC、CC 基因型个体收缩压逐渐升高的趋势。虽然这一趋势无统计学差异，但在高血压患者中，特别是有明显遗传倾向的高血压患者中，A1166C 等位基因的分布具有显著性差异，A1166C 等位基因的发生频率在有高血压家族史的原发性高血压患者中为 36%，明显高于对照人群的 28% 的发生频率。这种差异也表现在心肌梗死与左心室肥大的患者身上。而且，在年龄、性别、体重指数均匹配的高血压患者中，CC 基因型的个体与 AA 基因型的个体相比，基础肾小球滤过率及血浆醛固酮浓度较低，心房利钠肽水平较高；白种人中 CC 基因型的个体与 AA 基因型的个体相比，患原发性高血压的相对危险度为 7.3，提示 A1166C 等位基因是高血压发病的危险因素。在高血压患者中，AA 基因型患者的 I 型胶原蛋白的基础水平显著高于 AC/CC 基因型患者。给予氯沙坦治疗后，I 型胶原蛋白的降低与 AA 基因型显著相关。这一研究表明，A1166C 多态性与高血压患者心脏疾病中胶原蛋白的形成和心肌硬化相关。

三、组胺受体基因多态性

组胺受体属于 G 蛋白偶联受体超家族，主要分为 H_1、H_2、H_3 三类。H_1 受体广泛分布于支气管、胃肠、子宫等平滑肌，皮肤血管，毛细血管，心房肌，房室结及中枢。H_2 受体分布于胃壁细胞、血管、心室肌和窦房结。H_3 受体分布于中枢与外周神经末梢。组胺是人体自身的活性物质，具有广泛的生理作用，参与多种疾病的病理生理过程。组胺受体的基因多态性和功能变化有重要的意义。

在英国、瑞典等国的白种人中的病例对照研究表明，精神分裂症患者中 H_2 受体 G649 等位基因突变频率显著高于正常对照，A649G 多态性可能与精神分裂症的遗传易感性有关，而 G543A、A592G、G1019A 则与精神分裂症的遗传易感性无关。在日本人中的研究则表明，G543A 多态性与特应性哮喘的易感性无关。

四、5-HT 受体基因多态性

HT 受体是 5-HT 实现其效应的关键环节，也是某些抗精神病药物的重要作用靶点，具有重要的生理学与药理学意义。5-HT 受体至少有 7 种亚型，其中 5-HT_2 亚型还可再分为 5-HT_{2A} 型、5-HT_{2B} 型和 5-HT_{2C} 型。5-HT_{2A} 受体基因定位于第 13 号染色体，比较常见的基因多态是 T102C 多态和 G1438A 多态。研究表明，5HT_{2A} 受体 T102C 多态与氯氮平（clozapine）的治疗反应有关。对氯氮平反应良好的患者中 C/C 纯合子基因频率低于无反应者。

研究表明，5HT_{2A} 受体 G1438A 多态与西酞普兰的治疗反应有关。重度抑郁症患者应用西酞普兰治疗 4 周后，症状缓解组的 G/G 纯合子基因频率高于未缓解组，表明 G/G 基因型个体具有良好的药物反应倾向。但也有研究表明，对氟伏沙明和米氮平的抗抑郁疗效所进行的比较研究结果均未见 G1438A 多态变异的显著影响。

除 5-HT$_{2A}$ 受体外，5-HT$_{2C}$ 受体基因变异对相关药物疗效也可能产生影响。5-HT$_{2C}$ 受体 23Ser 等位基因携带者对氯氮平治疗显效率高达 90%，而 23Cys 纯合子患者显效率仅为 59%，表明 23Ser 等位基因携带者具有明显的氯氮平治疗优势。

五、药物靶点基因多态性

1. ACE I/D 多态性检测

血管紧张素转换酶（angiotensin converting enzyme，ACE）是肾素-血管紧张素系统的关键酶，也是 ACE 抑制剂（ACE inhibitor，ACEI）的作用靶点。ACE 基因位于 17 号染色体 17 q23，其内含子 16 中有一段 287 bp 的 Alu 插入（Insertion）/缺失（Deletion）多态性，形成三种基因型：II（插入纯合子）、ID（插入缺失杂合子）和 DD（缺失纯合子）。

知识拓展 9-2

ACE I/D 多态性可影响血浆 ACE 的水平，DD 基因型个体血浆 ACE 的活性升高，依那普利治疗后 ACE 活性下降更明显；在初治的高血压患者中，DD 基因型患者福辛普利的降压疗效增强；在高血压合并左心室肥大和舒张期充盈障碍的患者中，DD 基因型患者服用依那普利和赖诺普利后心功能改善程度优于 ID 和 II 基因型患者；II 基因型患者应用赖诺普利或卡托普利时肾功能下降更明显。为取得最佳疗效，建议临床上在选择 ACEI 类药物治疗前对 ACE I/D 多态性进行检测，以指导选择合适的 ACEI 类药物。

2. APOE 多态性检测

载脂蛋白 E（Apolipoprotein E，APOE）是一种存在于乳糜微粒和中间密度脂蛋白中的载脂蛋白，主要由肝脏和巨噬细胞产生，参与血脂的运输、存储和排泄。人类 APOE 基因位于 19 号染色体 19q13.2。该基因的两个功能性 SNP rs429358（c.388T＞C，Cys130Arg）和 rs7412（c.526C＞T，Arg176Cys）构成 3 种单倍型，分别是 E2（rs429358T-rs7412T）、E3（rs429358T-rs7412C）、E4（rs429358C-rs7412C）。由 3 种单倍型构成 6 种不同的基因型（E2/E2、E3/E3、E4/E4、E2/E3、E2/E4 和 E3/E4）。E3/E3 是最常见的基因型，在人群中的发生频率约为 60%。

调脂药物普伐他汀通过竞争性抑制 3-羟基 3-甲基戊二酰辅酶 A 还原酶（HMG-CoA 还原酶），抑制肝脏中胆固醇的合成，使肝细胞表面低密度脂蛋白（LDL）受体的表达反馈性增加，加强受体介导的 LDL 的分解代谢及血液中 LDL 的清除。目前美国食品药品监督管理局已将 APOE2 列为普伐他汀药物反应相关的生物标记。对于基因型为 APOE E2/E2 的高脂血症患者普伐他汀的降脂疗效更好。

3. VKORC1 多态性检测

维生素 K 氧化还原酶是抗凝药物华法林的作用靶点。维生素 K 氧化还原酶复合物 1 的编码基因 VKORC1 的遗传变异可通过影响 VKORC1 表达，从而影响华法林的敏感性。位于该基因启动子区（-1639 G＞A）的单核苷酸突变 rs9923231 可影响 VKORC1 的表达，是导致华法林用药剂量个体差异的主要原因之一。与该位点 AA 基因型患者相比，-1639GA 和

GG 基因型患者平均华法林剂量分别增加 52% 和 102%。VKORC1 多态性对华法林剂量影响的比重因种族而异。总体上，VKORC1 多态性在不同种族不同人群中可解释约 27% 华法林用药剂量的个体差异。VKORC1 多态性也影响华法林用药的临床后果。

美国食品药品监督管理局于 2007 年批准修改华法林的产品说明书，推荐在使用华法林前对 VKORC1 进行基因检测；2010 年再次修改华法林的产品说明书，建议结合 VKORC1 和 CYP2C9 基因型考虑华法林的初始用药剂量。临床上可根据考虑了 VKORC1 和 CYP2C9 基因型、年龄、身高、体重、种族、是否合用肝药酶诱导剂和是否合用胺碘酮等因素的剂量计算公式确定华法林初始用药剂量。

思考题 4：药物靶点基因多态性有哪些？

练习题

一、名词解释
1. 遗传药理学
2. 基因多态性
3. DNA 限制性片段长度多态性
4. DNA 重复序列多态性
5. 单核苷酸多态性

二、简答题
1. 药物的基因多态性主要表现在哪几个方面？
2. CYP2C19 基因多态性的特点是什么？CYP2C19 基因多态性对指导氯吡格雷的合理用药有何帮助？
3. β_2 肾上腺素受体基因 Arg16Gly 多态性的特点有哪些？

第十章

妊娠期和哺乳期妇女的临床用药

学习要求

掌握：
1. 妊娠期母体、胎盘及胎儿的药动学特点。
2. 药物对胎儿的影响及临床用药注意事项。
3. 妊娠期常用药物的选择。

了解：
药物的乳汁转运和哺乳期的药物选择。

知识导图

学习园地

"万婴之母"林巧稚

妇产科疾病对于大多数女性来说是非常棘手难治的疾病之一。在中华人民共和国成立前期，我国妇产科医生很少，女医生更少，女性分娩就好像在"鬼门关"走一趟。当时我国出现了一位医生，她医术高超，精益求精，一生亲自接生了5万多个婴儿。她在胎儿宫内呼吸、女性盆腔疾病、妇科肿瘤、新生儿溶血症等方面都有颇多建树。她就是中国现代妇产科的奠基人之一——林巧稚。这个不曾做过母亲的伟大女性被人们尊称为"万婴之母"，虽然她本人没有儿女，但她是最伟大的"母亲"。

1901年，林巧稚出生在福建省鼓浪屿的一个教员家庭，1929年从私立北平协和医学院毕业并获医学博士学位，毕业后被聘为该院妇产科大夫，为该院第一位毕业留院的中国女医生。林巧稚医术高明，她的医德、医风和奉献精神更是有口皆碑。1941年年底，北京协和医院因太平洋战争被日本人占领，她同所有医务人员一起被赶出了医院。1942年，她在北京东堂子胡同开办私人诊所，继续为患者服务。为了减轻患者的负担，她主动采取降低挂号费、对贫穷患者减免医疗费等措施，得到了患者的好评。林巧稚献身医学事业，有着丰富的临床经验、深刻敏锐的观察力，对妇产科疾病的诊断和处理有高超的本领和独到的见解。她全面深入地研究了妇产科各种疑难病，确认了妇科肿瘤为戕害妇女健康的主要疾病，坚持数十年如一日地跟踪追查，完成《妇科肿瘤学》的编写出版工作，积累了丰厚的供后人借鉴的医学资料。1983年，82岁的林巧稚病情恶化，陷入昏迷，但她总是断断续续地喊："快！快！拿产钳来！产钳……"这时护士就随手抓一个东西塞在她手里安抚她。同年4月22日，林巧稚在北京协和医院逝世，遗嘱中她将个人毕生积蓄 3 万元人民币捐给医院托儿所，骨灰撒在故乡鼓浪屿的大海中。从事妇女儿童健康事业的林巧稚，毕生未婚，形单影只，不竭劳碌。她说："作为一个医生，既然患者把生命交给了我，我就要尽心尽力，负责到底。"

【学习思考】

林巧稚是一名优秀的中国妇产科医生，为了新生命，她舍身忘己。作为药学专业的学生，不仅要努力学习妊娠期和哺乳期妇女的临床用药专业知识，还要学习林巧稚的先进事迹，学习她的行为品质，学习她献身医学的高尚情操。

妊娠期是女性一生中最重要的生理时期之一，也是胎儿在母亲体内生长发育的时期。当今社会药物的使用越来越多，妊娠期用药情况也普遍存在。妊娠期用药不仅需要充分考虑母体的药动学特点、药物不良反应等，还要考虑药物对胎儿以及新生儿的影响。因此，妊娠期如何选择合理的药物对于母体及胎儿尤为重要。

第一节 妊娠期药动学

一、妊娠期药动学特点

母体在妊娠过程中为了适应胎儿生长发育的需要，产生了一系列适应性变化。这里介绍一些与药动学相关的改变。

（一）吸收

妊娠期胃肠道平滑肌张力减弱，胃酸分泌减少，胃排空时间延长，肠胃蠕动减慢。这使得药物经胃肠吸收的速率降低，对一些需要迅速起效的药物影响明显。此外，妊娠早期的孕吐症状也会影响口服药物的吸收效果。

（二）分布

孕妇的血容量增加 35%~50%，血浆增加，红细胞增加量较血浆少，血液稀释。一般情况下若药物的清除率不变，对水溶性药物而言其表观分布容积明显增加，则给药的初始剂量应根据表观分布容积的增加而增大。另外，由于血浆容积增加，血浆蛋白相应地被稀释，与妊娠相关的激素竞争血浆蛋白结合位点，导致药物与血浆蛋白结合率降低，游离型药物浓度增加，使药效增加。例如水杨酸、苯妥英钠、利多卡因、普萘洛尔和地西泮等。

（三）代谢

孕妇的肝血流量变化不大，但可能由于妊娠期的一些激素对体内肝药酶的诱导作用，肝脏对某些药物的代谢增加。

（四）排泄

孕妇的心排血量增加，肾血流量增加，肾小球滤过率增加，同时经肾排泄药物的排泄量也增加，如注射用硫酸镁、氨苄西林、地高辛和碳酸锂等。当孕妇患有妊娠高血压综合征时，肾功能受到影响，使得药物的排泄减慢。妊娠晚期仰卧位姿势的压迫作用使肾血流量减少，肾的药物排泄速率减慢。此外，某些经胆汁排泄的药物排泄速率由于受到妊娠期高雌激素的影响而减慢。这些情况都易使药物在体内蓄积，引起药物毒性反应，应当予以重视。表10-1为妊娠期母体药动学生理特性改变。

表10-1 妊娠期母体药动学生理特性改变

生理性指标	改变程度
体液总量	增加8 000 ml
血容量	增加30%~50%
心率	增加20%
脂肪	增加25%
子宫血流量	增加95%
肾血流量	增加60%~80%
肝血流量	增加75%
血浆蛋白浓度	下降30%
胃肠张力/运动	下降30%
肾小球滤过率	增加50%

二、胎盘对药物的转运和代谢

胎盘是母体与胎儿进行物质交换的重要器官。胎盘由羊膜、叶状绒毛膜和底蜕膜三部分构成。其中叶状绒毛膜是发挥主要物质交换功能的部分。妊娠期合体滋养层细胞构成成熟的胎盘绒毛滋养层，该滋养层有胎盘屏障作用。胎盘联系着母体与胎儿，又使母体与胎儿具有一定独立性。胎盘具有物质交换、防御屏障、合成激素等作用。药物在胎盘的转运部位是血管合体膜，药物的转运与膜的厚度呈负相关，与绒毛膜表面积呈正相关。

1. 胎盘的药物转运方式

（1）简单扩散。简单扩散指药物顺着浓度梯度或电化学梯度由高浓度到低浓度的跨膜转运。这是药物在胎盘中转运的主要方式。它的转运效果主要与药物的分子质量、脂溶性及解离度有关，水、氧、二氧化碳以及分子质量小于100 Da的药物都可通过此方式通过胎盘。此外，膜厚度也会影响药物的转运速率，例如，绒毛膜薄的位置药物转运速率更快。

（2）易化扩散。易化扩散是一种需要借助载体的被动转运方式，具有饱和性。母体的葡萄糖和铁可以通过易化扩散通过胎盘。

（3）膜孔滤过。正常情况下胎盘膜孔直径约为1 nm，大部分药物是不会通过胎盘膜孔转运的，只有少数分子质量小于100 Da的药物可通过。但是当母体发生异常感染等情况时，胎盘的膜孔结构很可能发生改变，使得一些原本不易通过膜孔的药物分子可以通过膜孔转运。

（4）主动转运。主动转运是物质进行的逆浓度梯度或电化学梯度的跨膜转运，消耗能量，需要载体。氨基酸、一些维生素及分子质量较大的药物可经主动转运通过胎盘。

（5）胞饮作用。胎盘的合体细胞通过胞饮、吞噬作用将大分子物质吞入细胞内而进入胎儿血液，如一些蛋白质、病毒等。

2. 影响胎盘药物转运的因素

（1）药物的脂溶性。脂溶性高的药物更容易通过胎盘，脂溶性低的药物较难通过胎盘。

（2）药物分子质量。分子质量小于 500 Da 的药物易通过胎盘，分子质量大于 1 000 Da 的药物不易通过胎盘。分子质量小的药物较分子质量大的药物通过胎盘的速率快。

（3）药物与血浆蛋白的结合能力。药物与血浆蛋白的结合能力越强，其通过胎盘的量就越少。因为药物与血浆蛋白结合后分子质量变大，不易通过胎盘。双氯西林的血浆蛋白结合率高于甲氧西林的血浆蛋白结合率，所以甲氧西林通过胎盘的量比双氯西林多。

（4）胎盘的结构、状态和血流量。随着胎儿的发育，胎盘伸展变薄。妊娠早期和晚期足月时胎盘膜厚度分别为 25 nm 和 2 nm。此变化有助于药物利用简单扩散方式通过胎盘，特别是非脂溶性药物。另外，当母体出现某种疾病如妊娠期合并高血压、妊娠期糖尿病或一些感染性疾病时，胎盘可能发生结构性改变，使一些药物易于通过胎盘进入胎儿体内。胎盘的血流情况也会影响胎盘的药物转运。妊娠期随着胎儿的发育，胎盘的血流量增加，因此药物在胎盘的转运也会相应地增加。当胎盘的血流量减少时（如孕妇体位不当、脐带受压、子宫收缩等），胎盘的药物转运功能会受到限制，药物的转运速率会降低。

3. 胎盘的药物生物转化

胎盘中含有很多种细胞色素 P450 同工酶。肾上腺素、胰岛素、缩宫素、血管紧张素、雌激素以及组胺等都可以通过胎盘中的细胞色素 P450 酶系统被代谢。其中细胞色素 P450 同工酶可被具有多环的芳香烃类物质诱导。比如妊娠期妇女吸烟，烟中的成分就可诱导该酶活性。药物泼尼松和氢化可的松经过胎盘代谢而失活，而地塞米松不被胎盘代谢失活，直接进入胎儿体内。所以治疗妊娠期母体病症时应选用泼尼松或氢化可的松，而治疗胎儿疾病需选择地塞米松。这样有利于减少毒性反应，取得更好的治疗效果。

三、胎儿体内药动学特点

（一）吸收

胎盘转运是胎儿吸收药物的主要方式，药物经胎盘脐静脉进入肝脏，再经血液循环流经胎儿全身。药物在经过肝脏时有首关效应。羊膜转运是药物经羊膜进入羊水中。胎儿在羊水中可经皮肤吸收药物。当胚胎发育到妊娠期 16 周时，胎儿可吞饮羊水，药物经胃肠道吸收，再经肾脏排泄至羊水中，形成羊水-肠道循环。

（二）分布

血流量对胎儿体内药物分布影响很大。例如，胎儿的肝脏和脑中血流量相对较多，血药浓度较高。另外，胎儿的血脑屏障发育未成熟，药物很容易进入中枢神经系统。在胎盘转运过程中一部分脐静脉血不经肝脏代谢直接进入右心房，故进入心脏和神经系统的药物会增加，这一点在妊娠期母体采用直接快速静脉注射药物时要注意。胎儿的血浆蛋白含量低于母体，所以胎儿的血浆蛋白结合率低，胎儿血浆中游离型药物浓度高。胎儿在妊娠12周以前体内脂肪含量少，水溶性药物的表观分布容积较大。随着胎儿的发育，胎儿体内的脂肪组织增加，使得胎儿体内脂溶性药物的表观分布容积增加。

（三）代谢

许多药物在肝脏中进行代谢，但是胎儿的肝脏尚未发育成熟，肝脏代谢、肾脏排泄功能均未完善，缺乏肝药酶，对某些药物的代谢能力不足。例如，水杨酸类、巴比妥及激素等在一定条件下容易在胎儿体内蓄积，引起中毒反应。胎儿体内药物排泄缓慢，其在血液和组织中的血浆半衰期延长。胎儿对药物的解毒能力差，其药物排泄主要通过胎盘再转运回母体。药物在胎儿肝脏中的代谢一般是极性小、脂溶性高的药物变为极性大、脂溶性低的药物。又因为脂溶性低的药物不易通过胎盘回到母体，这更容易引起药物在胎儿体内的蓄积。与此同时，胎盘和胎儿的肾上腺素也起着一定的代谢作用。

（四）排泄

胎儿体内的药物及其代谢物主要通过胎盘屏障向母体转运而排出。在妊娠11~14周胎儿的肾脏已有排泄功能，但是胎儿的肾小球滤过率很低，药物排泄缓慢。经过胎儿肾脏排出的药物及其代谢物会进入羊水，被胎儿吞咽进入胃肠道而滞留在胎儿体内。若排出的药物及其代谢物仍具有活性，胎儿就会受到一定的损害。

思考题1：阐述妊娠期母体、胎儿和胎盘的药动学特点。

第二节 药物对胎儿的影响

一些药物会对胎儿产生损害，轻则导致胎儿生长发育迟缓，重则具有致畸作用，甚至使胎儿死亡。妊娠3~8周是胚胎器官分化发育的重要阶段，细胞开始定向发育，若此时受到有害药物的影响，胚胎会产生形态上的异常而致畸。但是不同系统、器官的最敏感的致畸期是有一定差别的。表10-2为胎儿各器官的发育时间。

表10-2 胎儿各器官的发育时间

时间	发育的器官
2~3周	胎儿血液循环开始，甲状腺组织、肾脏、眼睛、耳朵开始形成
4周	四肢开始发育，脑部、脊髓、口腔、消化道开始形成
5周	脑神经出现，肌肉中的神经开始分布，骨架形成
6周	肌肉发育，口腔、鼻发育，气管、支气管出现，肝脏制造红细胞
7周	胃发育完成，视觉神经形成，性器官开始分化

续表

时间	发育的器官
8 周	指头形成、唇部形成、耳朵形成
10 周	膀胱形成，手指甲、脚指甲形成
12 周	肺部出现雏形、甲状腺分泌激素
16 周	皮肤菲薄，已有呼吸运动
24 周	眼睛形成完成
28 周	神经系统开始调节身体功能
36 周	皮脂腺活动旺盛
40 周	双顶径大于 9 cm，足底皮肤纹理形成

一、药物对胎儿的影响

目前已经发现部分药物的致畸作用。在临床上孕妇治疗疾病时应该避免使用这些明确有致畸作用的药物。一些药物的致畸作用与用药剂量有关。比如小剂量应用苯巴比妥可能没有明显的毒性反应，而大剂量应用容易产生致畸作用。使用小剂量沙利度胺即会产生严重的致畸作用。另外，药物的致畸作用还与妊娠期不同阶段胚胎的发育特点密切相关。例如沙利度胺，在受精卵着床前期，微量即可杀死胚胎。在妊娠 3~12 周，等剂量的沙利度胺早期可能引起胎儿的耳缺损以及颅神经麻痹，中期诱发上下肢短肢畸形，后期诱发手指、足部的发育畸形。

致畸作用主要发生在器官的形成期。妊娠 4 个月后，药物致畸的敏感性降低，但对尚未分化的器官仍有一定的损伤。神经系统在整个妊娠期都在持续变化、分化、发育，所以药物的影响也是持续存在的。有一些药物对胎儿的致畸作用并不表现在新生儿期，而是在几年后显示。比如孕妇应用己烯雌酚会引起青春期少女阴道癌。表 10-3 为常见的具有致畸作用的药物。

表 10-3 常见的具有致畸作用的药物

药物	致畸表现	药物	致畸表现
沙利度胺	海豹肢体畸形	丙戊酸钠	脊柱侧弯、华法林综合征
环磷酰胺	腭裂、耳缺损、肢体畸形	己烯雌酚	生长迟缓、多发性畸形
四环素	手指畸形、先天性白内障、骨发育不良、四环素牙	抗甲状腺药	男性睾丸发育不全、女性青春期阴道癌
卡那霉素	听力障碍	酒精	甲状腺功能低下症

续表

药物	致畸表现	药物	致畸表现
氯霉素	灰婴综合征、再生障碍性贫血	维生素A	肢体畸形、心脏畸形、面容畸形
甲睾酮	女胎男性化	氯丙嗪	骨骼异常、尿道畸形
苯妥英钠	腭裂、唇裂	锂盐	脑发育不全、视网膜病变
放射性碘	先天性甲状腺肿大、甲状腺功能低下	碘苷	眼球突出、棒节样足
金刚烷胺	肺不张、骨骼肌异常	阿司匹林	心血管发育不全、中枢神经系统损害、肾畸形
可的松	腭裂	苯环利定	脑瘫、面容畸形、髋骨脱位
甲氨蝶呤	无脑儿、脑积水、腭裂	华法林	小脑畸形、先天性失明
香豆素类	鼻骨发育不良、软骨钙化	尼古丁	胎儿小、骨骼异常、腭裂

案例思考10-1

己烯雌酚事件

1966—1969年，美国波士顿市妇科医院在短时间里遇到8个患有阴道癌的十多岁女孩，比20世纪以来同年龄组报道的阴道癌总数还多。通过流行病学调查，科研人员发现这种情况与患者母亲在妊娠期间服用己烯雌酚（diethylstilbestrol，DES）保胎有关。己烯雌酚曾是一种广泛用于治疗先兆流产的药物，服药妇女所生的女孩患此癌的危险性比不服此药的高132倍。到1972年，各地共报告91名8~25岁的阴道癌女性患者，其中49名患者的母亲在妊娠期间确认服用过己烯雌酚。该药物致畸事件在国外影响时间长、范围广，很多家庭都受到了严重影响，危害极大。

二、药物对胎儿危险度分级

美国食品药品监督管理局对妊娠期用药对胎儿危险度的分级如下。

A类：在有人类为对照组的研究中，药物在妊娠期对胎儿无损害，危险极低。属于A类的药物极少，例如多种维生素。需要注意的是，维生素A、维生素E在标准的推荐剂量范围之内属于A类药物，但当使用的维生素A剂量过大时，胎儿会发生畸形，此时维生素A便成为X类药物。此类药物妊娠期妇女需要时，可使用。

知识拓展10-1

B类：在动物的研究性试验中未见药物对胚胎有损害（并未进行人类妊娠期的对照研

究）。或者在动物试验中发现药物对胚胎有影响，但是临床上还不能证实药物对妊娠期胎儿有损害。很多药物属于此类。例如头孢菌素类、青霉素、红霉素、阿奇霉素、甲硝唑、氯苯那敏、利多卡因以及阿昔洛韦等。此类药物妊娠期妇女需要时，可使用。若有明确指征，应慎用此类药物。

C类：动物试验中，药物对胎儿的生长发育有损害，有致畸或者杀死胚胎作用，但在对人类的研究中又没有可被利用的有效数据，或者在动物和人类试验中都缺乏有效资料。很多药物都属于此类，如磺胺类、喹诺酮类、异烟肼、利福平、异丙嗪、地高辛、泼尼松龙、哌替啶等。还有的药物在妊娠的早期和晚期分属于不同的危险等级。例如，布洛芬等非甾体抗炎药在妊娠早期属于C类药物，在妊娠晚期属于D类药物，因为在妊娠30周后其可能会引起胎儿动脉导管提前关闭。此类药物使用时需权衡利弊，如利大于弊，可使用。

D类：临床研究已证实药物对胎儿有危险，应避免使用。但是药物对妊娠期母体的疾病治疗有良好效果，而且这种效果并不能由其他药物代替，如氨基糖苷类、四环素类、苯妥英钠和地西泮等。因此要根据患者指征，权衡用药风险和治疗效果，慎重用药。此类药物通常仅用于危及生命的患者。

知识拓展10-2

X类：动物试验和人类临床研究均表明药物对胎儿有严重的损害和致畸作用。沙利度胺、利巴韦林以及抗代谢药等都属于此类药物。

> **案例思考10-2**
>
> **"反应停"事件**
>
> 沙利度胺又称为"反应停"，是20世纪50年代联邦德国研发的治疗孕妇妊娠呕吐、失眠的药物。因为很多人吃了这个药后呕吐、恶心的症状得到了明显改善，所以它成了"孕妇的理想选择"（当时的广告用语），上市后不久就被推广到欧美十几个国家。20世纪60年代前后，"反应停"被大量生产、销售，仅在联邦德国就有近100万人服用过"反应停"，"反应停"每月的销量达到了1 t的水平。在联邦德国的某些州，患者甚至不需要医生处方就能购买到"反应停"。1961年10月，3位联邦德国医生在一次妇产学科会议上报告了一些海豹肢畸形儿的病例，引起了医学界广泛的重视，在这之后其他地方也有类似报告。长时间的流行病学调查证明，这种畸形与患者母亲在妊娠期间服用"反应停"有关。该药在17个国家共引起1万多人出现海豹肢畸形。此外，该药还引起有时能威胁生命的多发性神经炎1 300多例。

表10-4为美国FDA对妊娠期常用药物的分级。

动物试验对研究胎儿致畸的问题是有限的。不同动物对药物的反应是不同的，而且试验动物的数量是有限的。目前我们对药物的了解是不全面的，对许多的药物作用特点还不清楚，故孕妇用药要慎重。

表 10-4 美国 FDA 对妊娠期常用药物的分级

种类	药物	分级	种类	药物	分级
抗菌药	青霉素类	B	肾上腺皮质激素	泼尼松	B
	头孢菌素类	B		地塞米松	C
	红霉素类	B	抗甲状腺药	丙硫氧嘧啶	D
	甲硝唑	B		甲巯咪唑	D
抗真菌药	氟康唑	C	利尿药	甘露醇	C
	伊曲康唑	C		依他尼酸	D
	两性霉素	B		氨苯蝶啶	D
	灰黄霉素	D		氢氯噻嗪	D
抗病毒药	阿昔洛韦	B	心血管药	β肾上腺素能阻断药	C
	更昔洛韦	C		钙通道阻滞药	D
	利巴韦林	X		血管紧张素转换酶抑制药	D
降糖药	胰岛素	B	退热镇痛药	布洛芬	C/D
	阿卡波糖	B		对乙酰氨基酚	B
	甲苯磺丁脲	D		阿司匹林	C
	苯乙双胍	D		吲哚美辛	D

第三节 妊娠期常用药物的选择

一、妊娠期特有疾病的药物选择

1. 妊娠期呕吐反应

妊娠 6~8 周时孕妇会出现疲倦、厌食、呕吐等反应，一般在 12 周左右自然消失。孕吐反应存在个体差异，轻度的孕吐反应属于正常现象，无须使用药物。但是如果呕吐反应过于强烈，则需要用药治疗。常用的止吐药为异丙嗪、氯丙嗪等，还有维生素 B_6、抗组胺药赛克力嗪、美克洛嗪等。此外还可以服用胃肠动力药甲氧氯普胺。

2. 先兆流产和早产

妊娠 28 周前出现轻微的流产征兆，可以用大剂量的黄体酮治疗。黄体酮不足引起的习惯性流产，可以用天然的孕激素黄体酮治疗，但不宜大剂

知识拓展 10-3

量、长时间使用。

3. 妊娠期高血压

妊娠期高血压的治疗要使用降压药物。卡托普利属于血管紧张素转化酶抑制药，是 D 类药物。科研人员在动物试验研究中发现，卡托普利会引起新生儿颅面部变形、颅骨发育不全、肾衰竭等毒性反应，有致胚胎死亡的作用；在人类研究中发现其对胎儿有致畸作用，应禁用。不含巯基的血管紧张素转换酶抑制药如螺普利是第一线降压药，也是治疗心力衰竭的一线药物，必要时慎重选择用药。阿替洛尔属于 β 受体拮抗药，是 D 类药物。动物研究表明，阿替洛尔具有剂量依赖性的胚胎毒性，临床数据显示其会导致胎儿早产、新生儿低体重。应避免使用。哌唑嗪属于 C 类药物，是一种 α 受体拮抗药。其在动物试验中会导致宫内发育迟缓，而临床上缺乏相关资料。钙通道阻滞药中的硝苯地平属于 C 类药物，用于治疗妊娠期高血压效果良好，危险性相对较小。妊娠期避免使用噻嗪类利尿药，否则易引起水、电解质的紊乱。妊娠期高血压如果未得到有效控制，会发展成子痫，严重危及生命。目前主要用硫酸镁治疗子痫发作。虽然硫酸镁属于 D 类药物，临床资料证实其对胎儿具有损害性，但是在先兆子痫或子痫发作时，使用硫酸镁治疗利远大于弊。

4. 子痫前期和子痫

孕妇高龄、双胎或患有慢性高血压、慢性肾病、糖尿病等疾病，易诱发子痫前期。患子痫前期和子痫的孕妇于妊娠 37 周前进行保守治疗，严密进行产前监测，并于 37 周进行分娩。对于严重的先兆子痫，终止妊娠是唯一可以治愈子痫前期的方法。目前临床上通过补钙和服用低剂量的阿司匹林来预防子痫前期。

5. 妊娠期合并癫痫

妊娠早期服用苯妥英钠治疗癫痫的致畸率可达 6%，而苯巴比妥虽然属于 D 类药物，且临床资料证实其对胎儿有损害性，但小剂量使用是相对安全的。苯妥英钠和苯巴比妥联合使用会增加药物的毒性，易引起胎儿的唇腭裂、小头畸形以及先天性心脏病等。在治疗时要根据具体指征，权衡治疗效果和致畸风险之间的关系，慎重选择用药。使用苯妥英钠时适当补充一些叶酸，可减少致畸的风险。妊娠期最常用的治疗癫痫的药物是水合氯醛，属于 C 类药物，临床上未见其致畸现象。

二、妊娠合并内科疾病时的药物选择

（一）药物选择

1. 妊娠期结核病

妊娠期结核病的首选药物是异烟肼和乙胺丁醇，若再加用维生素 B_6，可预防异烟肼对胎儿潜在的神经毒性。二线药物主要是利福平、氨硫脲、卡那霉素。不建议妊娠早期应用利福平。利福平一般在妊娠 16 周后使用较为安全。一般在病情得到控制后继续应用 1~1.5 年。对于同时伴有高热、毒性症状明显的患者，应用对氨基水杨酸溶于 5% 的葡萄糖溶液中，一般用药 1~2 个月。等到病情好转后，选择合适的抗结核药物联合治疗。

2. 妊娠期心脏病

孕妇的血容量和搏出量增加，使心脏负荷增加。患有心脏病的孕妇很可能因心力衰竭而亡。临床上常用地高辛治疗孕妇的心功能不全。地高辛属于 C 类药物，在安全剂量范围内用药对孕妇有良好的效果，而且对胎儿也无明显的致畸作用。另外，地高辛还可用于治疗患有室上性心动过速的胎儿。利多卡因属于 B 类药物，用于治疗患有心律失常的孕妇，还可用于治疗胎儿的宫内心动过速。

3. 妊娠期糖尿病

胰岛素是临床上常用的降糖药物。胰岛素是大分子蛋白质，一般不能透过胎盘。胰岛素属于 B 类药物，在动物试验中未发现致畸作用。二甲双胍属于 B 类药物，在动物试验中未发现胎儿毒性。磺酰脲类属于 D 类药物，需慎重用药。第二代磺酰脲类口服降糖药孕妇禁用。

4. 妊娠合并自身免疫性疾病

妊娠合并自身免疫性疾病临床上常用泼尼松龙、地塞米松等糖皮质激素来治疗。泼尼松龙和地塞米松都属于 C 类药物，会增加胎儿患腭裂的风险。

5. 妊娠期甲状腺功能异常

临床上常用作抗甲状腺治疗的硫氧嘧啶，妊娠期应用会增加胎儿的先天畸形发生率，使胎儿头皮缺损、头发缺少。除此之外，甲状腺功能低下的孕妇，其胎儿先天畸形的发生率大大增加。

6. 妊娠合并哮喘

一般的抗哮喘药物都可在妊娠期使用。特布他林是一种选择性 β_2 受体激动药，也可用于妊娠期。此外，特布他林还可作为宫缩抑制剂用于早产的治疗。当哮喘急性发作时，孕妇可皮下注射肾上腺素，对此目前还未发现明显的不良反应。但早期应用有较强的致畸作用，需及时停用药物，不能长期应用此药。此外，也可用茶碱、氨苯碱、去甲肾上腺素及糖皮质激素进行治疗。

7. 其他

（1）妊娠期镇静药。巴比妥类药物容易透过胎盘屏障进入胎儿体内。胎儿体内的代谢系统尚未发育成熟，代谢率较低，因此胎儿体内的血药浓度大于等于母体内的血药浓度。故一定要注意把血药浓度维持在安全范围内。苯二氮䓬类药物亲脂性较强，可以迅速透过胎盘进入胎儿体内。药物性质及剂量对胎儿的影响也需注意。母体服用地西泮后，地西泮及其代谢物在胎儿的体内浓度很高。临床研究发现，孕妇服用地西泮会增加新生儿患先天性唇裂的风险。分娩前 15 h 给予 30 mg 甚至更大剂量的地西泮，会诱发新生儿呼吸困难或肌张力减退等，故尽量避免应用地西泮。若必须使用，应选择可取得较好治疗效果下的最小剂量。

（2）妊娠期抗抑郁药。临床上抗抑郁药多为 C 类或 D 类药物。妊娠早期用药可致畸，另外还可能引起直立性低血压，减少子宫的血流灌注量。选择性 5-羟色胺再摄取抑制剂属于 B 类药物，一般不会增加先天性畸形的发生率，是妊娠期抑郁症患者的首选药物。

（3）妊娠抗感染药。孕妇容易发生细菌、真菌、病毒感染等，妊娠期的抗感染治疗也需遵守抗菌治疗的一般原则。但是要注意孕妇的生理变化，药物的药动学过程的变化，以及药物对胎儿的影响。

（二）妊娠期合理用药原则

（1）有明确的用药指征时，尽量选择对胎儿无害的药物。若没有临床上的对照资料，优先选择之前使用的药物。

（2）用药前要明确孕周，严格掌握剂量，根据治疗周期、治疗剂量用药，及时停药。

（3）尽量服用进入胎儿体内后浓度低的药物以及停留时间短的药物。选择可以取得有效治疗结果的最低药物剂量。如果一种药物能取得较好的治疗结果，就不要同时使用几种药物。

（4）决定用药时，选择同类药物中对胎儿影响最小的药物。

（5）妊娠早期特别关键，用药需格外谨慎。对于非急性疾病，最好暂时别用药。

（6）妊娠早期避免使用 C 类、D 类药物。

（7）X 类药物是孕妇禁用的，如果病情紧急，必须使用，建议提前终止妊娠。

思考题 2：简述妊娠期合理用药原则。

第四节　哺乳期妇女的临床用药

哺乳期妇女所服用的大部分药物能通过乳汁排出，有些药物从乳汁排出的浓度很高，如红霉素和硫氧嘧啶等。药物可通过乳汁进入婴儿体内。由于婴儿体内代谢系统还未发育成熟，药物在其体内的代谢、排泄速率很慢，容易发生体内蓄积，引起中毒反应，因此哺乳期妇女用药需谨慎。

一、药物的乳汁转运

影响药物乳汁转运的因素如下。

1. 给药途径

母体血浆中药物浓度峰值出现时间不同。一般静脉给药后，血浆中药物浓度立即达到峰值；而口服给药，根据药物不同，峰值出现的时间一般在用药后 60~120 min。乳汁中药物浓度峰值出现时间比血浆中晚一些，乳汁中药物的消除速率也慢于血浆。

2. 药物分子量

分子量小的药物如吗啡、四环素等可以通过简单扩散由血浆进入乳汁；而胰岛素、肝素等大分子化合物向乳汁转运很困难。

3. 药物 pH

母体的血浆 pH 为 7.35~7.45，乳汁 pH 为 6.35~7.30。弱碱性药物如红霉素等容易通过血浆进入乳汁。而弱酸性药物如青霉素等不易通过血浆乳汁屏障，乳汁中药物浓度低于血浆中药物浓度。

4. 药物的脂溶性

脂溶性强的药物易进入细胞，溶于乳汁的脂肪中。而脂溶性低的药物难以向乳汁转运。

5. 药物与血浆蛋白的结合能力和结合率

药物与血浆蛋白结合后难以向乳汁转运,而游离型药物浓度影响药物向乳汁转运的情况。

6. 母体状态

母亲患肝、肾功能不全等疾病时,其体内的药物代谢情况将受到较大影响,药物会在母体内蓄积,使母体血浆中的药物浓度增加,相应的乳汁转运浓度也增加。母体乳汁中的脂肪含量越多,越有利于脂溶性药物向乳汁转运。

二、哺乳期的药物选择

1. 对婴儿有影响的药物

(1) 长期服用镇静催眠类药物,会引起婴儿镇静、嗜睡和生长发育迟缓。

(2) 解热镇痛类药物一般对婴儿的毒性较低,但是阿司匹林可诱发瑞氏综合征,应慎用。

(3) 抗菌药的使用,各种情况有所差别。磺胺类药物可引起婴儿溶血性贫血。四环素可诱发过敏反应和婴儿的牙齿发育障碍。氯霉素可引起新生儿骨髓抑制和灰婴综合征。克林霉素可引起婴儿假膜性肠炎。喹诺酮类药物会阻碍婴儿骨骼发育。阿奇霉素通过乳汁进入婴儿体内的含量很少,毒性较低。表 10-5 为对胎儿及新生儿有不良影响的药物。

表 10-5 对胎儿及新生儿有不良影响的药物

药物	不良反应
苯妥英钠	头面部畸形、手指畸形、出血
苯巴比妥	戒断综合征、中枢抑制、肝损伤
地西泮	肌张力减弱
吗啡	戒断综合征、呼吸抑制、嗜睡
氯丙嗪	视网膜性病变
阿司匹林	出血倾向
吲哚美辛	肺部血管性病变、发绀
普萘洛尔	心率减慢、呼吸抑制
氢氯噻嗪	低血糖、出血倾向、死胎
甲状腺素	甲状腺以及脑垂体萎缩
抗甲状腺药	甲状腺障碍、粒细胞减少
甲苯磺丁脲	低血糖、死胎
氯磺丙脲	低血糖、死胎
磺胺类	黄疸
青霉素类	严重的青霉素过敏反应

续表

药物	不良反应
氨基糖苷类	先天性耳聋、肾损伤
四环素类	骨骼发育障碍、四环素牙
氯霉素	灰婴综合征、血小板减少、死胎
大剂量维生素A	骨骼异常、颅压增高
大剂量维生素D	智力障碍、血钙异常
大剂量维生素E	腹泻、乏力
缩宫素	惊厥、高胆红素血症、宫外生活适应缓慢

2. 哺乳期妇女用药原则

（1）掌握药品适应证，尽量减少使用对子代有影响的药物；

（2）如果母亲必须服用药物，避开药物浓度高峰期，需在用药4h后进行哺乳；

（3）在药物应用时间长、浓度大时，最好监测血药浓度，并及时调整用药及哺乳的间隔时间和用药剂量；

（4）如果所服用药物对婴儿的影响过大，则停止哺乳，暂时改为人工喂养。

思考题3：简述哺乳期妇女的用药原则。

知识拓展10-4

案例思考10-3

患者哺乳期间因荨麻疹就诊，医生为其开了开瑞坦（氯雷他定）。患者吃了开瑞坦后多长时间能哺乳？

案例解析10-3

练习题

一、名词解释

1. 致畸作用　2. 胎盘屏障　3. 血乳屏障

二、简答题

1. 简述美国食品药品监督管理局制定的妊娠期用药对胎儿危险度的分级。

2. 简述妊娠期常见疾病的用药选择。

在线自测

第十一章

儿童的临床用药

学习要求

掌握：
1. 新生儿、婴幼儿、学龄前期和学龄期儿童的药动学特点。
2. 新生儿、婴幼儿、学龄前期和学龄期儿童的临床用药注意事项。
3. 儿童合理用药原则。

了解：
新生儿、婴幼儿、学龄前期和学龄期儿童的生理特点。

知识导图

学习园地

"糖丸爷爷"顾方舟

一粒小小的糖丸，承载着无数人的童年记忆，也见证了"糖丸爷爷"顾方舟为抗击脊髓灰质炎而奉献一生的感人故事。顾方舟是我国著名的医学科学家、病毒学专家。他把毕生精力都投入到消灭脊髓灰质炎这一儿童急性病毒传染病的战斗中。

脊髓灰质炎，俗称"小儿麻痹症"，20世纪50年代在我国广泛流行，引起轻重不等的瘫痪，最严重的患者无法自主呼吸。儿童一旦得病，就无法治愈，当时脊髓灰质炎困扰着很多家庭。1957年，在苏联获得博士学位后回国的顾方舟临危受命，开始研究如何治疗脊髓灰质炎。经大量的动物试验后，顾方舟成功研制出疫苗。为检验疫苗对于人体的安全性，他毫不犹豫地用自己的身体做试验。随着各期试验相继成功，顾方舟证明了疫苗是安全的。1960年12月，首批500万人份疫苗成功生产。

为了防止疫苗失去活性，降低全国各偏远地区的疫苗运输难度，顾方舟还想到了将液体疫苗做成糖丸疫苗的好方法。经过一年多的研究测试，顾方舟和他的团队终于成功研制出糖丸疫苗。1965年，我国农村开始逐步推广糖丸疫苗，并取得显著成效。我国脊髓灰质炎的年平均发病率从1949年的0.040 6‰下降到1993年的0.000 46‰，数十万儿童免于残疾和死亡的威胁。2000年，74岁的顾方舟作为代表参加了中国消灭脊髓灰质炎证实报告签字仪式。同年10月，世界卫生组织宣布中国成为无脊髓灰质炎国家。

顾方舟将自己的一生都奉献给了减毒活疫苗的研究，为几代中国人带来了健康。

2019年1月2日，顾方舟在北京病逝，享年92岁。他曾说：我一生只做了一件事，就是做了一颗小小的糖丸。小小的糖丸，大大的力量，我们将永远铭记"糖丸爷爷"顾方舟。

【学习思考】

高尚的人生都是奉献的人生，只有把自己与国家前途、民族命运、人民幸福联系在一起，始终对祖国和人民怀有深沉的爱与高度的责任感，才能更好地实现自己的人生价值。顾方舟本想通过当医生改变自己的命运，但面对当时恶劣的公共卫生环境状况，他毅然舍弃了待遇高、受尊重的外科医生工作，选择了当时基础条件差、生活艰苦的公共卫生专业。没有哪位父母不爱自己的孩子，但是为了更多的孩子，顾方舟却拿自己的孩子试药，用一种看似残酷的执着，表达着对国家、对人民、对科学的爱。正是这种悲天悯人，把自己和国家、民族、人民融为一体的情怀才成就了伟大的事业，铸就了不朽的人格。作为药学专业的学生，要充分了解儿童不合理用药的危害，掌握避免用药事故的方法和儿童合理用药原则，培养临床思维，学习前辈们负责、无私奉献的精神；在今后的医务工作中，要根据儿童的具体情况和临床经验给出合理的治疗方案，兢兢业业工作，努力提高个人的职业素质，承担起社会责任。

根据儿童的生理和解剖学特点，将儿童的生长发育过程分为新生儿期、婴儿期、幼儿期、学龄前期、学龄期、青春期六个不同时期。新生儿期指从胎儿娩出结扎脐带时开始至满月之前；婴儿期也称乳儿期，指出生后1个月至1岁；幼儿期指1岁至3岁；学龄前期指3岁至6~7岁；学龄期指6~7岁至青春期（女11~12岁，男13~14岁）；青春期又称少年期，是从儿童过渡到成人的时期，女孩从11~12岁开始到17~18岁，男孩从13~14岁开始到18~20岁。

从新生儿至成人的生长发育过程中，机体各组织器官功能逐渐成熟，逐步建立起正常的行为、心理、精神规律，正常的、平衡的自身免疫体系逐渐取代被动免疫。各年龄段儿童对疾病的抵抗力和对药物的反应性受生理特点的影响。例如，新生儿由于有来自母体的IgG的保护，患某些传染性疾病的概率较低；婴幼儿由于来自母体的IgG的保护功能已经消退，自身免疫体系还未建立完善，免疫力下降，容易患呼吸系统和消化系统疾病；6~7岁的学龄期儿童自身合成IgG的能力接近于成人，防止疾病的能力有所提高，但对传染性疾病、运动性疾病仍旧需要高度重视；青少年除了注意以上疾病外，由于受到外界环境的影响越来越大，易发生心理障碍、行为和精神异常等问题。除此之外，儿童对于某些药物的不良反应较为敏感，后果较为严重。例如，我国每年约有27 000名儿童因不合理应用氨基糖苷类抗生素而致聋。

综上所述，儿童的生长发育过程具有鲜明的年龄特点，对药物和疾病的反应与成人存在显著差异。因此在临床用药中，要根据不同年龄期儿童的特点以及药物在体内的药动学、药效学特点，合理地选择相关药物。

知识拓展 11-1

第一节 新生儿合理用药

一、新生儿的生理特点

新生儿期是从完全依赖母体生活的宫内环境到独自在宫外环境生活的过渡期。为了适应宫外的生活环境，新生儿的多项生理功能发生了重大改变，如肺呼吸功能的建立、体温调节功能的建立、血液循环动力学的变化、消化和排泄功能的建立等。新生儿期这些变化的生理过程决定了新生儿体内的药动学过程不同于其他年龄期。

二、新生儿的药动学特点

新生儿期的药物 ADME 过程具有特殊性。不能将正常成人或年长儿童的用药方式应用于新生儿，否则可能无效或引起毒性反应。确定新生儿用药剂量时必须考虑新生儿的日龄和器官发育的成熟程度，根据不同药物的特性按日龄计算，而不能简单地以成人或年长儿童的剂量折算，避免因药物过量或不足而导致中毒或疗效不佳。

（一）药物的吸收

1. 新生儿胃肠功能状态对口服药物的吸收影响显著

新生儿的胃呈水平位，肌层发育较差，贲门较为松弛，而括约肌又相对比较发达，胃容量小，所以容易发生溢乳或呕吐；新生儿的胃部蠕动缓慢，排空速度可达 6~8 h 而且个体差异较大，蠕动速度也可因疾病的影响而进一步减慢。所以，对于一些主要在胃内吸收的药物，在新生儿体内吸收的药量可能会比较多；对于在肠道吸收的药物，吸收速度会比较慢且吸收峰后移；刚出生的新生儿，胃液 pH 大于 6，出生后 24~48 h，胃液 pH 降至 1~3，而后胃液的酸度逐渐下降，出生后 10 天左右接近无酸的状态，而后酸度逐渐增加，3 岁时达到成人水平，因此在这一阶段不耐酸的药物生物利用度增高，而依赖于酸性环境的药物生物利用度降低。新生儿肠道与身长的比例高于成人，且肠管壁较薄、通透性好、药物吸收较多。新生儿肠道内菌群数量少、特点不同、代谢类型不同、个体差异大，从而影响药物在肠内的转化和吸收。新生儿胃肠道具有以上特点，故新生儿口服给药的吸收速度较慢，吸收的药量较难预测。

2. 给药途径对新生儿药物吸收的影响

对于新生儿来说，注射给药吸收较快。新生儿心率为每分钟 116~146 次，心脏排血量为 180~240 ml/(kg·min)，是成人的 3~4 倍。新生儿的血流速度快于成人，循环一周的时间比成人约少 10 s。新生儿皮下或肌内注射后的药物吸收速度主要取决于注射部位的血流量。新生儿的肌肉组织较少，皮下组织量相对较大，因而血液循环较差。而当这些部位的血液灌注量改变时，进入循环的药量可减少或增加，吸收效果难以预料。因而一些药物如强心苷、氨基糖苷类抗生素等对新生儿十分危险。静脉注射给药能保证进入体循环的药量，是新生儿常用的比较可靠的给药途径。另外新生儿皮肤角化层薄，黏膜娇嫩，毛细血管丰富，外用药物吸收速度快且多，因此一些药物可以通过制成特殊剂型经皮肤或黏膜给药，例如喷雾剂、口腔膜剂、直肠黏膜吸收的栓剂等。但当应用外用药物过多或用药部位出现破损时，其可经皮吸收过多而产生全身毒性，如新霉素软膏导致的听力减退和肾损害等。

（二）药物的分布

靶器官中游离型药物的浓度以及维持时间是决定药物作用的主要因素。影响药物分布的因素包括体液、体脂、组织血流量、膜通透性、血浆蛋白浓度与结合率等，其中血浆蛋白结合率、体液与药物表观分布容积和药物分布的关系最为密切。

新生儿的药物分布与成人有较大差异。

1. 体液对新生儿药物分布的影响

新生儿体液总量约占体重的80%，早产儿约占85%，成人仅为60%。新生儿的细胞外液量约占体重的45%，是成人的两倍左右，因此影响水盐代谢和酸碱平衡的药物对新生儿影响较大。水溶性药物的表观分布容积增大，细胞外液中的药物浓度较低。

2. 体脂对新生儿药物分布的影响

新生儿脂肪含量较低，约占体重的12%，早产儿脂肪仅占体重的1%~3%，因此脂溶性药物的表观分布容积较小，血浆中的药物浓度较高，容易出现中毒。此外，脑组织脂质含量较高，新生儿的血脑屏障未发育完全，脂溶性药物容易进入中枢神经系统，从而发生不良反应，影响智力发育和性格成长等。

3. 血浆蛋白结合率对新生儿药物分布的影响

新生儿血浆蛋白含量较少，与药物的亲和力也低于成人，从而造成游离型药物的比例增大，药效增强，容易发生不良反应。此外，新生儿血液中游离胆红素较多，游离胆红素与药物竞争血浆蛋白结合部位，导致药物的血浆蛋白结合率降低，游离型药物浓度增高，从而产生毒性。而与血浆蛋白结合率高的药物对血浆蛋白结合部位的竞争也可导致游离胆红素浓度增高，产生高胆红素血症甚至核黄疸。所以，新生儿期血浆蛋白结合率高的药物应慎重使用。

4. 膜通透性对新生儿药物分布的影响

新生儿膜通透性高，部分药物易通过血脑屏障，在脑组织和脑脊液中的分布较成人多。

（三）药物的代谢

部分水溶性药物在正常生理酸碱度时，可以原型从尿液排出，但是大多数的药物则需要在肝药酶的作用下进行氧化、还原等代谢变化。药物代谢的总速率与肝脏的大小和酶系统的活性呈正相关。

新生儿的肝重约占体重的3.6%，相对于成人较大，对大部分的药物代谢有利。但是新生儿肝微粒体酶发育不完全，与Ⅰ相反应相关的细胞色素P450活性在出生一周后才可以逐渐达到成人的水平，而Ⅱ相药物代谢酶的活性则需要更长时间才能逐渐接近成人的水平。所以，在新生儿早期，药物代谢酶的活性较低，导致药物代谢变慢。葡萄糖醛酸转移酶等Ⅱ相药物代谢酶的量和活性在新生儿期均不足，其活性与体重的比值仅仅是成人的1%~2%，对游离胆红素的处理能力较低，这是造成新生儿生理性黄疸的主要原因。与此同时，与葡萄糖醛酸结合进行代谢的药物如氯霉素、水杨酸盐、吲哚美辛等，在新生儿体内代谢减慢，容易造成药物蓄积中毒。例如，氯霉素由成人口服后代谢为氯霉素葡萄糖醛酸酯，在24 h内约

90%由尿液排出，但新生儿对氯霉素的葡萄糖醛酸化较少，同时新生儿肾脏未发育完全，肾功能尚不完善，排泄缓慢，导致氯霉素的结合和排出率均低于50%。因此新生儿使用一般剂量的氯霉素就会发生灰婴综合征等中毒反应。新生儿肝脏乙酰化能力较低，导致磺胺类药物形成乙酰磺胺的能力减弱，所以新生儿血中游离磺胺与总量的比例较年长儿童及成人高。

部分药物在新生儿体内的生物转化途径和代谢物与成人不同。例如，新生儿体内有一定量的茶碱转化为咖啡因，而在成人体内不存在这种变化。

（四）药物的排泄

肾脏对药物排泄起主要作用。新生儿的肾脏虽然结构发育完整，但是功能尚不完全，浓缩功能较差，排酸排磷功能也较差。肾小球毛细血管小且分支少，肾小球直径仅为成人的一半，肾小球滤过功能较差，滤过率仅为成人的30%~40%。肾小管发育不全，按体表面积计算仅为成人的20%~30%。因此，主要由肾小球滤过排泄的药物和由肾小管分泌的药物的清除时间显著延长，血药浓度升高，药物作用时间延长，可能引起蓄积中毒。

思考题1：简述新生儿的药动学特点。

三、新生儿的临床用药

（一）新生儿黄疸

新生儿出生后红细胞被大量破坏，生成大量的胆红素。由于新生儿血浆蛋白含量低，结合能力不足，故新生儿肝脏处理胆红素的能力较差，使血液中胆红素浓度升高，导致新生儿黄疸（又称生理性黄疸）。当血中游离胆红素过高时则发生高胆红素血症（又称病理性黄疸），此时血中游离胆红素浓度较高，可以透过新生儿还未发育完善的血脑屏障，引发中枢性核黄疸。如不及时治疗，可致死或致残。

治疗新生儿黄疸的方法主要是物理方法。例如，光照疗法可使游离的胆红素转化成水溶性的同分异构体，经肾脏排出，是最简单有效的方法。此外还有药物方法。例如，肝酶诱导剂可诱导鸟苷二磷酸葡萄糖醛酸转移酶活性，提高肝脏结合和分泌胆红素的能力；纠正代谢性酸中毒有利于血浆蛋白与游离胆红素的结合；补充白蛋白也可提高游离胆红素与白蛋白的结合率，从而预防核黄疸。

（二）新生儿败血症

新生儿败血症的发生率为0.1%~1%，是新生儿常见的急重症。尽管医学技术和抗生素发展迅速，但新生儿败血症的发病率和病死率仍然居高不下。金黄色葡萄球菌是我国最常见的致病菌，其次为大肠埃希菌等革兰阴性菌。

应用抗生素治疗新生儿败血症时要遵循早期用药、联合用药、疗程充足等原则。在药敏结果和细菌培养结果出来前，可经验性选用广谱青霉素或头孢菌素类药物，通过静脉给药快速达到有效血药浓度。同时要注意药物毒副反应，如氨基糖苷类抗生素因为具有耳毒性，所以通常不使用。

（三）新生儿细菌性脑膜炎

新生儿细菌性脑膜炎是由细菌引起的新生儿颅内感染性疾病，与新生儿败血症有较大的联系，病情常危重，及时发现和有效治疗对降低病死率和避免后遗症有着重要意义。新生儿细菌性脑膜炎的病原菌与导致败血症的细菌相近，选用抗生素时应选择脑脊液含量高的药物。

（四）新生儿窒息

新生儿出生后不能建立正常的自主呼吸而导致低氧血症、酸中毒、多脏器损伤，称为新生儿窒息，是新生儿死亡及致残的主要原因之一。新生儿窒息作为新生儿出生后常见的紧急情况，一旦发生应立即进行复苏抢救，常采用国际公认的 ABCDE（airway-breathing-circulation-drug-evaluation）复苏方案，即吸净呼吸道黏液—建立呼吸，增加通气—维持正常循环，保证足够心搏出量—药物治疗—动态评测，由新生儿科和产科医生及麻醉师协作进行。

若新生儿经历 A、B、C 步骤后心率仍小于 80 次/分，需静脉推注或心内注射肾上腺素。若窒息新生儿母亲在产前 4 h 内使用过吗啡类镇痛药，应给予窒息新生儿纳洛酮肌内或静脉注射。若出现疑似代谢性酸中毒的症状，应在保证通气的条件下，给予碳酸氢钠静脉推注。有低血容量表现时，应给予生理盐水、血浆、全血等扩容剂。

思考题 2：简述新生儿常见疾病用药注意事项。

第二节　婴幼儿合理用药

一、婴幼儿的生理特点

出生后 1 个月至 3 岁前称为婴幼儿期。这一阶段婴幼儿生长发育迅速，器官功能逐渐趋于成熟。婴幼儿的气管和支气管较为狭窄，软骨柔软，支撑作用差，气管黏膜柔嫩，纤毛运动功能差，清除效率低，所以婴幼儿容易发生呼吸道感染，引起因分泌物堵塞而导致的呼吸不畅。婴幼儿的消化系统结构功能尚未完善，到 2 岁左右胃蛋白酶、胰淀粉酶、胰脂酶才达到成人水平。婴幼儿生长所需营养较多，消化系统负担较重，容易导致消化系统功能紊乱、营养不良等疾病。肾的结构功能逐渐发育成熟，1 岁后尿素清除率、肾小球滤过率接近成人水平。婴幼儿时期脑功能发育迅速，是语言、行为、情感发展的关键阶段，因此要重视某些药物对婴幼儿智力、情绪等的影响。出生 6 个月的婴儿其从母体获得的抗体逐渐消失，但主动免疫还未成熟，容易患感染性疾病。哺乳期母亲用药后，药物可通过乳汁传递至婴幼儿体内，可能引起不良后果，需加以重视。

二、婴幼儿的药动学特点

（一）药物的吸收

婴幼儿使用口服药物时，因其吞咽功能弱并且害怕服药而哭闹拒绝，容易引起咳呛及气管异物，因此适宜使用合剂、颗粒剂、糖浆剂等液体制剂替代丸剂、片剂等固体制剂。口服油类药液时需注意避免引起油脂吸入性肺炎。婴幼儿胃内 pH 低于成人，因此，对利福平、苯妥英钠、苯巴比妥等弱酸性药物的吸收减弱，而对青霉素类、弱碱性药物的吸收增强。与新生儿相比，婴幼儿胃排空时间减少，十二指肠对药物的吸收速度大于新生儿。婴幼儿易出现消化功能紊乱，应注意其与药物引起的腹泻的区别。对于危重患者，因肌内、皮下注射吸收不完全，为了及时达到有效血药浓度，适宜静脉注射给药。此外，婴幼儿的黏膜、皮肤嫩，在局部破损时通透性增加，因此使用喷雾剂、膏剂、栓剂、滴剂等时，通过皮肤、黏膜吸收的药物较多，易引起中毒反应，需要注意。

（二）药物的分布

婴幼儿的体液组成与成人存在差异。1岁左右的体液总量占体重的70%，较成人高（成人为60%）。细胞外液量占体重的35%，亦高于成人（20%）。因此，水溶性药物的表观分布容积增大，细胞外液的药物被稀释，血药浓度降低。例如，氨基糖苷类药物的水溶性较强，主要游离于细胞外液。新生儿庆大霉素的表观分布容积是0.52~0.65 L/kg。体液及细胞外液量会随着年龄的增长而逐渐下降，庆大霉素的表观分布容积也相对降低：成人为0.28~0.31 L/kg，婴儿（2~12个月）一般为0.5 L/kg，2~12岁的儿童为0.22~0.35 L/kg。短效磺胺类、青霉素类药物也有类似的表现。成人地高辛的表观分布容积明显低于婴幼儿，但新生儿有时与成人相近。

婴幼儿的体脂含量比新生儿有所增多，脂溶性药物的表观分布容积较新生儿增大。此外，婴幼儿的体液调节功能差，细胞外液比重大，水和电解质代谢易受疾病以及外界因素的影响。又因为婴幼儿易脱水，因此需要注意脱水对药物表观分布容积以及血药浓度的影响。随着年龄的增长，婴幼儿的血浆蛋白含量亦升高，但仍低于成人，且与药物的结合率较低，导致一些血浆蛋白结合率高的药物的游离型含量在血中增多，浓度升高，作用增强，甚至引起毒性反应。婴幼儿血脑屏障尚未发育完善，一些药物可进入中枢神经系统，引发不良反应。

（三）药物的代谢

由于葡萄糖醛酸转移酶、细胞色素P450等主要肝脏代谢酶的活性在婴幼儿时期已趋于成熟，且婴幼儿时期肝脏相对较大，其肝脏质量与体重的比值较成人高50%，因此药物经肝脏代谢的速率婴幼儿高于新生儿，甚至高于成人，很多主要经肝脏代谢的药物如茶碱、苯妥英钠、地西泮等的消除半衰期较成人短。促进体内葡萄糖醛酸与药物结合的葡萄糖醛酸转移酶在胎儿时期是无活性的，在新生儿时期快速发育，在婴幼儿时期的活性与成人水平相近；同时，其他酶系（如水解酶、氧化酶）的活性将随着年龄的增长而逐渐接近成人水平。所以，婴幼儿时期的年龄和发育速度对药物代谢过程干扰较大。服用需要在体内代谢（转化）的药物时，需依据婴幼儿的成长情况来全面考虑用药剂量。

（四）药物的排泄

部分药物经代谢形成水溶性较强的代谢物由肾脏排出，其他药物以原型经肾脏排泄。婴幼儿和新生儿的肾小管分泌功能和肾小球滤过功能均未发育成熟，肾脏的重吸收功能和浓缩功能也均未完善，但随着年龄的增长，肾功能快速发育，在出生后的6~12个月肾小球滤过率可达成人水平；在7~12个月时，肾小管排泄能力接近成人水平。肾脏质量与体重的百分比，在婴幼儿时期为0.7%，在1~2岁时为0.74%，较成人（0.42%）高。因此，一些主要经肾脏排泄的药物在婴幼儿体内的消除速率快于成人。

由于婴幼儿的药物肝脏代谢速率与肾脏排泄速率较快，一些主要经肝脏代谢的药物总消除率较成人高，且很多药物的半衰期缩短，如庆大霉素在婴幼儿体内的半衰期为1.5~2.5 h，而成人为 2~3 h。

思考题 3：简述婴幼儿的生理特点和药动学特点。

三、婴幼儿的临床用药

（一）肺炎

肺炎是婴幼儿期的常见病之一，居我国住院婴幼儿死亡原因的第一位，严重威胁婴幼儿的健康。呼吸道合胞病毒、腺病毒、流感嗜血杆菌、副流感病毒、肺炎链球菌等是婴幼儿肺炎常见的病原体。大多数重症肺炎由细菌感染引起，或者在病毒感染的同时伴细菌感染。

婴幼儿肺炎的治疗原则是综合治疗、控制炎症、改善通气、防止并发症；依据不同的病原体选择药物。目前抗病毒治疗常用利巴韦林，静脉注射或肌内注射，也可超声雾化吸入。依据病原菌种类选择使用敏感抗生素，尽早、足量、联合用药。肺炎链球菌首选阿莫西林或青霉素，耐药者可选用头孢噻肟或头孢曲松。流感嗜血杆菌首选克拉维酸/阿莫西林、舒巴坦/氨苄西林，备选新大环内酯类或第三代头孢菌素。在呼吸衰竭、全身中毒症状明显等情况下，可短期使用糖皮质激素，减少渗出炎症，缓解支气管痉挛，改善微循环。

（二）婴幼儿腹泻

腹泻是我国婴幼儿最常见的疾病，是导致婴幼儿生长发育障碍、营养不良的主要原因。婴幼儿腹泻依据病因可分为非感染性腹泻和感染性腹泻，其中病毒、细菌的肠道内感染最为多见。根据临床表现的不同，可将腹泻分为急性腹泻、慢性腹泻和迁延性腹泻。

治疗时，急性腹泻需注意抗感染以及维持水和电解质平衡；慢性腹泻应注意肠道菌群失调以及饮食治疗。腹泻患者出现水样便多为病毒感染，通常不用抗生素；患者出现黏液、脓血便则多为致病性细菌感染，在药敏测试结果出来前，可依据临床特点经验性用药，通常选用抗革兰阴性杆菌药物。氨基糖苷类药物如庆大霉素对大多数革兰阴性杆菌有效，并且口服难吸收，不会产生全身毒性，可用于治疗细菌性腹泻，若患儿有全身中毒表现，则不宜使用。假膜性肠炎、真菌性肠炎、金黄色葡萄球菌肠炎患儿应立即停用抗生素，选用万古霉素、甲硝唑、苯唑西林、利福平或抗真菌药物治疗。蒙脱石粉等肠黏膜保护剂，可吸附毒素和病原体，使肠道的屏蔽作用增强。止泻剂可增加毒素的吸收，有时会给感染性腹泻患者带来危害，因此需要谨慎使用。慢性腹泻常用微生态调节剂，如嗜酸乳杆菌、双歧杆菌、酪酸梭状芽孢杆菌、地衣芽孢杆菌等，其有助于肠道菌群的微生态平衡恢复正常，抵制病原菌的侵袭，进而控制腹泻。非感染性腹泻患儿需注意饮食调整，避免食用肠道刺激物和过敏性食物。乳糖缺乏者，因其肠道对糖的消化吸收不良而易引起腹泻，饮食应限乳糖。

（三）惊厥

惊厥是婴幼儿临床常见急症。引发惊厥的病因有很多，可在许多婴幼儿急性疾病过程中发生，如高热引起的惊厥。婴幼儿惊厥发作时表现为不典型症状，如突发瞪眼，呼吸暂停，局部痉挛，面部、肢体局部抽动等。

对于惊厥的治疗和预防，应注重处理原发病。惊厥发作时应保证呼吸道顺畅、监测生命体征。使用地西泮缓慢静脉推注可终止惊厥的发作，也可使用苯巴比妥肌内注射或静脉注射，或用水合氯醛保留灌肠。若惊厥反

知识拓展 11-2

复发作或未能控制，可使用地西泮持续静脉滴注。

思考题4：简述婴幼儿的常见疾病以及临床用药。

> **案例思考11-1**
>
> 患儿，男，1岁，因癫痫发作急诊就诊。在急诊室癫痫抽搐超过10 min。医护人员数次静脉插管均未成功，无法静脉注射地西泮。请选择2种药物并确定其给药途径，以尽快终止患儿抽搐。
>
> 案例解析 11-1

第三节 学龄前期和学龄期儿童合理用药

一、学龄前期和学龄期儿童的生理特点

学龄前期和学龄期儿童指3~6岁和6~14岁儿童。这一时期的儿童体格生长发育较平稳，每年体重平均增长2 kg，身高增长5~7 cm。随着年龄的增长，各系统器官功能逐渐发育成熟。恒牙在6岁左右开始出现，故需注意预防龋齿，保证牙齿健康成长。淋巴系统在这一时期发育很快，青春期前达到高峰，之后逐渐减退至成人水平，因此容易患免疫性疾病。钙盐代谢和骨骼生长十分旺盛，生长高度易受药物干扰。同时，学龄前期和学龄期儿童智力发育快，求知欲强。学龄前期和学龄期是儿童获取知识、形成性格的重要时期，需避免应用对神经、心理发育有不良影响的药物。

二、学龄前期和学龄期儿童的药动学特点

学龄前期和学龄期儿童的消化系统逐渐发育成熟，有与成人相近的胃肠道蠕动、消化、吸收功能，口服药物吸收较好，因此疾病轻症时常给予口服药物。学龄前期和学龄期儿童体液总量与体重的比值为65%，高于成人，体内水的交换率较成人快2~3倍，对水、电解质失衡的耐受力较差。该时期的血脑屏障发育逐渐完善，应选择易通过血脑屏障的药物来治疗中枢系统疾病。肝脏的Ⅰ、Ⅱ相药物代谢酶如葡萄糖醛酸转移酶、细胞色素P450等的功能已与成人接近，但肝脏相对较大，因此对药物的代谢速率较快。此外，该时期肾脏的排泄速度较快，主要经肾脏排泄的药物的消除率甚至高于成人。因此很多药物在该时期儿童体内的单位体重剂量高于成人。

三、学龄前期和学龄期儿童的临床用药

（一）风湿热

咽喉部感染A组乙型溶血性链球菌之后反复发作的慢性或急性风湿性疾病称为风湿热，其临床表现以关节炎和心肌炎尤为突出，急性发作后常会遗留轻重不一的心脏瓣膜损伤，最

常出现在 5~15 岁儿童身上。

治疗上应去除诱因，清除链球菌感染。常应用 80 万单位青霉素肌内注射，每日 2 次，持续 2 周。对青霉素过敏的儿童可改用其他抗生素，如红霉素。治疗关节炎可使用非甾体抗炎药，如阿司匹林每天 100 mg/kg，分次服用，2 周后逐渐减量，疗程为 4~8 周。心肌炎的治疗则应尽早使用糖皮质激素，如泼尼松每天 2 mg/kg，最大量不超过每天 60 mg，2~4 周后减量，总疗程为 8~12 周。

（二）流行性腮腺炎

腮腺炎病毒引起的急性呼吸道传染病称为流行性腮腺炎，一般在幼儿园和学校中流行，多数患者为 5~15 岁儿童。一次感染后可获得终身免疫。中枢神经系统和其他腺体感染腮腺炎病毒，可导致脑膜脑炎、胰腺炎、睾丸炎等并发症。

发病早期可每天应用利巴韦林 10~15 mg/kg，静脉滴注，疗程为 5~7 天。治疗脑膜脑炎等重症需连用利巴韦林 10~14 天。必要时应用 3~5 天肾上腺皮质激素，缓解惊厥发作可用苯巴比妥、地西泮等。

（三）缺铁性贫血

体内缺乏铁元素使血红蛋白合成减少，导致小细胞低色素性贫血，称为缺铁性贫血。本病在儿童中发病率较高，是我国重点预防治疗的儿童常见病之一。发病原因有铁吸收障碍、铁摄入量不足、铁丢失过多和成长发育较快。

缺铁性贫血的治疗原则是去除病因和补充铁剂。常应用二价铁盐制剂口服，如葡萄糖酸亚铁、富马酸亚铁、硫酸亚铁等，剂量为元素铁每天 4~6 mg/kg，分 3 次餐后 1~2 h 服用。同时为了增加铁的吸收，可服用维生素 C。注射铁剂仅适用于口服无效或口服不能耐受的患者。

（四）急性肾小球肾炎

急性肾小球肾炎按感染病菌类型分为非链球菌感染后肾小球肾炎和急性链球菌感染后肾小球肾炎。临床上多见的肾小球肾炎为 A 组 β 溶血性链球菌急性感染引起，其主要的发病机制为抗原抗体免疫复合物引发肾小球毛细血管炎症病变。一般常见于 5~14 岁儿童。临床表现为急性病，以血尿为主，伴有不同程度的蛋白尿、高血压、水肿等。

急性期需注意休息以及低盐饮食，存在感染灶时需应用青霉素等有效抗菌药 10~14 天。伴高血压、水肿时应给予降压、利尿等对症治疗，如硝苯地平缓释片，开始剂量为每天 0.25 mg/kg，最大剂量为每天 1 mg/kg，分 3 次口服。氢氯噻嗪每天 1~2 mg/kg，分 3 次口服。

第四节　儿童合理用药原则

儿童处于不断的成长发育过程中，其生理特点与药动学特点和成人差别较大，因此儿童用药不是成人的缩小版，需要儿科医生的专业指导。只有确切掌握儿童合理用药方法，明确儿童合理用药原则，才能避免对儿童的健康产生重大影响。儿童用药合理化应从以下几个方面进行。

一、药物选择

(一) 新生儿期

药动学差异可导致新生儿对药物的反应性与成人有所差异,但新生儿也具有药效学方面的特点。如新生儿长时间使用糖皮质激素诱发胰腺炎的概率远大于成人;对地高辛较耐受,单位体重的用量较成人心脏病患者大;因为对水、盐的调节能力弱,过量水杨酸盐易导致酸中毒;对吗啡反应特别强烈,易出现呼吸中枢抑制,故新生儿应禁用吗啡。此外,部分药物能够引起新生儿特异性反应,如磺胺类过量引起核黄疸、氯霉素中毒导致灰婴综合征等。

(二) 婴幼儿期

有恶心呕吐等副作用的药物如苯丙胺、抗胆碱药等,会影响食欲,从而减少营养吸收。中枢性镇咳药可待因、哌替啶、吗啡等易引起呼吸抑制。婴幼儿对水合氯醛等镇静药的耐受性较大。婴幼儿对药物的过敏反应或毒性反应可以是明显的,也可以是不明显的,尤其是对损伤中枢神经系统的毒性反应不明显,如婴幼儿应用氨基糖苷类药物的早期中毒表现不易被发现,一旦发现听力受损,则大多为终身聋哑。应用这类药物时,需严格掌握指征,必要时需监测血药浓度。婴幼儿期还容易出现消化功能紊乱。便秘时应从改善饮食着手,非必要时不可使用缓泻剂,绝不可使用峻泻剂。腹泻时应慎用止泻药,防止肠道毒素吸收增多而导致全身中毒症状。

(三) 学龄前期和学龄期

学龄前期和学龄期儿童正处于生长发育的阶段,但是机体还未发育成熟,对药物的反应与成人不同。该时期的儿童代谢率高,代谢物排泄快,对磺胺类、激素、镇静药等的耐受性较大,但对水、电解质的调节能力较弱,容易受到疾病或外界因素的影响而使平衡失调,因此在使用利尿药、酸碱类药物时易发生不良反应。如利尿药可引起低钾、低钠,应该间歇给药,药量需控制,不宜过大。该时期的儿童牙齿生长较快,但钙盐能与四环素类药物形成络合物,引起牙齿着色变黄和牙釉质发育不良,故四环素类药物应禁用。该时期的儿童骨骼生长旺盛,钙盐代谢较快,易受药物干扰。如雄激素及同化激素可加快骨骼融合,肾上腺皮质激素能影响钙吸收和骨钙代谢,这些均可抑制儿童骨骼生长,影响成长高度。表 11-1 为常见儿童禁用或慎用的药物。

表 11-1 常见儿童禁用或慎用的药物

药品名称	禁用或慎用原因
氨基糖苷类:庆大霉素、阿米卡星、链霉素、卡那霉素、小诺米星、大观霉素、新霉素等	6 岁以下禁用,6 岁以上慎用,使用过量会导致听力下降,严重者可使听神经发生变性和萎缩,从而导致不可逆性的耳聋、耳鸣。禁止与速尿合用,可加强耳毒性;禁止与头孢菌素合用,可致肾功能衰竭
大环内酯类:红霉素、无味红霉素	2 月龄以内尽可能避免使用,2 月龄以上慎用或在医生的密切监护下使用。严重者会导致儿童肝脏损伤、肝功能衰竭、药物性肝炎,甚至死亡

续表

药品名称	禁用或慎用原因
林可霉素	1月龄以下的新生儿禁用
氯霉素	新生儿和早产儿禁用，其他年龄儿童慎用。可导致儿童再生障碍性贫血、灰婴综合征、肝功能衰竭
喹诺酮类药：诺氟沙星、氧氟沙星、环丙沙星等	18岁以下禁用，可导致软骨发育障碍，影响儿童生长发育
四环素类：四环素、土霉素、多西环素、米环素	8岁以下禁用，会引起呕吐、腹泻、牙釉质发育不全及黄染，并有终身不退的可能，骨骼生长迟缓；还会导致新生儿脑水肿
磺胺类：复方新诺明（SMZ-TMP）	2岁以下禁用，可产生高铁血红蛋白血症，临床表现为缺氧性全身发绀、新生儿黄疸等；2岁以上在医生指导下使用

二、给药途径选择

病情的轻重缓急、用药目的以及药物本身的性质决定了给药途径。正确的给药途径对确保药物的吸收与作用的发挥至关重要。

（1）轻中度疾病以及年长儿童尽可能采用口服给药，选择适宜的剂型；
（2）危重症患儿以及新生儿多应用静脉给药，疗效确实可靠；
（3）年长儿童肌肉血管较丰富，药物肌内注射吸收好，但需避免刺激性药物；
（4）皮下注射给药可损伤周围组织且吸收不良，不适宜新生儿使用；
（5）地西泮溶液直肠灌注较肌内注射吸收更快，因而更适用于迅速控制惊厥；
（6）由于儿童与成人的皮肤结构有差异，皮肤黏膜用药很容易被吸收，甚至能够引起中毒，因此体外用药时需注意。

三、剂型选择

一些治疗窗窄的药物如氨茶碱、苯妥英钠、地高辛等，如按照临床用药剂量将成人用药物分成若干份进行给药，会使临床用药很难掌握，不但中毒事件经常发生，而且对于一些针剂也非常浪费；没有合适的儿童剂型也会使儿童服药困难，还会引起厌食、恶心、呕吐等症状，服药依从性差，达不到预期疗效。

通常来说，选择药物时应尽可能选用儿童容易接受的剂型，在有儿童剂型的情况下不要使用成人剂型；若必须分药，尽可能采用口服剂型来分；为了解决儿童喂药困难的问题，应采用一些糖浆剂及儿童容易接受的剂型来进行给药；在有安全保障的前提下，应用半衰期相对较长的衍生物，可减少服药天数和服药次数，较好地改善儿童用药依从性；对于年龄因素可明显影响剂量的药物，用药时尽量选择有多重剂量包装的药物，以方便准确给药，达到治疗效果。

四、剂量选择

剂量不当可使药物产生不良反应。儿童用药剂量是一个复杂的问题。儿童用药剂量的计算方法包括按体表面积计算法、按体重计算法、按年龄折算法等，其各有优缺点，可依据具体情况及临床经验适当选择。

（一）按体表面积计算法

目前，按体表面积计算用药剂量属于比较科学的方法，因为其与肾小球滤过率、基础代谢等生理活动关系更为密切，适用于新生儿以及成人。成人的体表面积（按照 70 kg 计算）为 1.7 m^2。不同年龄的体表面积按以下公式进行计算：

$$体表面积(m^2) = 0.035(m^2/kg) \times 体重(kg) + 0.1(m^2)$$

这个公式用于计算体重在 30 kg 以内者。对体重在 30 kg 以上者，体重每增加 5 kg，体表面积就增加 0.1 m^2。儿童按体表面积计算用药剂量的公式为

$$儿童用药剂量 = 儿童剂量(g/m^2) \times 儿童体表面积(m^2)$$

（二）按体重计算法

1. 以成人剂量计算

$$儿童用药剂量 = 成人剂量(g/kg) \times \frac{儿童体重(kg)}{成人体重(按60\ kg)}$$

这个公式是以成人平均体重 60 kg 为基础的，所以本公式计算所得的药物用量大多会偏小。

2. 以儿童剂量计算

$$儿童用药剂量 = 体重 \times 每千克体重儿童剂量$$

年长儿童按体重计算若超过成人用药剂量则以成人用药剂量为上限。儿童用药剂量应根据儿童的营养状态适当增减。如 Ⅰ 度营养不良需减少 15%~25%，Ⅱ 度营养不良需减少 25%~40%，Ⅲ 度营养不良需减少 40% 以上。若无实际测量体重，则按照以下公式估算儿童体重：

$$1 \sim 3\ 个月儿童体重(kg) = 月龄 \times 0.7 + 3\ kg（出生时体重）$$
$$4 \sim 6\ 个月儿童体重(kg) = 月龄 \times 0.6 + 3\ kg（出生时体重）$$
$$7 \sim 12\ 个月儿童体重(kg) = 月龄 \times 0.5 + 3\ kg（出生时体重）$$
$$1\ 岁以上儿童体重(kg) = 年龄 \times 2 + 8\ kg$$

（三）按年龄折算法

儿童用药剂量可依据成人剂量，按照规定的年龄比例来计算。此法适用于不需严格精确、药物剂量幅度较大的药物。表 11-2 为儿童用药剂量按年龄折算表。

表 11-2　儿童用药剂量按年龄折算表

年龄或月龄	成人剂量的分数	年龄或月龄	成人剂量的分数
新生儿~1个月	1/24	4~7岁	1/4~1/3
1~6个月	1/24~1/12	7~11岁	1/3~1/2
6个月~1岁	1/12~1/8	11~14岁	1/2~2/3
1~2岁	1/8~1/6	14~18岁	2/3~全部剂量
2~4岁	1/6~1/4		

按年龄折算用药剂量的缺点：由于个体间存在差异，用药剂量会有较大的偏差。大多数药物按年龄折算法计算后的剂量会偏小。也可这样折算：将新生儿按 1 个月计算为 0.04，超过 1 个月的按 2 个月计算，其余各月以此类推，按月递增 0.01，1 岁为 0.15，之后每周岁递增 0.05，到 18 岁时为 1，用此数乘以成人剂量，就是该年龄儿童的用药剂量。或者简化为 [(14+月龄)×0.01]×成人剂量（适合 1 岁以内的婴儿）和 [(5.5+年龄)×0.04]×成人剂量（适合 1~14 岁的儿童）。

但是以上方法存在个体差异，因此只适合用于一般药物的计算，并且初次应用时剂量应偏小。

可能影响剂量选择的因素包括：

(1) 药理过程或其他潜在疾病等均能够改变药物的动力学过程，应注意药量增减；

(2) 经肝代谢或经肾排泄的药物，用于有严重肝、肾功能损伤的患儿时，应慎重使用，减少剂量；

(3) 联合用药时，需注意药物浓度比单一用药时有无变化，若有变化，需及时调整用药剂量。

五、个体化给药及监测

由于个体之间存在差异，不同患儿用药后产生的药理效果、不良反应可能有所不同。因此，对治疗窗窄、毒性大、毒副作用明显的药物应依据血药浓度或尿药浓度，随时调整给药时间和给药剂量，做到给药个体化，避免不良反应的发生。如使用氨基糖苷类药物时，应严格掌握指征，必要时监测血药浓度。对于新生儿，随着体重的增加和组织器官的不断发育，药动学过程也随之变化，因此，需要按照日龄不同调整用药方案。

儿童临床用药还应该重视个体化的心理、行为指导和营养支持等。另外，提高用药依从性对提高儿童药物疗效非常重要。

思考题 5：比较儿童各期用药与成人用药在药动学方面的差异。

案例思考11-2

资料显示，我国每750个婴幼儿中就有1个患有不同程度的耳聋，而在每年新增的3万多名聋儿中，约有一半是药物中毒所致。从第一次全国残疾人抽样调查结果可以看出，0~14岁听力残疾儿童的致残原因不详的占27.79%，中耳炎占17.47%，高热疾病占12.97%，药物中毒占11.92%，家庭遗传占9.08%，发育畸形占6.95%，妊娠期疾病占2.80%，其他占11.02%。其中，药物中毒致聋的比例上升最快。

药物致聋的背后，隐藏着儿童安全用药问题。根据国家有关部门监测的儿童医院报告，中国儿童服药不良反应率达到12.9%，新生儿更高，达24.4%，而成人只有6.9%。药物致聋不过是儿童安全用药问题的冰山一角。

那么，避免儿童用药事故的方法有哪些呢？

案例解析11-2

练习题

一、名词解释
1. 新生儿窒息　　2. 新生儿黄疸

二、简答题
1. 儿童应用抗生素的注意事项有哪些？
2. 简述新生儿窒息的复苏方案及注意事项。
3. 儿童合理用药的原则有哪些？

在线自测

第十二章

时辰药理学

学习要求

掌握：
1. 药动学参数的时辰变化规律。
2. 时辰动力学对药效的影响。

了解：
时辰药理学的临床应用。

知识导图

学习园地

人体生物钟

2017年诺贝尔生理学或医学奖评选结果揭晓，美国遗传学家杰弗里·霍尔（Jeffrey Hall）、迈克尔·罗斯巴殊（Michael Rosbash）和迈克尔·杨（Michael Young）获得此殊荣。这三位科学家深入钻研了人体生物钟，并且阐释了其内在的原理。1729年，法国天文学家让-雅克·道托思·麦兰（Jean-Jacques d'Ortous de Mairan）用含羞草做实验，观察其叶片和花的变化。将含羞草放置在全暗处一段时间后，麦兰发现含羞草的叶片不依赖阳光仍然有张有合。麦兰是第一个用恒定环境检测和判断一种生物节律是受外部刺激的还是内源性的人。

1984年，美国布兰迪斯大学的杰弗里·霍尔和迈克尔·罗斯巴殊团队，以及来自洛克菲勒大学的迈克尔·杨团队，各自独立地从果蝇体内克隆（分离和提取）出了周期（period）基因（简称"per基因"），并且把这个基因编码产生的蛋白称为PER蛋白。1994年，迈克尔·杨发现了第二个时钟基因，它编码正常昼夜节律所需的TIM蛋白。三位科学家揭示了果蝇生物钟关键组分的运作机制：在夜间，PER蛋白会在果蝇体内积累，到了白天又会被分解。由此，PER蛋白会在不同时段有不同的浓度，以24 h为周期增加和减少，与昼夜节律惊人地一致。在转录因子激活下，per与tim基因不断表达，而随着它们的表达产物PER蛋白和TIM蛋白的增多，这两种蛋白结合成异二聚体，在夜间进入细胞核，抑制转录因子的转录活性，从而抑制per与tim自身的转录。而随着PER蛋白和TIM蛋白的降解，转录因子的激活功能在黎明时得以恢复，激活per和tim基因而进入新的表达周期。

> 【学习思考】
> 通过上述案例可知，科研工作的开始并不都是高端和艰深的。学生应学会观察生活，多思考，培养科研精神。基础研究的目的是更好地服务临床，揭示疾病规律，预防和治疗疾病。具有"临床—基础—临床"的思维模式，即发现临床现象，针对现象进行基础研究，再将研究成果融合到临床应用，是现阶段我国培养医学拔尖创新人才的目标之一。目前，随着对人体生物钟研究的不断深入，已产生了时辰生物学、时辰药理学、时辰治疗学等交叉、分支的新学科。

第一节 概述

在自然界中，从原始的单核生物到高等动植物的生命活动，都会随着时间的推移而呈现某种规律性的反复变化，称为生物周期性（bioperiodicity）。生物周期性活动是一种普遍现象，是生命活动的基本特征。生物周期性中，以日为一个周期循环的称为近日节律性（circadian rhythm），以年为一个周期循环的称近年节律性（circannual rhythm）。

时辰药理学（chronopharmacology）又称时间药理学，是研究药物与生物周期节律变化相互关系的一门学科。时辰药理学是近年来迅速发展的一门边缘学科，既属于药理学的范畴，也是时辰生物学（chronobiology）的一个分支。

时辰药理学主要研究两方面内容：一是机体的生物节律对药物体内过程的影响，即各种药动学参数随生物周期的变化规律，称为时辰药动学（chronopharmacokinetics）；二是药物在机体生物节律的影响下对机体的作用与机制，即相同剂量的药物在不同时间给药药效的反应性和差异性，称为时辰药效学（chronopharmacodynamics）。

大量研究资料表明，药物的作用不仅受到药物自身的理化性质、剂量等因素的影响，还受到各种机体因素的影响，包括生物节律。与传统的每日定时定量给药的方案不同，用时辰药理学原理制订给药方案可以获得最佳疗效、最小不良反应。尤其在使用一些毒性较大或者价格较昂贵的药物时，用时辰药理学原理制订给药方案更能显示出其高效、低毒及节约成本等特点。因此，时辰药理学的研究与发展对临床药物应用具有重大的指导意义。

知识拓展

思考题1：时辰药理学的主要研究内容有哪些？

第二节 时辰药动学

机体的许多功能，如心排血量、肝血流量、肾血流量、胃肠运动、体液的分泌和pH、各种酶含量和活性等都有节律性。时辰药动学是研究药物体内过程随机体生物节律发生的变化，即药物的吸收、分布、代谢和排泄随机体节律性变化的规律与机制。时辰药理学的发展可为临床合理用药和设计给药方案提供思路和方法；根据机体的生物节律调整给药时间，替代传统等分时间给药法；为设计、研究和评价具有节律性给药特点的药物新剂型提供依据和方法。

一、机体节律性对药物吸收的影响

某些药物的吸收随着给药时间的不同而发生相应的变化，药物的生物利用度也随之发生改变。除了药物的理化性质，机体胃肠排空速度、pH、组织血流量以及酶活性等也会对药物的吸收产生影响。通常情况下，胃液 pH 为 1~3，胃液分泌在 6:00 最低，22:00 最高；pH 在 8:00 最高，22:00 最低。胃液分泌和 pH 有着明显的昼夜变化。因此相同药物在不同时间给药，机体吸收状况不同。胃排空的速率有着明显的昼夜节律变化，晚间胃排空速率较白天明显减少。同样小肠蠕动速率也是晚间小于白天。这使得某些依赖胃肠吸收的药物的吸收过程有着明显的节律性。例如，健康人 7:00 口服吲哚美辛比 19:00 服药血药浓度高得多，且晚间机体对吲哚美辛的敏感性降低，故晚上应酌情加量。铁剂的吸收也具有明显的昼夜节律，19:00 服用比 7:00 服用吸收率提高 1 倍，因此补铁制剂选择在 19:00 服用更合理。

除口服外，采用肌内注射、透皮给药等其他给药方式时的药物吸收也受昼夜节律的影响。如在 6:00~10:00 肌内注射哌替啶的吸收量较 18:30~23:00 肌内注射哌替啶的吸收量高 3~4 倍。

二、机体节律性对药物分布的影响

机体昼夜节律对药物体内分布有明显影响。机体血浆蛋白浓度的昼夜变化也影响药物的体内分布。健康成人血浆蛋白含量及生物活性峰值在 16:00，谷值在 4:00；老年人血浆蛋白含量峰值在 8:00，谷值在 4:00。以地西泮为例，健康人 9:00 口服给药较 21:00 口服给药血药峰浓度明显增高且达峰时间明显缩短，而 $t_{1/2}$ 及 AUC 无差别；禁食后口服，药物浓度在体内有相似变化；静脉给药后，9:00 给药组 4 h 后血药浓度显著高于 21:00 给药组，表明血药峰浓度的变化与血浆蛋白含量的昼夜节律有关。因此，对于高血浆蛋白结合率（>80%）、表观分布容积小的药物，血浆蛋白结合率的变化显著影响药物的体内分布、疗效的发挥与作用时间。

除此之外，组织血容量、组织细胞膜的通透性、体液 pH 等也具有昼夜节律。如夜间睡眠时细胞外液 pH 降低，弱酸性药物非解离型增多，药物更容易穿过细胞膜向细胞内分布。

三、机体节律性对药物代谢的影响

肝脏是药物代谢的主要器官，药物在肝脏的生物转化的快慢主要取决于肝血流量和肝药酶的活性。人体肝血流量在 8:00 最高，14:00 最低。肝血流量的昼夜变化是一些消除速率高的药物，如普萘洛尔和利多卡因等的血药浓度、清除率发生变化的主要原因。

肝药酶的昼夜节律变化对药物代谢的影响一直是研究的重点领域。如环己巴比妥（sombucaps）代谢中主要依靠的环己巴比妥氧化酶，其活性在 22:00 最强，此时给予环己巴比妥诱导大鼠睡眠的时间最短。

四、机体节律性对药物排泄的影响

肾脏是多数药物及其代谢物的主要排泄器官。肾脏排泄率因肾血流量、肾小球滤过率和尿液 pH 的变化而呈明显的昼夜节律性，因此药物的排泄也有昼夜节律性。白天机体处于活跃期，肾脏排泄功能较强，尿液 pH 也高。夜晚机体处于休息期，肾脏排泄率和 pH 均下降。如庆大霉素 99% 以上从肾脏排泄，肌内注射时，AUC、$t_{1/2}$、清除率与给药时间显著相关。与 8:00、16:00 给药相比，0:00 给药 AUC 明显增大，$t_{1/2}$ 显著延长，清除率显著降低。此种变化就与机体活跃期和休息期肾脏排泄功能的活跃度有关。尿液 pH 通常为 4.5~8.0，昼夜变化对其也有影响。如苯丙胺是弱碱性药物，白天尿液 pH 高时，其尿药排泄率低；夜间尿液 pH 低时，其尿药排泄率高，酸性药物则相反。

思考题 2：时辰药动学对药物分布的影响有哪些？

第三节 时辰药效学

时辰药效学是研究机体对药物效应呈现的周期性节律变化规律的学科。一方面，机体的生物节律，包括人体生理生化功能的节律性变化，药物在人体内的药动学过程节律性改变，都有可能会影响药物在血中及靶器官中的浓度，进而产生药效的差异。另一方面，药物在机体内浓度并无明显的改变，但药物的疗效有时存在明显的时间节律，这可能与机体对药物敏感性的时间节律有关。如戊巴比妥（pentobarbital）不同时间给药，在脑内浓度变化没有明显差异，但是在睡眠时间上有差别，提示脑组织对药物的敏感性存在 24 h 节律变化。疼痛患者对吗啡的需求量有明显的昼夜节律，9:00 阿片肽需求量最多，3:00 阿片肽需求量最少，所以吗啡用量白天比晚上高 15%。表 12-1 为药效具有昼夜节律的部分药物。

表 12-1 药效具有昼夜节律的部分药物

传出神经系统药物	中枢神经系统药物	麻醉及镇痛药物	激素类药物	抗肿瘤药物	其他
普萘洛尔	戊巴比妥	利多卡因	地塞米松	环磷酰胺	乙醇
阿托品	环己巴比妥	吗啡	甲泼尼龙	5-氟尿嘧啶	组胺
东莨菪碱	苯巴比妥	阿扑吗啡	促肾上腺皮质激素	阿糖胞苷	吲哚美辛
	氯丙嗪	甲哌卡因	胰岛素		
	氟哌啶醇				
	苯丙胺				
	戊四氮				

思考题3：时辰药效学对药物作用有哪些影响？

第四节　时辰药理学的临床应用

实际药物治疗过程中应用时辰药理学的知识来提高疗效，减少不良反应的治疗方法称为时间治疗（chronotherapy），这个研究领域称为时间治疗学（chronotherapeutics）。

传统的用药方案，一般是将全天的剂量等量等间隔分成几次服用。但随着时辰药理学研究的不断深入，临床医生可根据药物疗效、毒性及药动学的节律来选择最佳用药时间与给药剂量，以达到合理用药的目的。它比传统用药方案更合理、更科学，近年来在很多疾病的治疗中发挥了重要作用。

一、肾上腺皮质激素类药物

肾上腺皮质激素是最早发现的具有昼夜分泌节律的激素，促肾上腺皮质激素（adrenocorticotropic hormone，ACTH）与皮质醇（氢化可的松）的分泌具有相同的昼夜节律，分泌峰值在8:00左右，之后分泌量减少，午夜分泌量最少。

格兰特（Grant）等首次发现机体17-羟皮质类固醇（17-OHCS）的昼夜节律变化。此后，很多学者对健康志愿者和患者的研究都证明了将全天剂量的肾上腺皮质激素（地塞米松、甲泼尼龙、皮质醇、泼尼松、氟化泼尼松龙），在肾上腺皮质激素分泌峰值（8:00）一次给药，所引起的副作用低于等量多次给药。肾上腺皮质激素类药物在早上给药比午夜给药对肾上腺皮质激素分泌的抑制作用小，氢化可的松、泼尼松及地塞米松（dexamethasone）等肾上腺皮质激素类药物，早上一次给予全天剂量对垂体ACTH释放的抑制程度，比传统的一天剂量分3~4次给药轻得多。如长期每日3~4次给予肾上腺皮质激素，则下丘脑-垂体-肾上腺皮质轴处于持续的抑制状态。如在夜间单次给药，则严重抑制ACTH释放，使其在第二天仍处于很低的水平。如肾上腺皮质激素用量过大，对ACTH释放的抑制可持续2天。

在治疗某些慢性疾病需长期服用肾上腺皮质激素时，一般可采用两种给药方法：

（1）短效药物，如可的松、氢化可的松等，每日清晨给药1次；

（2）长效制剂，如泼尼松、地塞米松等，采用隔日疗法，可将2天的总药量隔日于清晨给药1次。

二、抗高血压药物

人的血压在一天24 h中有明显的昼夜节律性，这种昼夜节律性呈现为"两峰一谷"的波动，高值出现在6:00~10:00及18:00~20:00，低值出现在2:00~3:00。每天清晨，血压会由波谷陡升至波峰，这种血压陡升特别容易导致高血压患者心血管意外的发生。因此，控制血压的昼夜波动，有助于降低心肌梗死的发病率。轻度高血压患者切忌晚上入睡前服药，中、重度高血压患者只能服白天量的1/3。这是因为夜间血压低，服药易使血压过低，导致脑供血不足而引起血栓。

不同类型的抗高血压药物对血压的影响不同，常用的 α 受体与 β 受体拮抗药虽有降压作用，但对血压昼夜波动无明显影响，β 受体阻断药主要降低白天的血压和心率。α、β 受体拮抗药拉贝洛尔对控制血压波动有较好的效果。拉贝洛尔 100~200 mg，每日 2~3 次，可有效地控制单纯性收缩压高的高血压患者 24 h 收缩压，而舒张压下降不明显。维拉帕米抑制血压昼夜波动的作用与硝苯地平相似，但能抑制心率的昼夜节律。药物的降压作用一般在服药 0.5 h 后出现，2~3 h 达高峰。半衰期短、一天需多次服用的药物如卡托普利（captopril）、尼群地平（nitrendipine）等宜在上午和傍晚两个血压峰值前 2 h 给药，因上午的波动更大也更危险，故上午用药量应略大。争取让药物的达峰时间正好与血压波动的两个高峰吻合，使血压的昼夜节律曲线尽量变得平坦。

> **案例思考**
>
> 张某，男性，50 岁，高血压 8 年，长期口服卡托普利 25 mg/次，每日 2 次；尼群地平 10 mg/次，每日 1 次。通常上午监测血压，血压均保持在 140/90 mmHg 以下。近期体检，超声提示左室肥厚，张某遂进行 24 h 动态血压监测。结果显示，24 h 平均血压为 148/96 mmHg，夜间平均血压为 135/94 mmHg，上午 8:00~11:00 的血压在 115~135/70~85 mmHg，其他时间的血压均控制不佳。试分析出现上述情况的原因。
>
> 案例解析

三、降糖药物

糖尿病患者的空腹血糖、尿糖都有昼夜节律，在早晨有一峰值（非糖尿病患者无此节律）。胰岛素对健康人和糖尿病患者的降糖作用都有昼夜节律。人体对胰岛素的敏感性上午（峰值 10:00）较下午强。但因糖尿病患者的空腹血糖、尿糖在清晨也有一峰值，且其作用强度较胰岛素敏感性增加更明显，因此胰岛素早上用量应较白天增加。且糖尿病患者排钾较多，其昼夜节律的峰值较健康人约延迟 2 h，有视网膜病变的并发症患者还要再延迟 2 h。使用胰岛素"控制住"血糖 4~5 天后，昼夜节律才能恢复正常。因此有人主张以"节律正常"（euchronism）作为胰岛素"控制住"血糖的指标。国外近年已研制成可置入体内的胰岛素自控给药装置（胰岛素泵），可按血糖浓度的昼夜节律定量给药。尤其对病情复杂、24 h 内血糖浓度波动很大的难治性糖尿病患者，胰岛素泵可根据患者血糖变化情况，按预设程序改变胰岛素的释放量，维持血糖水平的相对稳定。

四、抗肿瘤药物

不同类型的肿瘤具有不同的生长特点，其对化疗药物的敏感性也有时间节律性，即同一药物同一剂量，在某一时刻可以抑制的肿瘤细胞比其他时间多。另外，正常人体组织对抗肿瘤药物毒性的耐受程度也存在时间差异。根据机体、肿瘤、药物代谢三者的生物节律，选择合理用药时相，可提高抗肿瘤药物疗效，减少毒性，提高患者的生存质量。研究发现，肿瘤的生物节律并不一致，一般来说，缓慢生长和分化良好的肿瘤维持近似 24 h 昼夜节律，但振幅和时相有所改变，而快速增殖或进展迅速的肿瘤则表现为以 12 h 甚至 8 h 为周期的超昼夜节律。

目前，人们已掌握了 30 多种抗肿瘤药物疗效和毒性的时间节律，兼顾肿瘤细胞和正常细胞生物节律的变化，结合抗肿瘤药物本身的药动学特征，可获得最优化的治疗方案。如用羟喜树碱治疗艾氏腹水癌小鼠，每日 1 次，连续给药 10 天，结果 9:00 给药，抑瘤率为 89.6%，而 21:00 给药，抑瘤率仅为 60.6%；甲氨蝶呤在 6:00 给药毒性最大，24:00 给药毒性最小，效应也最小，这可能与甲氨蝶呤的血药峰浓度、半衰期和昼夜节律有关，研究认为 8:00～12:00 给药具有较好效果。表 12-2 为部分具有时辰药理学作用的抗肿瘤药物。

表 12-2　部分具有时辰药理学作用的抗肿瘤药物

抗代谢药	抗生素	植物药	烷化剂	其他
氟尿嘧啶、甲氨蝶呤、氟脱氧尿苷、阿糖胞苷、6-巯嘌呤	阿霉素、吡柔比星、柔红霉素、博来霉素	长春瑞滨、依托泊苷、多西紫杉醇、三尖杉酯碱	环磷酰胺、白消安	顺铂、卡铂、草酸铂、伊立替康、米托蒽醌、肿瘤坏死因子、干扰素

五、强心苷类药物

血压、心率、儿茶酚胺释放和血小板聚集等均有昼夜节律，其活性高峰都出现在早晨和上午。充血性心力衰竭患者对强心苷类药物如地高辛（digoxin）、洋地黄（foxglove）和毛花苷 C（lanatoside C）等的敏感性在 4:00 左右最高，此时用药效果比其他时间用药强 40 倍，如按常规剂量给药，易引起中毒，故需要考虑药物的剂量和毒性反应。地高辛 8:00～10:00 服用，虽然血药峰浓度稍低，但生物利用度和药物效应最大；14:00～16:00 服用，血药峰浓度高，但生物利用度低，故一般可考虑上午服用地高辛，以增加疗效、降低不良反应。

六、平喘药物

哮喘患者呼吸道阻力增加，通气功能下降。普雷沃斯特（Prevost）等证实，哮喘、支气管炎和肺气肿患者的呼吸困难症状在 23:00～5:00 最严重，发作也多见于凌晨。其原因为：
（1）夜间呼吸道对乙酰胆碱和组胺等致敏物质的敏感性增高；
（2）夜间呼吸道对抗原敏感性增高；
（3）夜间血中糖皮质激素、肾上腺素水平下降；
（4）夜间支气管哮喘患者交感张力下降，对 β 受体反应性下降等。

糖皮质激素类药物是目前治疗支气管哮喘最有效的药物。吸入治疗的丙酸倍氯米松（beclometasone）、布地奈德（budesonide）等，局部作用强，全身不良反应小。8:00 给药 1 次，夜晚睡前给药 1 次，可使哮喘症状在 1 天内得到较好的控制。当哮喘急性发作、病情较重时，应尽早全身给药，防止病情恶化。可使用泼尼松或泼尼松龙（prednisolone），并采用每日清晨或隔日清晨 1 次给药的方法，减少糖皮质激素对下丘脑 - 垂体 - 肾上腺皮质轴的抑制作用。氨茶碱（aminophyline）8:00 给药组的血药浓度明显高于 0:00 给药组，而哮喘患者常在午夜或凌晨发病或加重，故氨茶碱夜间给药剂量应增加，最好睡前加服 1 次。β 受体激动药可采用"晨低夜高"的给药方法，有利于药物在清晨呼吸道阻力增加时达到较高的血药浓度，提高 β 受体兴奋性。如 8:00 口服特布他林 5 mg，20:00 口服 10 mg，可使该药的血药浓度昼夜保持相对平稳，有效地控制哮喘的发作。

七、抗溃疡病药物

机体分泌胃酸也具有节律性。胃酸分泌量从中午开始缓慢上升，至 20:00 分泌急剧升高，22:00 达峰值，胃内 pH 低，此时胃处于非进食状态，故此时是胃黏膜最易受损的时间，抑酸药的治疗效果最好。H_2 受体阻断药对抑制夜间胃酸分泌作用明显，如雷尼替丁（ranitidine）30 mg 每晚 1 次者和 150 mg 每日 2 次者疗效相似，推荐每晚睡前给药 1 次，十二指肠溃疡的治愈率高达 95%。质子泵抑制剂如奥美拉唑（omeprazole）、泮托拉唑（pantoprazole）等，全天量睡前顿服与全天分次服药相比，效果相同或更好。

八、他汀类降脂药物

羟甲基戊二酰辅酶 A（hydroxy methylglutaryl coenzyme A reductase，HMG-CoA）还原酶是体内合成胆固醇的限速酶，其活性在深夜达峰值，随后逐渐下降，白天保持较低水平，故胆固醇主要在夜间合成。高脂血症的治疗受胆固醇的合成节律性的影响也具有昼夜节律性变化。他汀类属于 HMG-CoA 还原酶抑制药，是目前临床最常用的降血脂药，其通过抑制 HMG-CoA 还原酶，抑制机体胆固醇的合成，同时增强肝细胞膜低密度脂蛋白受体的表达，使血清胆固醇水平降低。此类药物晚间服用降低胆固醇的作用强，故采用晚间顿服比每天 3 次服药效果好。

九、钙剂和铁剂

由于人体的血钙水平在后半夜和清晨最低，为了保证口服钙剂能够很好地被吸收和利用，以清晨和临睡前各服 1 次最佳，若采用每日 1 次用法，则晚上临睡前服用最好；铁剂的吸收有明显的昼夜节律，在其他条件相同的情况下，于 19:00 服用比 7:00 服用吸收率可增加 1.2 倍，有效浓度维持时间延长 3 倍。而铁盐对胃肠道有刺激，且必须在胃酸作用下才易吸收，因此晚饭后 30 min 1 次口服 0.3~0.6 g 效果最佳。

十、解热镇痛药物

非甾体抗炎药的抗炎机制是抑制前列腺素的合成。前列腺素合成酶的活性在晚间最高，因此非甾体抗炎药的治疗也具有节律性。如吲哚美辛 7:00 服用，其血药浓度比其他时间高 20%，而在 19:00 服用则低 20%。风湿、类风湿患者常服吲哚美辛，不良反应较大。为使患者容易接受，早晨剂量宜小，晚上剂量宜大。阿司匹林在早晨服用，生物利用度较晚上服用大，如6:00服用时体内消除速率慢，半衰期长，药效高。水杨酸钠的尿排泄有明显昼夜差异，7:00服药所需排泄时间最长，而19:00服药所需排泄时间最短，排泄速率最快，药物在体内存留的时间最短。

十一、其他类药物

除以上几类药物外，还有一些药物也具有时辰药理学的特点。如抑郁症表现为暮轻晨重，所以5-羟色胺再摄取抑制剂帕罗西汀、氟罗西汀等在清晨服用疗效最好；心力衰竭患者口服呋塞米 40 mg，10:00 服药较其他时间服药的排尿量都多，13:00 服药排 K^+ 最多，17:00 服药排 Na^+ 最多。氢氯噻嗪在早晨服用排 K^+ 少，使排出的 Na^+ 与 K^+ 比值增大，副作用减少；抗菌药氨基糖苷类对大鼠的肾毒性以 20:00 给药最大，其毒性白天低、晚上高，与血药浓度密切相关，因此，可将白天剂量增加，晚上剂量减少。青霉素皮肤过敏试验阳性反应率在 7:00~11:00 最低，23:00 最高，故夜间做青霉素皮肤过敏试验时过敏反应比白天强烈。半合成青霉素 10:00 服用，血药浓度比晚上高 2 倍，抗菌作用最强。红霉素20:00 给药达峰时间最短，疗效最高。抗结核药物异烟肼、利福平、乙胺丁醇等以清晨餐前 1 次顿服疗效最好。

传统的给药方法是按半衰期来决定服药的间隔时间，在维持有效的血药浓度的基础上，不发生药物蓄积中毒。随着时辰药理学的发展，在临床制订给药方案时，应针对病情，根据人体的生物节律性，选择最佳给药时间，以发挥最大药效，减轻药物的毒副作用。目前还有许多药物与时辰节律变化有关，有待于临床实践中不断认识。将时辰药理学用于给药方案设计，可使药物给药时间与人体生理节律同步化，让临床用药更加科学、有效、安全、合理。

思考题4：依据时辰药理学如何合理应用糖皮质激素？

练习题

一、名词解释
1. 生物周期性 2. 时辰药理学

二、简答题
1. 依据时辰药理学设计给药方案的意义有哪些？
2. 简述风湿、类风湿患者使用吲哚美辛时早晨剂量宜小、晚上剂量宜大的原因。

第十三章

老年人的临床用药

学习要求

掌握:
1. 老年人的药动学特点。
2. 老年人的合理用药原则。
3. 老年人各系统药物的合理应用。

了解:
老年人的生理特点。

知识导图

学习园地

中国老年人不合理用药的现状

"我国已进入老龄化社会,60 岁以上老年人口已达 2.02 亿。而老年患者一般都有多种疾病,用药多而重复,并且老年人的肝肾功能降低,药物消除减慢,易发生不良反应。" 2017 年 11 月 9 日,在中国老年合理用药论坛暨中国老年保健医学研究会合理用药分会上,中国老年保健医学研究会合理用药分会副主任委员兼秘书长、首都医科大学宣武医院药物研究室主任张兰表示,研究老年人潜在不适当用药已经迫在眉睫。老年人常患多种疾病,联合用药的概率大大增加,不合理用药问题尤为突出。

资料显示,2014 年我国 65 岁以上老年患者不良反应报告比例接近 20%。临床资料表明,服用 5 种以下药物不良反应发生率在 7% 左右;服用 6~10 种药物不良反应发生率会增加到 40%,由此可见,不良反应发生率与用药种类成正比。而到多个科室就诊开药时,由于大多数老年人对药物不了解,再加上老年人各组织器官功能减退,机体对药物的吸收、分布、代谢和排泄等功能也发生了很大变化,老年人很容易服药过量,发生中毒反应等。调查显示,老年人每天服药数量巨大,有的老年人一天吃 10~20 片药,有的老年人一天吃 30~40 片药,更为夸张的是有的老年人一天竟然服药 70~80 片! 据世界卫生组织统计,全球约有 1/7 的老年人不是死于自然衰老或疾病,而是死于不合理用药。很多老年人在用药方面存在误区。有的老年人认为各科医生开的药都必须吃,有的老年人认为用药多就可以很快治好病,还有的老年人用药依从性差,擅自加药或减药。不合理用药成为威胁老年人生命健康的重要危险因素,老年人群亟须建立合理用药理念。

2017年,《中国老年人潜在不适当用药目录》发布。这个目录的制定运用了德尔菲法,参考了美国、加拿大等8个国家的相关文献,并参考了国家药品不良反应监测中心、全军药品不良反应监测数据,还收集了北京市参与"医院处方分析合作项目"的22家医院60岁以上老年患者的药品不良反应监测数据。《中国老年人潜在不适当用药目录》共列举了72种药物。其中,神经系统药物和心血管系统药物等多种药物被列入高风险药物目录,占很大比例,老年人要尽量避免使用;另外,扑尔敏等37种药物被列入谨慎使用药物目录。

《中国老年人潜在不适当用药目录》的发布,给老年人用药加了一道"防护网"。这道"防护网"可以有效地帮助老年人和家属树立合理用药理念,提醒他们哪些药可以服用,哪些药不适合服用,哪些药需谨慎服用。对于医务工作者,专家建议以《中国老年人潜在不适当用药目录》为依据合理用药,最好制订个性化给药方案,提高药效,减少不良反应发生,提高老年人的生存质量。

【学习思考】

我们要充分了解老年人生理生化功能的变化,掌握药动学和药效学的特点以及老年人合理用药原则,充分学习《中国老年人潜在不适当用药目录》;在将来的医学工作岗位上,对老年人用药要综合考虑,合理用药,提高老年人的用药效果,改善老年人的生活质量,承担起自己的社会责任。

世界卫生组织对老年人的划分标准为:在发达国家65岁以上为老年人,发展中国家60岁以上为老年人。随着社会的发展,医疗科技和卫生事业的进步,人的寿命逐渐延长。然而长寿不代表健康,临床证明老年人常患病,且多为慢性病,需长期用药,甚至有的慢性病需要终身用药。由于老年人生理功能减退,对药物的反应易发生改变,老年人用药后发生不良反应的概率明显增大。同时,老年人的心理状况、生活条件等具有多样性,易对药物治疗产生影响。因此,临床医生需要进行综合考虑,从而选用适合老年人的药物种类、剂量和用法。对老年人药理学的研究就是为了提高老年人的用药效果,减少和避免用药时产生的毒性作用或不良反应,解除老年人患病痛苦,提高机体素质,改善生活质量。

第一节 老年人的生理特点

随着年龄的增长,老年人身体中的许多结构开始退化,调节能力也开始减退,导致老年人的生理生化功能发生较大改变。

一、神经系统的改变

人的脑重量会随年龄的增长而减轻,老年人的脑重量一般比青年人少20%~25%,女性较男性更为显著。老年人大脑皮质和脑回萎缩,神经元减少,同时胶质细胞增多。老年人虽然平均脑动脉压保持恒定,但是常患有脑动脉粥样硬化,脑血管阻力增加,甚至脑血管破裂或硬化，并可能造成葡萄糖和氧供应不足，难以维持脑组织正常功能，因此老年人易患暂时性智能障碍。经常性脑缺血可以导致永久性记忆障碍。老年人的血脑屏障随着年龄的增长会发生退化，通透性增加，导致发生神经系统感染性疾病的概率增加。同时，脊髓质量减少，周围自主神经传递速度减慢，对环境改变的调节能力与适应能力降低，深部腱反射减弱或消失。老年人脑内酶活性很低，中枢神经系统内有些受体处于高敏状态，一般剂量的药物即可产生较强的药理效应，从而有耐受性降低的现象。

二、内分泌系统的改变

老年人内分泌器官和轴发生病理性减退或生理性下降，其体内激素代谢及机体对激素的敏感性发生变化。通常认为，老年人血中甲状旁腺激素、血管升压素、去甲肾上腺素、心钠素、催乳素、胰岛素水平明显升高；肾素、醛固酮、三碘甲状腺原氨酸、生长激素水平显著下降；总睾酮（女）、二氢睾酮（男）、甲状腺素、肾上腺素水平基本维持正常。女性在更年期后体内雌激素大量减少。老年人细胞内的糖皮质激素受体数目减少，致使糖皮质激素对葡萄糖的转运和代谢抑制作用减弱。因此，老年人对生长激素、促甲状腺激素等的敏感性发生改变，对胰岛素和葡萄糖的耐受力均降低。

三、心血管系统的改变

老年人心脏质量增加，结缔组织与脂肪增加，淀粉样、胶原样变化增多，心肌纤维中脂褐质聚积，造成萎缩的"褐色心"。同时，老年人心肌收缩力降低，心排血量减少，心肌收缩时间延长，导致心肌耗氧量和能量需要增加，对周围应激适应性降低。老年人心内膜增厚，动脉硬化，导致血管弹性减弱，血管外阻力增大，血压升高，血液流动速度减慢，脑、心、肾、肝等主要器官血流量减少。老年人的压力感受器敏感性下降，反射调节能力降低，容易发生直立性低血压。

四、免疫系统的改变

老年人胸腺萎缩，细胞免疫功能降低，T细胞数量减少且功能降低，血清中B淋巴细胞数目减少，功能降低；粒细胞和巨噬细胞功能下降；胸腺激素水平逐渐下降；免疫球蛋白也随年龄的增长而下降。但血清免疫球蛋白 IgA 和 IgG 水平升高，IgM 无明显变化或减少。此外，老年人自身抗体增高，血清中天然抗体减少，导致老年人易罹患严重的感染性及免疫性疾病、肿瘤等。

五、消化系统的改变

老年人的牙釉质磨损、变薄，牙龈萎缩，味觉减退，唾液分泌减少，唾液淀粉酶的含量明显减少且效率降低，食管黏膜上皮萎缩，导致吞咽困难等，从而引起消化功能降低；胃黏膜变薄萎缩，胃血流量减少，胃内多种分泌细胞功能降低，胃蛋白酶、胃酸分泌减少，胃排空时间延长；小肠表面黏膜萎缩、扁平、皱襞变粗等，使小肠吸收能力降低；胰腺发生进行性纤维化；结肠黏膜、肌层萎缩，肛提肌、腹壁肌等的收缩能力减弱，致使排便反射减弱，易出现习惯性便秘。

大部分老年人的酶分泌量下降，尤其是脂肪酶，导致脂肪吸收延缓。肝脏血流量减少40%~45%，库普弗细胞减少，细胞色素 P450 含量下降，肝脏解毒能力和蛋白质合成能力下降，药物首关效应减弱。

六、其他系统的改变

老年人肺质量和容量减少，肺泡数量减少，肺组织萎缩，肺泡壁变薄，肺组织弹性下降，肋软骨钙化而运动能力减弱，胸廓变形且阻力变大，顺应性减小，椎骨骨质疏松，肺活量下降明显，易出现胸闷、疲劳嗜睡、咳嗽效力下降等现象。

老年人肾皮质萎缩，导致肾质量减轻，肾小球萎缩硬化增加，肾血流灌注量降低；肾单位减少，导致肾小球滤过率下降，同时肾小管的排泄功能减弱，引起肌酐清除率和尿比重降低；膀胱肌肉萎缩，纤维组织增生，容量变小；良性前列腺增生发生率增加，使尿流减少而加大尿潴留危险，或引起尿失禁。

思考题1：老年人的生理生化功能变化主要有哪些？

第二节　老年人药动学与药效学特点

随着年龄的增长，老年人各系统、器官的组织结构及生理功能发生全面的特征性和自然的衰退老化现象。这种变化将影响药物在体内的吸收、分布、代谢和排泄过程。同时，老年人的适应能力和调节能力下降，致使药物的效率发生改变。因此，我们要掌握老年人的药动学和药效学特点，据此制订适合老年人的合理用药方案。

一、老年人药动学特点

（一）药物吸收

老年人胃肠道功能的改变可影响口服药物的吸收。胃肠道功能正常者，经胃肠给药基本不存在吸收不良等问题。此外，口服药物的药动学也受心力衰竭，肝、肾功能不全等慢性疾病，营养状态，健康程度等因素的影响。具体如下。

1. 胃酸分泌的影响

老年人胃黏膜萎缩，胃壁细胞功能下降，胃酸分泌减少 25%~35%，因此，胃内 pH 升高，可影响药物的溶解度和解离度，使口服的弱酸性药物如水杨酸类、巴比妥类、保泰松、地高辛等在胃内吸收减少，而对弱碱性药物的吸收增多。但老年人对这些药物的被动吸收几乎与青年人相同，这是因为老年人胃内 pH 高且固体制剂的胃排空速度减慢，同时胃肠蠕动减慢，药物在胃肠中停滞时间延长而与胃肠表面的接触时间增加，导致吸收不减。对于需要主动吸收的药物如钙、铁、维生素 C、葡萄糖、半乳糖、氨基酸等，由于老年人合成、分泌和吸收这些药物所需的酶、糖蛋白等载体减少，他们对这些药物的吸收降低。

2. 胃肠道运动的影响

老年人胃排空速度减慢，从而使小肠对药物转运的时间增加且吸收增加，血药浓度达峰时间延迟，峰浓度下降。不过老年人因便秘常用泻药。长期使用泻药，易使肠道对药物的吸收减少。同时，老年人的精神状态常不稳定，容易引起胃肠运动改变而影响药物吸收。

3. 胃肠道黏膜变化的影响

老年人胃黏膜萎缩，可使消化道黏膜吸收面积减少30%左右，导致肠内液体量减少，一些不易溶解的药物如地高辛、甲苯磺丁脲、氨苄西林等的吸收延缓。

4. 血流量变化的影响

老年人的心排血量较青年人少，胃肠道和肝血流量较青年人少10%~15%。胃肠道血流量的减少，使氢氯噻嗪、地高辛、奎尼丁等药物的吸收速率和吸收量减少。肝血流量的减少，使得拉贝洛尔、普萘洛尔、利多卡因等药物的首关效应降低，消除速率减慢，血药浓度升高甚至引起不良反应，因此老年人使用这些药物时要注意调整剂量。肠外肌内、皮下注射给药，可因老年人肌肉萎缩、血流减少，导致局部循环差，药物的吸收速率下降。

（二）药物分布

老年人的机体组成成分、组织器官的血液循环、血浆蛋白结合率、体液pH、药物与组织的亲和力等与青年人均有不同，从而影响了药物在体内的分布。

1. 机体组成变化的影响

一个人从20岁到70岁，总体液与体重的比例会减少15%~20%、细胞外液与体重的比例会减少35%~40%，体内脂肪比例增加25%~40%（女性稍高于男性）。这种变化使水溶性药物如青霉素、吗啡、乙醇、西咪替丁、哌替啶、对乙酰氨基酚等，易集中于中央室，表观分布容积减少而具有较高的血药峰浓度。然而，脂溶性药物如硝西泮、地西泮、巴比妥类、利多卡因、吩噻嗪类等更易分布于周围脂肪组织，表观分布容积增大，药物在体内储存蓄积，半衰期延长，药效持久，发生不良反应的概率增加。但是由于影响表观分布容积的因素较多，故华法林、地高辛、奎尼丁、保泰松、异戊巴比妥、劳拉西泮、普萘洛尔等药物在老年人体内的表观分布容积不改变。

2. 血浆蛋白结合率变化的影响

对于老年人来说，水杨酸、华法林、苯妥英钠、地西泮、保泰松等药物的血浆蛋白结合率下降，而氯丙嗪、利多卡因、普萘洛尔等药物的血浆蛋白结合率增加，呋塞米、奎尼丁、苯巴比妥等药物的血浆蛋白结合率则无明显变化。总体来说，老年人肝脏合成白蛋白的能力下降，使血浆蛋白含量减少。当患有慢性病或营养不良时，血浆蛋白含量下降更明显。因此，高血浆蛋白结合率的药物如地西泮、洋地黄毒苷、哌替啶、氯丙嗪、华法林、苯妥英钠、吗啡、普萘洛尔等的游离型药物血药浓度增加，表观分布容积增大，药理效应增强。因此，老年人使用此类药物时，应注意适当减量。一般单种药应用量未超过血浆蛋白最大结合量时，不会产生严重的不良反应，但在联合应用两种高血浆蛋白结合率（大于80%）的药物时，由于药物与血浆蛋白的竞争置换，结合力较低的药物游离型明显增多，浓度升高，从而产生严重的不良反应。如血浆蛋白结合率达99%的地西泮，若被置换出1%，则可使游离型药物血药浓度增加1倍而引起不良反应。因此，老年人使用治疗指数小且血浆蛋白结合率高的药物时，要注意监测血药浓度。老年人血浆中 α_1-酸性糖蛋白（AGP）增加，尤其患急性病时，血浆 AGP 水平较高，与弱碱性药物的结合力增强，此时血浆中游离型药物浓度降低，药效减弱。如利多卡因在心肌梗死时与血浆 AGP 的结合率增加，游离型药物浓度减少；但在急性期后，血浆 AGP 水平下降，与利多卡因的结合率下降，游离型药物浓度增多，因而同等剂量即可出现中毒现象。

研究表明，老年人体内的药物与血浆蛋白结合情况分为三种：

（1）结合率增加，如利多卡因、氯丙嗪等；
（2）结合率下降，如保泰松、水杨酸类、洋地黄毒苷、地西泮等；
（3）结合率不变，如阿米替丁、阿替洛尔、咖啡因、青霉素、阿托品、吡罗昔康、奎尼丁等。

（三）药物代谢

随着年龄的增长，老年人的肝重量逐渐减轻，肝细胞数量逐渐减少，肝血流量也相应降低，导致肝消除率和提取率降低，首关效应大的药物生物利用度明显增加，血药浓度增大。如吗啡、普萘洛尔、硝酸甘油在 70 岁老年人体内的稳态血药浓度是 40 岁者的 4 倍。老年人肝微粒体酶活性降低，药物代谢能力降低，代谢减慢，消除半衰期延长。如保泰松和安替匹林在老年人体内的半衰期分别为 105 h 和 17 h，而在青年人体内分别为 81 h 和 12 h。老年人异戊巴比妥的肝氧化代谢率约为 12.9%，而青年人约为 25%。由此可见，等剂量的异戊巴比妥、对乙酰氨基酚、苯巴比妥、氨茶碱、三环类抗抑郁药、保泰松、吲哚美辛等在老年人体内的稳态血药浓度比青年人高约 1 倍，反复使用可导致中毒反应。因此，老年人使用这些药物时，剂量应是青年人的 1/2 或 1/3。老年人体内的肝药酶活性减弱程度也存在个体差异，维生素和营养缺失也可影响肝药酶活性。但是Ⅱ相药物代谢酶活性并不减弱，如代谢异烟肼、肼屈嗪、乙醇脱氢酶、苯二氮䓬类的葡萄糖醛酸转移酶和代谢普鲁卡因胺的乙酰化酶等，因此这些药物在体内的代谢不会减慢。

影响肝脏药物代谢的因素有很多，老年人肝脏代谢能力下降状况不能依据常规的肝功能测定指标来确定，肝功能正常并不意味着肝脏药物代谢能力正常。至今还没有发现令人满意的老年人肝功能测定指标，因此老年人用药需要格外注意。

（四）药物排泄

大多数药物的排泄是由肾脏完成的。随着年龄的增长，老年人的肾脏重量逐渐降低，肾小球滤过率、肾血流量、肾小管排泄与重吸收功能均下降，同时，肌酐清除率也相应降低，但血清肌酐浓度仍处于正常范围，这是因为老年人肌肉萎缩，肌酐产生量减少。因此，老年人对经肾排泄药物的排泄能力降低。老年人使用经肾排泄的药物，如氨基糖苷类抗生素、四环素、磺胺类、地高辛、多黏菌素类、普鲁卡因胺、别嘌醇、磺酰脲类降糖药、乙胺丁醇、甲氨蝶呤、锂盐等时，应注意减量，否则会因排泄减慢而发生蓄积中毒。同时要注意依据肌酐清除率来调整给药剂量和给药间隔。

老年人的肝胆功能也会随着年龄的增长而降低，因此，使用经肝胆系统排泄的药物如己烯雌酚、洋地黄毒苷等时，应注意给药剂量，避免发生不良反应。老年人用药时最好监测血药浓度。表 13-1 为老年人药动学生理特性改变。

表 13-1 老年人药动学生理特性改变

生理性指标	改变程度
体液	减少 15%~20%
细胞外液	减少 30%~40%
脂肪	增加 25%~40%
血浆容量	减少 8%
血浆白蛋白	减少 10%~19%
心输出量	减少 30%~40%
胃酸分泌	减少 25%~35%
消化道黏膜吸收面积	减少 30%
胃肠道血流量	减少 10%~15%
肺活量	减少 60%
肝血流量	减少 40%~45%
肝血清	减少 40%~45%
糖皮质激素受体	减少 16%
脑重量	减少 20%~25%
肾重量	减少 20%
肾血流量	减少 40%
肾小球滤过率（肌酐清除率）	减少 35%

二、老年人药效学特点

由于老年人的器官功能发生衰老性变化，其对药物的反应也发生了改变。因此，药物对老年人的作用和对青年人的作用不同，这种差异可以是量变，也可以是质变。老年人的生理状态、药动学的改变以及联合用药，也会影响其对药物的反应。

（一）心血管系统变化对药效学的影响

老年人心血管系统功能降低，心肌收缩力减弱，心脏指数、每搏心排血量及动脉顺应性均下降，总外周阻力上升，血管动脉压增高，循环功能的储备和自我调节能力减弱，压力感受器敏感性下降，因此心脏对高 CO_2、缺氧、儿茶酚胺等刺激及反应明显减弱。老年人对 β 受体阻断药和 β 受体激动药的反应性均减弱，因此使用降压药时容易引发直立性低血压。此外 β 受体阻断药、左旋多巴、普鲁卡因胺、吩噻嗪类抗精神病药、亚硝酸盐类血管扩张药、三环抗抑郁药、苯二氮䓬类镇静催眠药、抗高血压药及利尿药等多种药物，引发老年人直立性低血压的程度及概率均高于青年人。这可能与老年人机体内腺苷酸环化酶活性减弱和 β 受体数量减少或亲和力降低等有关，因此 β 受体阻断药普萘洛尔的药效减弱。此外，老年人使用升压药时需考虑动脉硬化的潜在危险。

老年人肝脏合成凝血因子的能力减弱，血管发生退行性病变，导致止血反应减弱，对口服抗凝血药物和肝素非常敏感，常规治疗剂量即可引起持久的凝血障碍，同时具有自发性内出血的危险。故老年人使用此类药物时要注意调整剂量，长期使用该类药物时，需进行血药浓度监测。

（二）神经系统变化对药效学的影响

老年人脑细胞减少、脑重量减轻，尤其是大脑皮质格外明显，并且脑血管阻力增大，脑血流量减少，脑代谢降低且耗氧下降，脑内儿茶酚胺及多巴胺合成减少，神经传递速度减慢，单胺氧化酶活性增高，而胆碱酯酶活性下降，M型胆碱受体数量减少，学习与记忆力均减退，用药依从性差。这些变化导致中枢神经系统药物在老年人体内的反应发生了改变，表现出对中枢抑制药的敏感性增强，易出现不良反应。如老年人对硝西泮、地西泮、氯氮䓬的反应比青年人更强烈；对抗胆碱药、巴比妥类药的耐受性降低，易出现神经错乱；对哌替啶、吗啡等中枢性镇痛药的敏感性增加，易引发呼吸抑制。老年人对可乐定、甲基多巴等中枢性降压药也非常敏感，可出现严重嗜睡、眩晕等症状，骤然停药可导致心悸、出汗、焦虑、激动、血压上升甚至高血压危象等停药反应。同时，中枢性降压药如氯丙嗪、利血平、皮质激素、抗组胺药等可引起明显的精神抑制和自杀倾向。依他尼酸、氨基糖苷类抗生素易导致老年人听力损害。老年人心脏神经核胆碱受体减少，对阿托品的反应性较差，使用阿托品后心率的增加是青年人的1/5。

（三）内分泌系统变化对药效学的影响

年龄的逐渐增长使内分泌系统功能发生变化，机体各种激素的分泌量及其相应受体的数量均发生了改变，从而导致老年人对药物的反应性发生变化。动物试验表明，老龄大鼠胞质中雄（雌）激素受体的数量是青年大鼠的14%，并且分泌量与生物学效应也相应降低。在更年期后，适当补充性激素可使机体的不适症状得到缓解并能预防骨质疏松，但性激素不宜长期大量使用，因为过量的雄激素可造成前列腺增生或癌变，过量的雌激素可导致乳腺和子宫内膜癌变。

随着年龄的增长，很多甾体激素受体如糖皮质激素受体的数量减少约16%，营养物质在机体内的转运和代谢均减少，异化代谢/同化代谢呈负平衡，对糖皮质激素促进蛋白异化作用的敏感性增高，易导致骨质疏松甚至自然骨折等。

老年人对葡萄糖和胰岛素的耐受力下降，但大脑对低血糖反应的敏感性增强，故使用胰岛素时易引起低血糖反应，如不及时纠正，可引起永久性伤害，应特别注意。

此外，对于老年人来说，吗啡的镇痛作用夜间明显减弱，这可能与褪黑素和松果体激素分泌减少有关，因为它们可增强吗啡白昼镇痛作用，也可减弱其夜间镇痛作用。

思考题2：老年人的药动学变化主要有哪些？

第三节 老年人的合理用药原则

老年人的生理特点导致药物在体内的过程和药理作用与青年人有显著差异，且老年人患病较多，常需使用多种药物，因此，为老年人制定合理的用药原则，对于老年人的保健和疾病防治具有重要意义。

一、药物选择

首先需要了解老年人的疾病史、用药史、家族遗传史，掌握其病理状态和生理特点，然后进行药物治疗。老年人选药原则如下：

（1）权衡轻重，恰当选药。老年人病情复杂，非必须用药或没有适当药物可以选用时，应坚决不使用药物。如老年人便秘，通过多食用富含纤维素的食物、加强锻炼可以改善，通常不需要用药。如必须用药，应该选择疗效好、毒性小的药物。如老年人失眠症适宜选用劳拉西泮，因为此药对快动眼睡眠影响小，治疗指数大，停药后无明显的反跳，且代谢不受年龄影响。

（2）用药方案精简，药物种类少，作用好。老年人常伴有多种疾病，通常需要同时使用多种药物。多种药物合用容易发生药物不良相互作用。因此，要抓准主要问题，尽可能减少用药种类。一般合用药物不超过3~4种。治疗时优先选用具有双重疗效的药物来减少用药种类。

（3）优先挑选最熟悉的药物，避免未知的不良反应，同时减少老年人的经济负担。

（4）同类药物可按照不良反应的程度以及发生率来进行选择。有些药物虽然可以减轻病状，但使用后会有严重的不良反应（如便秘、尿潴留、视物模糊、急性意识障碍、晕厥和直立性低血压等），特别是当这些药物可被其他药物替代时，应列为老年人慎用或禁用药物。首关效应显著、治疗指数低、作用于中枢神经系统及主要经肾排泄的药物应慎用。

（5）老年人不宜长期使用维生素、糖皮质激素、抗菌药，避免使用未经验证的偏方、秘方。

表13-2为老年人控制使用和禁止使用的部分药物。

表13-2　老年人控制使用和禁止使用的部分药物

控制使用剂量的药物	控制使用时间的药物	禁用药物
甲硫哒嗪	羟甲唑啉	吲哚美辛
雷尼替丁	短效巴比妥类	阿米替林
西咪替丁	右旋麻黄碱	布他唑立丁
地高辛	苯麻黄碱	长效苯二氮䓬类
氧哌啶醇	口服抗生素	环扁桃酯
铁制剂	去甲羟基安定	异丙安宁
H_2受体拮抗药	艾司唑仑	苯氧丙酚胺
	三唑仑	止血药
	万古霉素	利血平
	短效苯二氮䓬类	甲基多巴
	四环素	氯磺丙脲
		丙氧芬双嘧达莫
		复方抗抑郁-抗精神病药
		莨菪碱和颠茄
		洋地黄毒苷
		胺苯环庚烯
		氨甲酸甘醚酯
		氨基糖苷类
		多黏菌素类

二、用药剂量

老年人对药物的清除能力和敏感性存在很大的个体差异。为了达到相同疗效，不同老年人的用药剂量可能相差很大。我国药典规定，60岁以上老年人的用药剂量是成人的75%，中枢神经系统抑制剂的起始剂量应是成人的1/3或1/2。通常认为，老年人用药应该从小剂量开始，依据药效逐步调整剂量，直到获得满意疗效，再以此剂量维持治疗。最好依据肾功能减退情况和血药浓度实施剂量个体化，这对于治疗指数低、以活性或原型代谢物形式经肾排泄的药物尤为重要。肾功能减退者给药间隔及给药剂量的计算公式如下：

$$剂量调整系数 = \frac{1}{F(K_f - 1) + 1}$$

$$肾功能减退者给药剂量 = \frac{常规剂量}{剂量调整系数}$$

$$肾功能减退者给药间隔 = 常规给药间隔 \times 剂量调整系数$$

式中，F为原型药物经肾排泄的百分率；K_f为相对肾脏排泄功能，K_f = 肾功能减退者肌酐清除率/常规肌酐清除率（120 ml/min）。

三、剂型选择

老年人多患慢性疾病，需长期服用药物，故以胃肠给药为宜。老年人的吞咽功能随年龄的增长而减退，吞咽片剂或胶囊困难，剂量大时尤为明显，因此老年人宜选用颗粒剂、糖浆剂。老年人胃肠功能减退且不稳定，一般不适宜使用缓释制剂。旧药应定期回收。

四、用药原则

（一）择时用药

择时用药是根据疾病、药效学、药动学的昼夜规律，选择最适宜的用药时间，如应用胰岛素治疗老年糖尿病时，上午10:00用药较下午用药的降糖作用更明显。若老年人需长期大量使用糖皮质激素，宜将两日的用药总量于隔天上午6:00至8:00一并给予，这样可以弥补糖皮质激素每天分泌高峰期后的低谷期，并对下丘脑-垂体-肾上腺轴抑制减弱，且治疗效果好，库欣综合征等不良反应较少；老年收缩期高血压患者，昼夜间脉压波动幅度大，夜间血压可能呈显著性下降，因此睡前应避免给予长效降压药。$β_2$受体激动药应用晨间低剂量夜间高剂量的给药方式，以利于清晨呼吸道阻力增加时药物达到较高的血药浓度。

（二）制订合适的个体化给药方案，调整生活及饮食习惯

老年人吸烟、饮酒、喝茶等生活习惯可影响许多药物的疗效或引发不良反应。吸烟可诱导肝药酶系统，促进咖啡因、茶碱、尼可刹米、普萘洛尔、喷他佐辛、丙咪嗪、非那西丁、安替比林等药物的代谢，使血药浓度下降，疗效减弱；吸烟还可影响安替比林、丙咪嗪、华法林、利多卡因等药物在体内的分布。乙醇也可通过诱导肝药酶来加速华法林、安乃近、甲苯磺丁脲及戊巴比妥等药物的代谢，同时可与灰黄霉素、阿司匹林、环丝氨酸、β受体阻断药及中枢抑制药等发生相互作用。茶叶可使氟奋乃静、氟哌利多、铁剂形成沉淀而影响吸

收。服用多西环素及四环素时不宜同饮牛奶，因为牛奶中的钙离子可与其生成络合物而影响吸收。另外，饮食习惯也可影响某些药物的药效，如低盐或限盐饮食有利于降压药和强心苷的疗效。糖尿病患者控制饮食，有利于降糖药发挥更好的疗效。

（三）提高用药的依从性

良好的依从性是治疗成功的重要前提。老年人记忆力下降、注意力不集中、性格较固执、用药依从性差。抑郁症、痴呆或独居的老年人常发生误用药、过量用药或忘用药等不遵医嘱的情况。因此为提高老年人的用药依从性，其药物治疗方案应精简易行，尽可能减少用药次数和合并用药种类，写出准确简短的用药指导，宜在社区医疗保健监控下用药。

（四）加强血药浓度和药物效应监测

毒性较大、治疗窗较小的药物（如胺碘酮、氨基糖苷类抗生素、地高辛、万古霉素、卡马西平、碳酸锂、苯妥英钠、茶碱及某些抗肿瘤药物等）需进行血药浓度监测，以便调整给药剂量，减少和避免不良反应的发生。使用降糖药时，应监测血糖；使用抗凝血药时，应监测凝血酶原时间、凝血时间及进行大便隐血试验等；使用利尿药时，应监测血中的 K^+、Cl^-、Na^+ 等；应用具有心、肝、肾毒性的药物时，应监测心、肝、肾功能。表 13-3 为饮酒引起的药物相互作用。

表 13-3　饮酒引起的药物相互作用

药物	相互作用
头孢孟多、拉氧头孢、环丝氨酸、灰黄霉素	双硫仑反应
中枢抑制药、β 受体拮抗药	增强乙醇作用
格鲁米特	车祸增多、运动技巧损害增多
三环类抗抑郁药	车祸增多、运动及精神技巧损害增多
阿司匹林	胃肠道出血增多

思考题 3：简述老年人合理用药的原则。

第四节　老年人各系统药物的合理应用

一、中枢神经系统药物

老年人对中枢抑制药敏感性增强，易出现不良反应。如老年人对硝西泮、地西泮、氯氮䓬的反应比青年人更强烈；对抗胆碱药、巴比妥类药等的耐受性低，易出现神经错乱；对哌替啶、吗啡等中枢性镇痛药的敏感性增加，易引发呼吸抑制。

二、心血管系统药物

老年人容易患心血管系统疾病，使用心血管系统药物的概率较高，因此老年人应合理应用心血管系统药物。

（一）抗高血压药

老年高血压患者多同时患有其他疾病，并发症多，常并发脑血管疾病、冠心病、心力衰竭、糖尿病、肾功能不全等。老年高血压患者具有以下特点：

（1）血压波动大，发生心血管事件的概率高；

（2）收缩压升高，脉压增大；

（3）发生血压昼夜节律异常的概率高，增加了对心、脑、肾等靶器官的损害危险。

因此，在治疗老年高血压时，应更加注意平稳降压、保护靶器官并避免出现心血管事件。

对老年高血压患者的降压治疗应着重收缩压达标，同时避免过度降压；在可耐受降压治疗的前提下，进行逐步降压，避免降压过快；对于耐受性良好的患者应当积极进行降压治疗。对于合并脑缺血症状且双侧颈动脉狭窄≥70%的患者，降压治疗需谨慎，不宜过快、过度降压。

理想的抗高血压药应符合以下几个条件：

（1）安全、不良反应少；

（2）平稳、有效；

（3）服药简单、便捷、依从性好。

常用的抗高血压药有5类，其中以血管紧张素Ⅱ受体拮抗药、血管紧张素转换酶抑制药、长效钙通道阻滞药和噻嗪类利尿药较为理想。但长期应用噻嗪类利尿药可引起葡萄糖耐受量降低、高尿酸血症和血脂异常，因此老年高血压患者选用抗高血压药时应依据药效和自身特点而定。对于合并使用其他抗高血压药而血压控制不理想且患有前列腺肥大的患者，α受体拮抗药亦可以使用，但要注意避免直立性低血压等不良反应的发生。而β受体拮抗药虽可以有效降低肱动脉压，但多数试验证明它比其他抗高血压药对靶器官的保护作用更弱，尤其是在老年高血压中，这类药物预防卒中事件的疗效不太理想。因此，加拿大在2009年版高血压指南中明确提出，若无强制性适应证，对于60岁以上高血压患者，β受体拮抗药不应作为首选治疗药物。2010年《中国高血压防治指南（第三版）》提出老年人使用β受体拮抗药治疗高血压的证据不足或不适用。因为老年人血压调节功能减退、压力感受器的敏感性降低、对抗高血压药的耐受性较差，易出现直立性低血压，故应避免使用引起此类不良反应的药物，如甲基多巴、可乐定、利血平、胍乙啶等。

（二）抗心绞痛药

所有年龄段的稳定型心绞痛患者都可使用硝酸类药物。老年人应采用坐位或半卧位进行硝酸甘油舌下给药，以防止脑血流量灌注不足而昏倒。钙通道阻滞药和β受体拮抗药也可用于老年稳定型心绞痛。老年人肝脏代谢普萘洛尔的能力下降，首关效应减退，使得普萘洛尔的血药浓度升高，容易引发不良反应。故老年人使用普萘洛尔时应延长给药间隔或减少给药剂量。地尔硫䓬和维拉帕米会抑制心脏传导系统，心绞痛伴心脏传导系统疾病的患者应慎用。地尔硫䓬和维拉帕米不宜与β受体拮抗药合用，以免加重其对心脏的抑制。维拉帕米在老年人体内的消除半衰期延长，因此长期服用此药应减少剂量。

(三) 抗心力衰竭药

地高辛安全范围很小，2/3 经肾排泄，1/3 经肝胆排出。老年人肝、肾功能减退，使地高辛的消除半衰期延长，易发生药物蓄积中毒。因此，老年人服用地高辛的剂量为成人的 25%~50%，在条件允许的情况下可监测血药浓度。老年肺水肿和肺充血患者的主要治疗药物是利尿药，但使用呋塞米时需注意，其利尿效能随年龄的增长而降低。使用利尿药时应注意调整剂量。血管紧张素转换酶抑制药能有效缓解心力衰竭症状，减少死亡。由于此类药物大多经肾排泄，故老年人的服用剂量应减少。钙通道阻滞药和 β 受体拮抗药有可能诱发或加重充血性心力衰竭，故老年人应谨慎使用。

(四) 抗心律失常药

维拉帕米、地尔硫䓬、地高辛、腺苷或 β 受体拮抗药均可用于老年人室上性心动过速的治疗。索他洛尔和胺碘酮可用于解决危及生命的心律失常，这两种药在恢复正常心率和预防患者死亡方面疗效较好。因老年人的肝、肾功能减退，其机体对利多卡因的清除率下降，导致血药浓度上升，同时老年人房室传导系统和窦房结功能减退，对利多卡因的抑制作用反应较为强烈，故其使用剂量应降至成人的 50%，必要时需进行血药浓度监测。

(五) 调血脂药

老年高脂血症患者应尽可能食用低胆固醇和低脂肪食物。多数专家研究认为，总胆固醇浓度高于 5.18 mmol/L 和低密度脂蛋白胆固醇浓度高于 3.37 mmol/L 的患者，应用调血脂药物是有利的。HMG-CoA 还原酶抑制药辛伐他汀和普伐他汀能减少胆固醇的生成，加快对胆固醇和低密度脂蛋白的清除，对老年高脂血症的治疗效果明显。而烟酸、考来烯胺、考来替泊、氯贝胺和吉非贝齐等的不良反应较重，老年高脂血症患者需谨慎使用。

三、呼吸系统药物

老年哮喘可使用糖皮质激素和支气管舒张药物进行治疗，但老年哮喘常伴心血管疾病，使其临床用药复杂化。茶碱类和选择性 $β_2$ 受体激动药等支气管舒张药可加大心肌耗氧量，加重或引发快速性心律失常；口服氨茶碱易导致中毒，出现呕吐、记忆力减退、心律失常、烦躁、定向力差、血压急剧下降甚至死亡，静脉注射氨茶碱速度过快或浓度过高可引起惊厥、心悸等严重的不良反应。氨茶碱与氟喹诺酮联合使用时需适当减少氨茶碱的剂量或延长给药间隔，这是由于氨茶碱的代谢可被 CYP1A2 抑制药所抑制，使用时最好监测氨茶碱的血药浓度，避免发生中毒反应。老年慢性阻塞性肺疾病患者可联合使用选择性 $β_2$ 受体激动药和异丙托溴铵吸入剂，前者可长效扩张小气道，后者可迅速扩张大中气道，二者联合应用可增加治疗效果，减少不良反应的发生。

四、消化系统药物

(一) 泻药

缓泻剂通常是老年便秘的首选药物。对于顽固性肠蠕动减弱的老年患者，可选择口服成人 50% 剂量的比沙可啶或番泻叶制剂，直至症状改善。不适用液体泻药的老年患者，可应用植物纤维类膨胀泻药，必要时可选用渗透性泻药乳糖或山梨醇。老年患者使用缓泻剂的起始剂量应较低，疗效出现后应尝试减量或停药。

（二）止泻药

老年人因肠功能或括约肌紊乱引起的大便失禁，可使用止泻药如洛哌丁胺、地芬诺酯等治疗。应用最小剂量，控制排便次数。

（三）抗消化性溃疡药

老年消化性溃疡的治疗最好选用雷尼替丁，其每日仅需给药一次，药物相互作用少，还能有效防止溃疡复发性出血。幽门螺杆菌药（如次水杨酸铋、枸橼酸铋钾、甲硝唑、阿莫西林等）和雷尼替丁合用，可以增加疗效，降低复发率。

案例思考13-1

患者，男性，65岁，因腹泻9周，双手震颤120天入院。9周前出现腹泻，每天3～6次，便糊状，粪内无不消化食物和脓血。否认腹痛发热和里急后重，食欲良好。在当地医院进行多次粪检，结果均为阴性。临床诊断为肠炎，给予口服左氧氟沙星5天，无效。20天前患者出现双手震颤，持笔及取物时明显，当地医院给予苯海索2 mg，bid，患者自诉震颤减轻。因外院建议结肠镜检查，患者惧怕诱发心脏病，来院就诊。

既往病史：高血压10年（最高血压160/100 mmHg），服用降压药，未监测血压。3年前在外院行冠脉造影及支架置入术（回旋支支架1枚），之后规律冠心病二级预防治疗，无胸痛。

入院查体：BMI 22 kg/m²，血压105/60 mmHg，甲状腺、心界不大，心率60次/分，心律齐，各瓣膜区未闻及病理性杂音，双肺呼吸音清。腹软、无压痛及反跳痛，肝脾肋下未及，移动性浊音（－），肠鸣音5次/分，无肠鸣音亢进。四肢肌力和肌张力正常，双侧巴氏征（－），双手持物时轻微震颤。

辅助检查：血常规、肝肾功能、血糖、甲状腺功能、红细胞沉降率（erythrocyte sedimentation rate，ESR）均正常；大便隐血试验（occult blood，OB）（－），苏丹Ⅲ染色（－）；癌胚抗原（carcinoembryonic antigen，CEA）5.08 ng/ml；胸、腹CT未见明显异常。

老年综合评估：定息力、计算力和记忆力正常；听力正常，视物模糊但不影响生活；无跌倒史；夜尿2～4次，但不影响睡眠；可行走3 km，生活自理；2个月来体重下降4 kg，白蛋白（albumin，ALB）40 g/L，简易营养评价法（微型营养评定简表）评分8分，存在营养风险。

用药史：硝苯地平缓释片20 mg，qd；辛伐他汀20 mg，qn；阿司匹林肠溶片0.1 g，qd；单硝酸异山梨酯片20 mg，bid。患者腹泻前1个月就诊多家医院，先后加用：心宝丸4丸，tid；保心宁5片，tid；宁心宝胶囊1粒，tid；麝香保心丸1丸，tid；复方脑蛋白水解物片4片，tid；血塞通分散片2片，tid。后患者因腹泻加用：复方消化酶2粒，tid；乳酸菌素片2片，bid；枯草杆菌二联活菌肠溶胶囊2粒，bid；因震颤加用苯海索2 mg，bid。

案例解析13-1

五、内分泌系统药物

(一) 降糖药

老年糖尿病多数为 2 型糖尿病,治疗时常需口服降糖药。老年人的中枢神经系统对低血糖的反应较明显且对糖的调节功能衰退,应用降糖药时易引起低血糖昏迷。故老年人使用降糖药时应从小剂量开始,然后逐渐加量。胰岛素也可引起低血糖反应。老年低血糖的特点是症状不明显,通常无先兆症状而迅速陷入昏迷,且恢复缓慢。

吩噻嗪类、香豆素类、磺胺类、异烟肼、氯霉素、水杨酸类药物联用,可提升降糖作用,易诱发或加重低血糖反应。此外,β 受体拮抗药普萘洛尔不仅能够提升降糖药的作用,还能抑制低血糖引发的交感神经兴奋,从而掩盖低血糖症状,因此使用此药时需注意观察,避免耽误治疗。

2 型糖尿病的老年患者宜选用降糖作用温和的短效降糖药进行治疗。α-糖苷酶抑制剂阿卡波糖可明显降低餐后血糖,长期使用可降低空腹血糖浓度,致全天血糖浓度保持平稳,减少并减轻不良反应。长效磺酰脲类降糖药如格列美脲能引起持久而严重的低血糖。瑞格列奈属于葡萄糖依赖型促胰岛素分泌药,不促进细胞内蛋白质的合成,且极少发生低血糖反应。

> **案例思考 13-2**
>
> 患者,男性,67 岁,患有高血压、2 型糖尿病、冠心病、轻度肾功能不全。不同科室的医生开具了依那普利、二甲双胍、格列美脲、阿司匹林肠溶片、比索洛尔等多种药物。为了避免同时服用多种药物而导致中毒等不良反应,应该注意哪些事项?
>
> 案例解析 13-2

(二) 抗甲状腺药

放射性碘对老年甲状腺功能亢进患者具有明显的疗效,但有加重老年甲状腺功能亢进症状的危险,因此在放射治疗后可采用硫脲类抗甲状腺药(如甲巯咪唑、卡比马唑、丙硫氧嘧啶)降低甲状腺功能。β 受体拮抗药普萘洛尔可减轻老年甲状腺功能亢进的各种损害,如焦虑、心律失常等,但必须严格控制用药剂量,并注意加强对老年甲状腺功能亢进患者的观察。

六、抗菌药物

老年人使用抗菌药物治疗感染性疾病时,需注意如下几点:

(1) 老年人的免疫力较低,治疗细菌性感染时宜选用头孢菌素类、喹诺酮类、青霉素类药物,特殊情况下可考虑应用林可霉素或红霉素,必须使用氨基糖苷类抗生素时需进行血药浓度监测,适当调整剂量。

(2) 老年人体内脂肪比例增加,体内脂溶性药物易蓄积,非脂溶性药物在血中游离型增多,药物浓度升高。

(3) 老年人肝、肾功能减退,故可依据肝、肾功能减退情况减少用药剂量或延长给药间隔。例如,经肝代谢的四环素、大环内酯类、氯霉素以及经肾代谢的氨基糖苷类、氨苄西林半衰期延长,按正常给药间隔和给药剂量用药,易引发毒性反应。老年人肾功能减退,导致用呋喃妥因等药物治疗尿路感染时,药物在尿中浓度下降而疗效减弱。

(4) 注意观察,正确用药,避免发生严重的不良反应。头孢哌酮、头孢孟多可导致凝血功能障碍,需监测凝血酶原时间,适当补充维生素K。若出现长期性腹泻,应考虑菌群失调。需检查肾功能后再使用氨基糖苷类抗生素,用药过程需观察老年人的水摄入、排泄比值及肌酐值、血尿素氮,从而调整剂量。需常检查肾功能、前庭功能和听力,避免与呋塞米、甘露醇、万古霉素等增强耳毒性、肾毒性的药物合用。氨基糖苷类药物的耳毒性可被苯海拉明掩盖,应避免联用。同时使用肌松药和氨基糖苷类药物可能导致呼吸抑制,应避免合用。肌肉萎缩的年老体弱者,应避免肌内和皮下注射给药,防止出现药物吸收不良。

近几年,老年人细菌性感染的治疗多使用氟喹诺酮类药物。大多数的氟喹诺酮类药物均有非肾清除机制代偿作用,如格帕沙星、司帕沙星等,因此其半衰期无明显延长,药动学随年龄的变化无差异。少数氟喹诺酮类药物如左氧氟沙星、氧氟沙星,主要经肾排泄,因为老年人肾功能减退,这些药物可能会引起体内蓄积从而产生不良反应。

思考题4:简述老年人各系统用药时的注意事项。

知识拓展

练习题

一、名词解释
1. "褐色心"
2. 直立性低血压

二、简答题
简述重视老年人临床用药的原因及老年人合理用药原则。

在线自测

第十四章

肝功能不全患者的临床用药

学习要求

掌握：
1. 肝功能不全患者临床用药的注意事项。
2. 肝功能不全对药动学及药效学的影响。

了解：
肝功能不全的病理生理特点。

知识导图

学习园地

"中国肝胆外科之父"吴孟超

吴孟超，1922年8月31日出生于福建省闽清县，马来西亚归侨，著名肝胆外科专家，中国科学院院士，中国肝胆外科的开拓者和主要创始人之一，是国家最高科学技术奖获得者，被誉为"中国肝胆外科之父"。多年来，吴孟超院士把手术台当作报效国家的平台，创造了医学领域的无数个第一。

吴孟超院士有着高尚的医德和爱党、爱国、爱民的情怀，他始终以赤子之心和满腔热忱为党工作、为国争光、为民解难，做出了突出贡献。作为一名中国共产党党员，他对党无比忠诚，始终坚定共产党人的理想信念，为党的事业忘我工作；作为一名医生，他忠实践行全心全意为人民服务的宗旨，视患者为亲人，时刻为患者着想，在97岁的高龄仍坚持亲自上手术台。手术台上，吴孟超院士的两眼炯炯有神，腰板挺得笔直，这双握紧手术钳的大手曾经将16 000多个患者从死亡线上拉回，如今依然温暖有力。每次主刀手术结束后，他都要看着助理医生清点完所有器械，将患者伤口缝合好后才会放心走下手术台。作为一名开拓者，吴孟超院士把中国肝胆外科事业提高到世界领先水平。

【学习思考】

吴孟超院士是当代中国共产党党员和革命军人的杰出代表，是践行社会主义核心价值体系的光辉典范。他把自己的一生都献给了祖国的医疗事业。吴孟超院士的先进事迹深深感染着我们、激励着我们，告诉我们在自己的工作岗位上要不计名利，脚踏实地，最大化地实现自己的人生价值。我们要学习吴孟超院士的先进事迹，以人为本，心怀患者，树立崇高的职业理想，苦练技能，勇于创新，为将来更好地为患者服务打下坚实的专业和思想基础。

第一节　肝功能不全的病理生理特点

肝（liver）是人体内最大的腺体，具有合成、分泌、排泄、生物转化及免疫等多种功能。肝是物质代谢的重要场所，也是药物代谢的主要场所。肝具有很强的代偿储备功能和再生能力。当各种较严重的损伤因素一过性作用于肝，或反复长期作用于肝时，肝细胞（包括肝实质细胞和库普弗细胞）会受损，使其代谢、分泌、合成、解毒与免疫功能发生严重障碍，机体出现黄疸、出血、继发性感染、肾功能障碍和脑病的临床综合征，称为肝功能不全（hepatic insufficiency）。肝衰竭（hepatic failure）是指肝功能不全的晚期阶段，临床主要表现为肝性脑病（hepatic encephalopathy）与肝肾综合征（hepatorenal syndrome）。肝功能不全的病理生理特点如下。

一、物质代谢障碍

（一）糖代谢障碍

肝通过调节糖原的合成与分解、糖酵解与糖异生和糖类的转化来维持血糖浓度的稳定。肝功能不全时常引起低血糖，出现头晕、乏力甚至昏迷等症状。血糖过低，还可诱发肝性脑病。部分肝功能不全患者因糖原合成障碍，在饱餐后可出现持续时间较长的血糖升高，即糖耐量降低。

知识拓展 14-1

（二）蛋白质代谢障碍

肝功能不全患者可出现低白蛋白血症。肝是人体合成及分解蛋白质的主要器官，与机体的蛋白质代谢的关系极为密切。90%以上的血浆蛋白由肝合成，包括白蛋白（albumin）、纤维蛋白原、载脂蛋白等，其中白蛋白只在肝合成。白蛋白是维持血浆胶体渗透压的主要蛋白。肝功能障碍，特别是亚急性或慢性肝功能障碍时，由于有效肝细胞总数减少和肝细胞代谢障碍，白蛋白合成可减少50%以上，以致出现低白蛋白血症、胶体渗透压下降和腹水；缺少造血原料而导致贫血；凝血因子合成减少，造成出血倾向；应激时由于急性期反应蛋白的产生不足，使机体的防御功能下降。

（三）脂类代谢障碍

肝是脂类代谢的重要场所，在脂类的消化、吸收、运输、分解与合成等过程中均发挥重要作用。胆汁酸盐有助于脂类的消化与吸收。肝功能不全时，胆汁分泌减少，引起脂类吸收障碍。肝通过合成极低密度脂蛋白和高密度脂蛋白，将三酰甘油、磷脂及胆固醇分泌入血。肝功能不全时，由于磷脂及脂蛋白的合成减少，肝内脂肪输出障碍，使脂肪在肝内堆积，进而出现脂肪肝。

知识拓展 14-2

（四）维生素代谢障碍

肝在维生素的吸收、储存和转化方面起着重要的作用。脂溶性维生素的吸收需要胆汁酸盐的协助；维生素 A、维生素 D、维生素 E、维生素 K 等主要储存于肝；肝还参与多种维生素的代谢（如维生素 A、维生素 D_3 等）。肝功能不全会引发维生素的代谢障碍，尤其

第十四章　肝功能不全患者的临床用药

是维生素 A、维生素 K、维生素 D 的吸收、储存及转化异常，造成体内缺乏，导致机体出现夜盲、出血倾向及骨质疏松等变化。此时应用香豆素类抗凝血药，更容易引起出血等不良反应。

二、胆汁分泌及排泄障碍

肝参与胆红素的摄取、运载、酯化和排泄过程，其中任何一个环节发生障碍，都会导致高胆红素血症的发生，表现为黄疸。肝细胞可通过载体摄入、运载和排泄胆汁酸。胆汁酸排入毛细胆管后，经过一系列作用，驱动胆汁流动，有助于某些毒物随胆汁经胆道排出。一些内源性或外源性有毒物质，必须经过肝细胞的摄取、生物转化、输送及排出等一系列过程经胆道排出体外。肝功能不全时，胆汁排泄功能降低，由胆道排泄的药物或毒物在体内蓄积，导致机体中毒，如环孢素 A、秋水仙碱、氯丙嗪、雌激素及红霉素等。

三、凝血功能障碍

严重肝病患者常伴有凝血和（或）纤维蛋白溶解异常，易具有出血倾向或发生出血；凝血因子（Ⅰ、Ⅱ、Ⅶ、Ⅷ、Ⅸ、Ⅹ、Ⅺ等）合成减少；急性肝衰竭时常并发弥散性血管内凝血，使凝血因子消耗增多；纤维蛋白溶解作用亢进；血小板数量与功能异常，出现释放障碍、聚集性缺陷和收缩不良。

四、生物转化功能障碍

（一）药物代谢障碍

大多数药物经肝代谢后毒性降低，排出体外。肝功能不全时，细胞色素 P450 活性降低，对药物的代谢能力降低，使药物在血中的半衰期延长；血清白蛋白减少，药物与白蛋白的结合率降低，使药物在体内的分布发生改变。此外，肝硬化时，肝血流量明显减少，侧支循环形成，门脉血中的药物绕过肝而免于被代谢。药物体内过程的改变，增加了药物的毒副作用，易导致药物中毒。

（二）解毒障碍

肝功能不全时，肝的解毒能力降低，从肠道吸收的有毒物质和机体代谢的有毒产物不能被代谢而蓄积；毒物也可经侧支循环，直接进入体循环，引起中枢神经系统严重功能障碍。

（三）激素的灭活减弱

肝能产生激素降解所需的各种特异酶，在激素灭活中具有重要作用。肝功能不全时，肝对激素的灭活能力减弱，血中雌激素、醛固酮、抗利尿激素等的水平升高，可出现月经失调、男性患者女性化、蜘蛛痣、水钠潴留等变化。

五、免疫功能障碍

肝是人体免疫防御的重要器官。库普弗细胞是全身单核吞噬细胞系统的重要组成部分，也是肝防御系统的主要成员，在全身和肝疾病发生发展中起重要作用。肝功能不全时，由于库普弗细胞功能障碍及补体水平下降，患者常伴有免疫功能低下，易发生肠道细菌移位、内毒素血症及感染等。

六、水、电解质平衡紊乱

肝功能不全时假小叶形成，使肝静脉回流障碍，肝血窦内压升高，静脉压、肠系膜静脉压及肠系膜毛细血管内压升高，淋巴回流受阻，从肝及肠道表面渗入腹腔。血浆白蛋白合成减少，使血浆胶体渗透压下降，组织液生成增多，引发肝性水肿。肝硬化时门脉高压导致胃、肠、脾等脏器淤血，肾素-血管紧张素-醛固酮系统被激活，醛固酮和抗利尿激素灭活减少，促使水钠潴留。肝功能不全时，有效循环血量减少，引起抗利尿激素分泌增加或肝灭活功能减退，使肾小管及集合管对水的重吸收增多，常导致低钠血症。重症肝功能不全患者由于钾摄入不足及醛固酮增多，经尿排钾也容易引起低钾血症。肝功能不全常合并高氨血症、贫血及低氧血症，易引起呼吸性碱中毒。尿素合成障碍使血氨升高、利尿药应用不当及低钾血症没有得到及时纠正等，也会造成代谢性碱中毒。碱性环境能促进氨在肠道吸收，诱发或加重肝性脑病。

七、门静脉高压和门-体侧支循环的开放

肝硬化时由于肝小叶结构被破坏、再生结节形成、胶原纤维增多，肝血窦及肝静脉受到压迫，导致门静脉阻力升高，引起门静脉高压。门静脉高压时消化器官和脾的回心血流经肝受阻，导致门静脉系统许多部位和腔静脉之间的侧支循环开放，出现门-体静脉分流，并因此造成侧支血管血流增多而发生曲张，包括食管和胃底静脉曲张、腹壁静脉曲张、痔静脉扩张。一旦曲张或扩张的静脉破裂，可导致大出血如呕血、便血等。此外，大量门静脉血流不经肝直接进入体循环，肠内吸收的有毒物质也直接进入体循环，导致肝性脑病的发生。

八、器官功能障碍

肝功能严重受损时常伴有全身各系统功能障碍，其中以中枢神经系统和泌尿系统并发症最严重，可出现肝性脑病和肝肾综合征。

思考题1：肝功能不全的病理生理特点主要有哪些？

第二节　肝功能不全对药理学研究的影响

一、肝功能不全对药动学的影响

肝功能不全时，药物体内过程会发生改变，尤其是对经肝代谢的药物的影响更明显。肝病涉及复杂的病理生理学改变，这些病理生理学改变会影响机体对药物的吸收、分布、代谢和排泄过程。

（一）对药物吸收的影响

肝功能不全时胆汁分泌量减少或缺乏，所以脂溶性较高的药物如地高辛、无机盐（铁、钙等）及维生素（叶酸、维生素 A、维生素 B_{12}、维生素 D、维生素 K）等易发生吸收障碍。另外，肝病也会使其他脏器的功能受到一定程度的干扰，从而影响药物的吸收，如门静脉高压引起小肠黏膜水肿，可影响药物自肠道吸收。严重肝功能不全时，由于侧支循环开放，首关效应明显的药物、自肠道吸收的药物绕过肝直接进入体循环，造成药物的生物利用度增大，药物作用增强甚至引起毒性反应。如重度肝硬化时，哌替啶的生物利用度增大 2 倍，氨苯蝶啶的生物利用度增大 12 倍。

（二）对药物分布的影响

药物进入血液后，均会不同程度地与血浆蛋白结合。肝功能不全时，一方面血浆蛋白合成减少，另一方面内源性抑制物如血浆游离脂肪酸、胆红素、尿素等蓄积，与药物竞争血浆蛋白的结合部位并将药物置换下来，导致药物血浆蛋白结合率降低，游离型浓度升高，药物表观分布容积增大。尤其是一些高血浆蛋白结合率的药物，游离型浓度明显增高，在药物作用增加的同时毒副反应也明显增加。如抗心律失常药双异丙吡胺，当其血药浓度为 1 μg/ml 时，其在肝硬化患者体内的游离型浓度是健康人的 3 倍。

（三）对药物代谢的影响

肝是药物代谢的主要器官。绝大多数药物在细胞色素 P450 的催化下，转变成无作用的代谢物排出体外，这是药物从体内消除的主要方式之一。肝功能不全时，肝代谢能力下降，药物的肝清除率（Cl_H）与总清除率下降，且 Cl_H 的下降程度与肝病严重程度有关。$t_{1/2} = 0.693 V_d/Cl_H$。肝功能不全时，药物 V_d 增大，Cl_H 降低或不变，因此药物 $t_{1/2}$ 延长。在肝硬化晚期或急性肝衰竭等严重肝病终末期，泌尿系统常出现并发症，即肝肾综合征。肝与肾两大主要的药物消除器官同时出现障碍，导致药物消除严重受阻，$t_{1/2}$ 明显延长。表 14-1 为肝病对部分药物 $t_{1/2}$ 的影响。

表 14-1 肝病对部分药物 $t_{1/2}$ 的影响

肝病类型	药物名称	给药途径	正常 $t_{1/2}$（h ± sd）	肝病时 $t_{1/2}$（h ± sd）
慢性肝病	异戊巴比妥	静脉注射	21.1 ± 1.3	39.4 ± 6.6
	异烟肼	口服	3.2 ± 0.1	6.7 ± 0.3
	利福平	口服	2.8 ± 0.2	5.4 ± 0.6
慢性酒精性肝病	利多卡因	静脉注射	1.8	4.9
轻度慢性肝病	普萘洛尔	静脉注射	2.9 ± 0.6	9.8 ± 5.1
重度慢性肝病	普萘洛尔	静脉注射	2.9 ± 0.6	22.7 ± 9.0

续表

肝病类型	药物名称	给药途径	正常 $t_{1/2}$ ($h \pm sd$)	肝病时 $t_{1/2}$ ($h \pm sd$)
肝硬化	哌替啶	静脉注射	3.4±0.8	7.0±0.9
	对乙酰氨基酚	口服	2	3.3
	氨茶碱	口服	1.4	6.7
	茶碱	静脉注射	9.2±1.5	30.0±17.8
	苯巴比妥	口服	80.0±3.0	130.0±15.0
	氢化可的松	静脉注射	1.6	5.3
	氨苄西林	静脉注射	1.3±0.2	1.9±0.6
	氯霉素	静脉注射	2.3	4.1
	林可霉素	静脉注射	3.4±0.5	4.5±0.9
	萘夫西林	静脉注射	1	1.4
急性肝炎及肝硬化	林可霉素	静脉注射	3.4±0.5	6.4
肝炎	地西泮	静脉注射	38.0±20.2	90.0±63.6
急性病毒性肝炎	哌替啶	静脉注射	3.4±0.8	7.0±2.7
	地西泮	口服	32.7±8.9	74.5±27.5
急性肝细胞病变	泼尼松龙	静脉注射	2.9	4.2

肝功能不全时，侧支循环开放程度在患者间差别很大，很难预测，且与肝病程度或门静脉高压无关，此时使用高摄取率药物，对药物肝清除率的影响更明显，因此严重肝病患者应尽量避免使用高摄取率药物。此外，主要经氧化代谢的药物、高血浆蛋白结合率药物以及低脂溶性药物的清除率又都更容易受到肝功能下降的影响。

肝病类型及程度不同，对药物经肝代谢的影响也不同。对于急性肝炎等维持时间较短、肝损伤较轻的肝病，肝的巨大储备功能与代偿能力使其对药物的清除基本无影响。但是随着疾病作用时间的延长和（或）肝损伤程度的加重，肝病对药物消除的影响也会越来越明显。如轻中度肝硬化导致肝血流量减少及侧支循环开放，使肝代谢能力轻度下降；重度肝硬化时细胞色素 P450 含量明显降低，胆汁分泌量减少，使肝代谢能力明显下降。

一部分药物经肝代谢后，会转化为无活性产物。肝功能障碍使得此部分药物清除半衰期延长，药效增强或蓄积过多，产生毒性反应，如利多卡因、哌替啶、地西泮、苯巴比妥、氨茶碱等。另一部分药物需经肝代谢后活性才能增强。肝功能障碍时，此部分药物作用明显减弱，如泼尼松、可的松、维生素 D_3、环磷酰胺等。此外还有一些药物经肝代谢后，产生活性代谢物，仍然具有治疗作用。肝功能不全时，这些药物的药效也会降低，如依那普利、地西泮、洋地黄毒苷、可卡因等。

（四）对药物排泄的影响

某些药物以原型或经肝转化为极性较强的水溶性代谢物后，经主动转运从胆汁排泄。慢性肝病尤其肝硬化时，胆囊功能下降，出现胆汁淤积，使药物经胆汁的排泄量降低。如地高辛，正常人7天内经胆汁的排泄量为给药量的30%；肝功能不全时，可减至8%。利福平、红霉素、头孢匹胺、螺内酯等药物也可因胆汁排泄障碍而出现药物排泄量降低。

> **案例思考**
>
> 李某，男性，45岁，因发热、咳嗽，自行服用依托红霉素。3天后，自觉发热、乏力、恶心、呕吐、食欲减退，遂就诊。李某患有慢性肝炎5年。肝功能检查结果显示：总胆红素35 μmol/L，ALT 220 U/L，HBsAg（+）。腹部B超显示：肝脏弥漫性损伤。初步的临床诊断为：①急性支气管炎；②慢性乙型肝炎；③急性肝损伤。试分析该患者用药时有哪些注意事项。
>
> 案例解析

二、肝功能不全对药效学的影响

肝功能不全可引起药效学的改变，主要表现为机体对药物的敏感性增高或降低。

（一）机体对药物的敏感性增高

肝功能不全时，机体对镇静催眠药、中枢性镇痛药及口服抗凝药等的敏感性均增高。慢性肝病患者血脑屏障功能减退；体内氨、甲硫醇及短链脂肪酸等代谢异常；门–体静脉分流，从肠道吸收的有毒物质绕过肝直接进入中枢神经，引起中枢神经系统功能紊乱，导致中枢神经对药物的敏感性增高。如肝硬化患者脑内抑制性神经递质γ-氨基丁酸增多、γ-氨基丁酸受体数量增多，此时使用苯二氮䓬类镇静催眠药如地西泮，可引起神经细胞超极化，引发突触后抑制作用，诱发肝性脑病。

肝病患者对吗啡类镇痛药极为敏感，即使给予正常量的1/3~1/2，也能诱发肝性脑病。肝病患者使用其他吗啡类镇痛药如哌替啶、芬太尼、可待因等时也应注意。

肝病患者的肝细胞受损，血浆假性胆碱酯酶水平降低，琥珀胆碱代谢减慢，肌松作用时间明显延长，易引起不良反应，故肝病患者应避免使用琥珀胆碱。肝病患者也应避免使用乙醚、氯仿、氟烷等麻醉药。

肝功能不全时，胆道阻塞导致维生素K吸收不足，肝依赖于维生素K的凝血因子Ⅱ、Ⅶ、Ⅸ、Ⅹ合成减少，同时机体对香豆素类口服抗凝血药的敏感性增高，药物的抗凝作用增强，更容易诱发出血等不良反应。

（二）机体对药物的敏感性降低

肝硬化患者对袢利尿药的反应性下降，但对螺内酯无变化。这可能是因为肝硬化患者常伴有腹水，造成腹内压过高，血管受压，肾血流量减少，对袢利尿药的反应性下降。肝硬化患者常有醛固酮增高症，而螺内酯的效应通过抑制醛固酮增高产生，不依赖于肾小球滤过，因而螺内酯是此类患者临床利尿疗法的首选药物。若螺内酯治疗不能产生有效的利尿效果，可辅助少量多次使用袢利尿药。但应注意，长期使用高效和中效利尿药会伴有很高的不良反应发生率，易致低钾血症而诱发肝性脑病。

思考题 2：肝功能不全对药物代谢的影响有哪些？

第三节 肝功能不全患者的临床合理用药

一、肝功能损害程度的分级

目前对肝病严重程度的评估一般采用 Child-Turcotte-Pugh（CTP）肝功能分级法（见表 14-2）。CTP 肝功能分级法用于确定肝病患者肝功能损害程度，以推荐给药剂量的一般性分级方案。

表 14-2 CTP 肝功能分级法

评价参数	分值		
	1	2	3
肝性脑病等级	0	1 或 2	3
腹水	无	轻度	中度
胆红素/(mg/dl)	<2	2~3	>3
白蛋白/(g/dl)	>3.5	2.8~3.5	<2.8
凝血酶原时间（比对照组多出的秒数）	1~4	4~10	>10
临床严重程度分级			
临床严重程度	轻度（A 级）	中度（B 级）	重度（C 级）
总分	5~6	7~9	>9
肝性脑病分级			
0 级：意识、人格、神经学检查、脑电图均正常			
1 级：躁动、睡眠障碍、易怒/躁动、震颤、笔迹异常、脑电图出现 5-cps 波			
2 级：昏睡、时间感知障碍、行为反常、扑翼样震颤、共济失调、脑电图出现慢三相波			
3 级：欲睡、无感觉昏睡、方位感障碍、反射活动亢进、强直、脑电图出现慢波			

可根据 CTP 评分调整给药剂量。

A 级：用正常患者 50% 的维持剂量。

B 级：用正常患者 25% 的维持剂量。

C 级：应使用临床验证安全性好或药动学过程不受肝病影响或能进行有效监测的药物。

二、肝功能不全患者临床用药注意事项

肝是药物在体内最重要的代谢器官。肝功能不全患者的临床用药需要考虑药动学与药效

学的变化特点，合理用药，以达到提高疗效、降低不良反应风险的目的。肝功能不全患者用药注意事项如下。

（一）尽量选择不经肝消除的药物，禁用或慎用损害肝功能的药物

肝功能不全时，多数药物出现肝代谢障碍，药物自体内消除速率减慢，半衰期延长，造成药物体内蓄积而引起毒性增加，因此应尽量选择不经肝消除的药物。选用经肝代谢且不良反应多的药物时更应注意。例如，肝功能不全患者使用强心苷类药物时，应选择主要经肾排泄的地高辛而不是主要经肝代谢的洋地黄毒苷。

禁用或慎用损害肝功能的药物，防止其对肝功能造成进一步损害。例如，对乙酰氨基酚过量使用时，其过量的毒性代谢物以共价键形式与肝中重要的酶和蛋白分子不可逆结合，引起肝细胞坏死。如必须使用有肝毒性（如抗结核药）或主要经肝代谢的药物，应严密监测肝功能，根据肝功能、药物在体内过程的特点进行必要的剂量调整。表14-3 为肝功能不全患者禁用或慎用的药物。

表14-3 肝功能不全患者禁用或慎用的药物

状态	药物名称	备注
禁用	中枢性镇痛药：吗啡、芬太尼、哌替啶、可待因 镇静催眠药：巴比妥类、水合氯醛	禁用于肝性脑病先兆时，如烦躁、不安、躁动
禁用	抗菌药物：依托红霉素、异烟肼、利福霉素、磺胺类、两性霉素B、灰黄霉素	禁用于损伤肝，尤其禁用于胆汁淤积患者
禁用	解热镇痛药：阿司匹林、对乙酰氨基酚、吲哚美辛等 抗肿瘤药：氟尿嘧啶、丝裂霉素等	禁用于严重肝病
慎用	抗菌药物：头孢菌素、红霉素、羧苄西林 口服降糖药：氯磺丙脲、甲苯磺丁脲 镇静药：异丙嗪、地西泮	不宜久用，禁用于肝性脑病先兆时
慎用	口服避孕药：甾体性激素	禁用于胆汁淤积患者
慎用	利尿剂：噻嗪类、呋塞米、依他尼酸 解热镇痛药：保泰松	特别慎用于腹水、体液过量或脱水患者

（二）精简用药种类，减少或停用无特异性治疗作用的药物

肝是能调节自身生长的器官。人类的肝即使被切除2/3，肝的再生能力也足以维持肝功能处于正常水平。肝移植手术后7天供者的肝体积增大1倍，60天后肝体积可恢复至原来的水平。因此，对肝损伤患者的治疗不宜使用疗效不确定的"保肝药"而加重肝代谢消除负担。宜尽量减少用药，卧床休息，充分利用肝的这种特有的再生能力。

（三）避免选用前体药物，直接选用活性药

前体药物需经肝代谢之后才具有药理作用。肝功能不全时，肝的代谢作用减弱。此时使用前体药物，一方面会降低药物活性，另一方面会加重肝负担，故应避免使用。例如，甾体激素类药物泼尼松和可的松须在肝转化为泼尼松龙和氢化可的松才能起效；依那普利在肝内转化为二羧酸依那普利拉，二羧酸依那普利拉的作用约是依那普利的10倍。上述几种药物不宜应用于肝功能不全患者。

（四）评估肝功能受损程度，减少给药剂量或延长给药间隔

肝功能不全患者如必须使用具有肝毒性药物，应结合药物经肝清除的程度和肝毒性大小，进行严密的肝生化监护，合理使用药物。如抗结核治疗药物利福平、异烟肼都有肝损害，应定期检查肝功能（转氨酶、胆红素等）。必须使用经肝代谢的药物时应适当调整剂量或延长给药间隔。中度肝硬化患者术中及术后使用吗啡、芬太尼等麻醉镇痛药时，剂量应减半。评估应用药物的效益和风险，如用药的风险大于效益，则不要使用该药。表14-4为中度肝硬化患者至少需减半药物药动学参数变化。

表14-4 中度肝硬化患者至少需减半药物药动学参数变化

	药物	正常 F	患者 F	清除率下降程度
心血管药	普罗帕酮	21%	75%	24%
	维拉帕米	22%	52%	51%
	尼非地平	51%	91%	60%
镇痛药	吗啡	47%	100%	59%
	哌替啶	47%	91%	46%
	喷他佐辛	17%	71%	50%
其他	他克莫司	27%	36%	72%
	奥美拉唑	56%	98%	98%

（五）正确解读血药浓度监测结果

肝功能不全会影响药物体内过程。对肝功能不全患者进行血药浓度监测、解读监测结果时需注意以下问题：

（1）血浆蛋白结合率的影响。一般监测只进行全血药物浓度测定，肝功能不全患者血浆蛋白浓度降低，游离型药物浓度会高于从全血药物浓度推测的值。如某药的正常血浆蛋白结合率为99%，测得某肝硬化患者全血药物浓度为A，则推测的游离型药物浓度为1%A。而该患者实际血浆蛋白结合率为98%，实际游离型药物浓度为2%A，比预计值增加1倍。

（2）活性代谢物的影响。虽然临床一般只进行药物本身血药浓度测定，但其活性代谢物在肝功能不全患者体内减少的影响必须注意。如肝硬化患者口服标准剂量的氯沙坦后的血药浓度是正常人的4~5倍，但其活性代谢物E3174的血药浓度仅增加1.5~2.0倍，因此调整剂量时只需将剂量减半即可，而不是按药物本身的血药浓度调整剂量。

（六）充分考虑肝功能不全时机体对某些药物敏感性的变化

肝功能不全患者用药，应充分考虑肝功能不全时机体对某些药物敏感性的变化，尤其是敏感性增强的药物。如重度肝病患者应慎用镇静催眠药、中枢性镇痛药等中枢抑制药，否则可能会使机体代谢紊乱、中枢神经系统功能异常，诱发肝性脑病；避免长期大量应用呋塞米、噻嗪类利尿药，防止因为排钾作用增强，降低血钾，诱发肝性脑病；避免使用血管紧张素转化酶抑制药和非甾体抗炎药，以免诱发急性肾衰竭。

　　肝功能不全患者用药通常要调整首次剂量。口服给药时，高摄取率的药物剂量一般调整为常用量的10%~50%，低摄取率的药物剂量调整为常用量的50%；肠外给药时，首剂调整为常用量的50%。若患者伴有黄疸、低蛋白血症、腹水等，则首剂调整为常用量的25%。

　　与肾功能不全用药剂量调整不同，肝功能不全患者用药剂量的调整较复杂，尚无明确指标或方案。CTP肝功能分级法可作为确定肝病患者推荐给药剂量的一般性分级方案。肝功能不全患者用药至少要考虑药动学改变、药效学改变及肝功能状态。目前临床主要根据用药利弊、用药经验以及血药浓度监测结果调整给药方案。用药时一般应从小剂量开始逐渐增量，必要时密切监测血药浓度，严密观察药物的效应以调整剂量和给药间隔，直至达到最满意的疗效。

　　思考题3：肝功能不全患者临床用药的注意事项有哪些？

练习题

一、名词解释

肝功能不全

二、简答题

根据CTP肝功能分级法，肝功能不全患者用药剂量如何调整？

在线自测

第十五章

肾功能不全患者的临床用药

学习要求

掌握：
1. 肾功能不全患者临床用药注意事项。
2. 肾功能不全对药动学及药效学的影响。
3. 肾功能不全患者的用药方案调整。

了解：
肾功能不全的病理生理特点及透析患者的合理用药。

知识导图

学习园地

"器官移植之父"约瑟夫·默里

约瑟夫·默里（Joseph Murray）生于1919年4月1日，1943年获得哈佛医学院博士学位。毕业后，他在美国陆军综合医院跟随约翰·布朗（John Brown）医生（上校）一起开展异体皮肤移植手术，在这个过程中发生的排异反应引起了他的注意。他敏锐地发现，有些免疫系统受损的患者，排异反应会大大滞后，且不同供体皮肤移植后的排异反应程度也不尽相同。但早在数年前，布朗医生曾为一对同卵双胞胎交叉移植皮肤，结果两人都没有出现排异反应。结合这些情况，默里认为对免疫系统的控制能大大提高器官移植的成功率，这个想法成了他进一步深入研究异体移植的核心思想。默里曾为一位肾损伤患者进行手术，他根据前人的经验把尸体的肾脏移植到患者身上，结果患者在短短数小时后宣告死亡。在多次动物试验之后，他发现，血缘关系越相近，遗传基因越相似，排异反应越弱。

1954年12月23日，他力排众议，为同卵双胞胎兄弟（哥哥捐赠给弟弟）实施了世界上第一例活体肾移植手术。他抱着"使更多的人活着"的想法，利用5个半小时，成功为这对亲兄弟进行了肾移植手术。这次手术的成功，为弟弟争取了8年的生命（弟弟最终死于心血管疾病），哥哥作为供体，一直活到79岁。1959年，默里尝试用放射线杀死免疫系统内的T细胞，用硫唑嘌呤抑制人体器官移植的排斥反应，大大提高了人体器官移植的成功率。1990年，默里因在"人体器官与细胞移植的研究"方面的贡献，与唐纳尔·托马斯（Donnall Thomas）共同获得了当年诺贝尔生理学或医学奖。

> 【学习思考】
> 由上述案例可知,科研工作从来都不是一帆风顺的,尤其是一些开拓性的研究,不仅需要不断探索的勇气,而且要有不怕失败、勇于奉献、敢于坚持真理的精神。"使更多的人活着"是一个医者最简单也是最崇高的理想,不忘初心,牢记使命,勇于实践,善于总结,不惧多数,才能成为敢于担当、勇于创新、拥有仁爱之心的新时代拔尖创新型医药人才。

第一节 肾功能不全的病理生理特点及分期

肾(kidney)是人体重要的排泄器官,排出代谢物,维持水、电解质和酸碱平衡,使机体内环境相对稳定。同时肾还具有内分泌功能,能分泌多种激素及活性物质,参与机体的血压调节、红细胞生成和钙磷代谢等生理活动。肾小球滤过、肾小管的重吸收与分泌以及肾内多种细胞的内分泌与生物代谢活动是肾发挥排泄与调节作用的基本环节。

一、肾功能不全的病理生理特点

肾功能不全(renal insufficiency)指各种原因引起肾排泄或分泌功能中任何一个环节发生障碍,导致代谢物、药物及毒性物质在体内蓄积,产生水、电解质和酸碱失衡,并伴有肾内分泌功能障碍等的临床综合征。

肾衰竭(renal failure)与肾功能不全在本质上是相同的,只是在程度上有所不同。肾功能不全包括病情从轻到重的全过程,而肾衰竭则常指肾功能不全的晚期阶段,但在临床上二者经常通用,未做严格区分。

各种原因导致的肾功能障碍主要包括肾小球滤过功能障碍、肾小管功能障碍和肾内分泌功能障碍三方面。

(一)肾小球滤过功能障碍

肾小球滤过功能以肾小球滤过率(glomerular filtration rate,GFR)来衡量,正常成人的GFR平均值为125 ml/min。肾血流量减少、肾小球有效过滤压降低、肾小球滤过面积减少以及肾小球滤过膜通透性增加,都可能引起GFR下降,导致肾小球滤过功能障碍。

(二)肾小管功能障碍

不同区段肾小管功能各异,损伤后出现功能障碍时的表现也不同。近曲小管主要负责滤过液的重吸收,其功能障碍可导致肾性糖尿、氨基酸尿、肾小管性蛋白尿、肾小管性酸中毒和水钠潴留。髓袢负责重吸收水和各种电解质。水和NaCl在髓袢被分隔性地重吸收。髓袢功能障碍主要影响尿液的浓缩,表现为多尿、低渗尿和等渗尿。远曲小管特别是集合管是调节尿液最终成分的主要场所。远曲小管功能障碍可引起酸碱平衡紊乱和钠、钾代谢障碍。集合管损害主要使尿液浓缩功能受损,引起多尿。

(三) 肾内分泌功能障碍

某些肾病如肾小球肾炎、肾小动脉硬化等可使肾素－血管紧张素－醛固酮系统活性增强，出现肾性高血压，醛固酮分泌增多可出现水钠潴留。肾功能不全时，激肽释放酶分泌减少，引起肾激肽释放酶－激肽系统功能障碍，促进高血压发生。肾受损时可使肾内 PG（前列腺素）合成不足，这可能是高血压的另一个重要发病环节。慢性肾病可引起促红细胞生成素（erythropoietin，EPO）分泌障碍，导致肾性贫血。肾实质损害时，1,25-二羟维生素 D_3 生成减少，影响肠道吸收钙、磷和骨骼钙、磷代谢，引起低钙血症，并诱发肾性骨营养不良。甲状旁腺激素和胃泌素均在肾内灭活。肾功能不全晚期易发生肾性骨营养不良和消化性溃疡。

二、肾功能不全分期

根据病因与发病的急缓，可将肾衰竭分为急性和慢性两种。一般而言，急性肾衰竭（acute renal failure，ARF）是因为机体来不及代偿适应代谢物骤然堆积而产生的严重后果，预后更加严重，但大多数的 ARF 是可逆的，这与慢性肾衰竭（chronic renal failure，CRF）的不可逆明显不同。无论是急性肾衰竭还是慢性肾衰竭发展到严重阶段时，均以终末期肾病（end-stage renal disease，ESRD）甚至尿毒症（uremia）而告终。

（一）急性肾衰竭

急性肾衰竭是指各种原因引起的双肾泌尿功能在短期内急剧障碍，导致代谢物在体内迅速积聚，水、电解质和酸碱平衡紊乱，出现氮质血症、高钾血症和代谢性酸中毒等一系列机体内环境严重紊乱的临床综合征。2005 年全球急性肾损伤专家组拟将以往所称的急性肾衰竭更名为急性肾损伤，并讨论其分级（见表 15－1）。

表 15－1　急性肾损伤的分级

分级	尿量	血清肌酐
Ⅰ	<0.5 ml/(kg·h)，6 h	≥26.5 μmol/L（0.3 mg/dl）或增至≥150%~200%
Ⅱ	<0.5 ml/(kg·h)，12 h	增至>200%~300%
Ⅲ	<0.3 ml/(kg·h)，24 h 或无尿 12 h	≥354 μmol/L（4.0 mg/dl）或增至>300%

（二）慢性肾衰竭

肾有强大的储备和代偿能力，因而慢性肾衰竭是一个缓慢而渐进的过程，主要表现为 GFR 下降及与此相关的代谢紊乱等临床症状，因此常以 GFR 来评价肾功能。而 GFR 临床上常用内生肌酐清除率（endogenous creatinine clearance rate，C_{cr}）来表示。C_{cr} = 尿中肌酐浓度×每分钟尿量/血清肌酐浓度。美国国家肾脏病基金会的肾脏病生存质量指南（K/DOQI）按照 GFR 水平将慢性肾脏病分为 5 期（见表 15－2）。

知识拓展

表 15-2　慢性肾脏病分期

分期	GFR/[ml/(min·1.73 m³)]	特征
1	≥90	GFR 正常或升高
2	60~89	CFR 轻度降低
3	30~59	GFR 中度降低
4	15~29	GFR 严重降低
5	<15 或透析	肾衰竭

（三）终末期肾病

终末期肾病即慢性肾病的末期。尿毒症是各种肾病发展的最严重阶段。尿毒症患者肾单位大量坏死，代谢物和毒性物质在体内大量滞留，水、电解质紊乱，内分泌功能失调，出现一系列中毒症状。

思考题 1：肾功能不全主要包括哪些方面？

第二节　肾功能不全对药理学研究的影响

一、肾功能不全对药动学的影响

（一）肾功能与药动学的关系

肾是药物排泄的主要器官，也是药物代谢的器官之一。大多数药物经过体内代谢后，以原型或代谢物经肾排出体外。肾病变时，由于肾功能发生改变，药动学过程也会随之发生变化。

由于肾也包括细胞色素 P450 和参与结合反应的 Ⅱ 相药物代谢酶，因此某些药物也能够在肾中代谢与清除。药物在肾小管的分泌和重吸收需要载体蛋白参与，具有饱和现象。肾具有强大的转运系统，既能阻止原尿液中营养物质的丢失，又能使未经肝代谢清除的药物在肾小管中分泌排泄。

1. 药物与肾小球滤过

正常情况下，肾小球滤过膜可滤过水、小分子物质及少量低分子量血浆蛋白，而大分子物质如球蛋白、纤维蛋白等则不能被滤过。目前临床药物多属于小分子物质，大多数药物以被动转运的方式透过肾小球滤过膜进入肾小管。药物与血浆蛋白结合后则不能被肾小球滤过，因此血药浓度、药物与蛋白的结合率、肾血流量及 GFR 等多个因素都会对药物的滤过产生影响。游离型药物浓度越高、肾血流量越大、GFR 越高，则滤过的药量越多。反之，滤过的药量越少，药物排泄越慢。

2. 药物与肾小管分泌

一部分药物或代谢物随血液进入肾小管管腔，通过肾小管上皮细胞的排泄作用转运至肾小管管腔内，此过程属于主动转运过程，需要载体参与，有饱和现象。两种及两种以上药物或者药物与机体内源性物质如均通过同一主动转运机制排泌,会发生竞争抑制而影响药物或内源性物质的排泄过程。目前已发现经肾小管分泌的药物主要有两类:有机酸类如β-内酰胺类、磺胺类、噻嗪类、巴比妥类、水杨酸盐等;有机碱类如阿米洛利、普鲁卡因胺等。

按肾小管排泌转运系统对底物的选择性,可将肾小管排泌转运系统分为有机阴离子转运系统和有机阳离子转运系统。位于基底侧膜的转运体可调节血液中药物的吸收,而位于刷状缘的转运体可将细胞内的药物或代谢物泵入肾小管管腔。目前已知转运体中P-糖蛋白和多药耐药相关蛋白均属于上述转运系统,具有将药物泵入肾小管管腔的功能。

3. 药物与肾小管重吸收

肾小管的重吸收具有主动和被动两种方式。某些内源性物质如葡萄糖、维生素等通过载体主动重吸收。绝大多数药物属于弱酸或弱碱盐,在体内以解离型与非解离型两种形式存在。非解离型、分子量小、极性低、脂溶性高的药物易被肾小管重吸收而减少排泄。反之,在尿液中的排泄增加。尿液的pH能影响药物的解离,进而影响药物在肾小管的重吸收。当尿液pH升高时,弱酸性药物如阿司匹林、苯巴比妥、磺胺类等解离增多,而弱碱性药物如氨茶碱、丙米嗪、哌替啶等解离减少。同理,当尿液pH下降时,弱酸性药物解离减少而弱碱性药物解离增多。因此,在解救药物中毒时,可以通过酸化或碱化尿液而减少药物重吸收,加速药物排泄。

4. 肾与药物代谢

肾也是机体主要的代谢器官之一,仅次于肝。现已证明肾含有多种细胞色素P450同工酶如CYP1A1、CYP3A4、CYP2E1等,参与Ⅰ相氧化、还原和水解反应。肾小管细胞中还含有高浓度的葡萄糖醛酸转移酶及硫酸转移酶等,参与Ⅱ相结合反应。虽然肾中有些药物代谢酶的含量低于肝,但也具有重要的临床意义。机体约50%的胰岛素在肾中代谢;静脉注射呋塞米后,约20%的药物在肾中进行葡萄糖醛化;儿茶酚胺、5-羟色胺、水杨酸、磺胺类药物、吗啡、齐多夫定等也可在肾小管代谢。药物经肾代谢后通常极性增加,排泄加速。

(二) 肾功能不全对药动学的影响

肾功能不全可影响药物吸收、分布、代谢和排泄等体内过程,导致某些药物的药理作用发生改变,影响其疗效或出现毒性反应。

1. 对药物吸收的影响

肾功能不全患者常出现肾单位数量减少,引起机体多尿、夜尿、酸中毒、轻度贫血与乏力、体液电解质平衡紊乱,对药物吸收造成影响。肾实质破坏,还会使维生素D羟化减少,造成肠道对钙的吸收减少,生物利用度降低。

(1) 胃肠功能紊乱。慢性尿毒症患者通常伴有胃肠功能紊乱,如腹泻与呕吐等,改变药物的吸收。如慢性肾功能不全患者,胃内高浓度尿素经胃内脲酶转化导致氨的含量增加,使胃液pH升高,改变抗酸药、H_2受体阻断剂和质子泵抑制剂等的溶解性和解离度,导致其生物利用度改变。

(2) 首关效应减弱。一些首关效应明显的药物在肾病患者体内的生物利用度增加,如普萘洛尔、右丙氧芬和二氢可待因等。但普萘洛尔等β受体阻断药一般不会出现严重临床后果，这可能与其受体敏感性也发生改变有关。

（3）体液 pH 降低。肾功能不全患者若发生代谢性酸中毒、酸血症，可引起体液 pH 降低，使弱碱性药物如苯妥英钠、苯二氮䓬类药物的吸收时间延长，吸收不规则。

2. 对药物分布的影响

（1）与血浆蛋白的结合。与正常人相比，肾功能不全对药物分布的影响最显著的方面是药物与血浆蛋白的结合。其主要原因在于：

① 血浆蛋白构象发生改变，导致药物与蛋白结合位点减少或亲和力下降。

② 血浆蛋白含量下降。肾功能不全导致蛋白尿以及小肠吸收障碍，造成低蛋白血症，使血浆蛋白含量明显下降。

③ 酸性代谢物蓄积，竞争血浆蛋白结合位点。肾功能不全引起芳香酸、脂肪酸、肽类等物质在体内堆积，它们与白蛋白亲和力很高，可将药物置换下来，尤其是酸性药物，其与血浆蛋白的结合率明显降低。

大多数酸性药物与血浆蛋白结合。肾功能不全可造成大多数酸性药物（如苯妥英钠、呋塞米）的血浆蛋白结合率下降。碱性药物由于主要与 α-酸性糖蛋白结合，而这种糖蛋白在肾功能不全时并不降低，因此肾功能不全时碱性药物血浆蛋白结合率一般不变（如普萘洛尔、筒箭毒碱）或轻度降低（如地西泮、吗啡）。慢性肾病患者的 α-酸性糖蛋白浓度及结合率会增加，可引起双嘧达莫、奎尼丁和利多卡因等碱性药物结合率也增加，但这种变化很少引起表观分布容积的明显改变。

理论上由于药物与血浆蛋白结合减少，血中游离型药物浓度应升高。但实际上，游离型药物的增加使药物的消除与向血管外的分布也相应增加，游离型与结合型药物之间的平衡重新建立，最终的结果是结合型药物浓度减少而游离型药物浓度基本不变。以苯妥英钠为例：口服 300 mg/d 后，肾功能正常者，体内血药总浓度为 10.0 μg/ml，其中游离型药物浓度为 0.8 μg/ml，而结合型药物浓度为 9.2 μg/ml；肾功能不全患者，体内血药总浓度为 5.0 μg/ml，其中游离型药物浓度为 0.8 μg/ml，而结合型药物浓度为 4.2 μg/ml。由此可见，肾功能损伤前后游离型药物浓度无变化，药物的作用及毒性与游离型药物浓度关系更密切，因此肾功能损伤后依据游离型药物浓度调整药物剂量意义更大。

（2）与组织的结合。多种药物在肾功能不全患者体内的表观分布容积发生了显著改变。肾功能不全时，大多数药物的表观分布容积增加；某些蛋白结合率低的药物，如庆大霉素、异烟肼等的表观分布容积无改变；而地高辛的表观分布容积减少。肾功能不全引起的酸中毒和地高辛样免疫反应物质可与细胞膜 ATP 酶结合并抑制外源性地高辛活性。在此情况下，地高辛结合体的绝对量将减少，引起地高辛血药浓度升高。

肾功能不全所致的药物血浆蛋白结合率减少与表观分布容积增加是矛盾的。一方面，药物血浆蛋白结合率下降，游离血药浓度增高，作用增强，毒性增加；另一方面，表观分布容积增加，消除加快，半衰期缩短。表观分布容积的增加可归为血浆蛋白结合率降低或与组织结合增加，水、钠清除率降低导致细胞间液增加等体液病理生理改变。

此外，慢性肾病可引起酸中毒，改变体液的 pH，影响药物向组织内的转运。水杨酸类和苯巴比妥在酸中毒时更易透过血脑屏障，转运到中枢神经系统，引起药物中枢毒性增加。

3. 对药物代谢的影响

与正常人相比，慢性肾功能不全患者肝药酶活性可降低 25%~70%。肝药酶活性的降低程度与肾功能不全的程度呈线性相关。已有研究表明，在慢性肾衰竭患者中，细胞色素 P450 下调，导致经细胞色素 P450 生物转化的药物减少。细胞色素 P450 活性降低的机制尚未阐明，可能与调控因子在循环系统的积累有关。

慢性肾衰竭患者肝 II 相代谢反应也有变化，硫酸化反应基本不变，而葡萄糖醛酸化和乙酰化水平降低。与健康者相比，慢性肾功能不全患者甲氧氯普胺的代谢（葡萄糖醛酸化和硫酸化）清除率可降低 30%。慢性肾衰竭患者异烟肼的血浆半衰期与正常人相比也明显延长，肾移植后异烟肼的半衰期缩短，非肾清除明显增加。结果提示，慢性肾衰竭患者异烟肼清除率的降低主要是由于肝 N-乙酰化的降低，肾排泄功能的降低只是部分原因。尿毒症使机体对多种药物的乙酰化减慢，如氢化可的松、奎尼丁、异烟肼和普鲁卡因胺等。

此外，肠道代谢酶对药物的处理也受到不同程度的影响。药物在肠道的首关效应降低或通过 P-糖蛋白调节泵出的药物减少。尿毒症还可抑制血浆胆碱酯酶活性，延长酯类药物如普鲁卡因胺的作用。

4. 对药物排泄的影响

肾是人体最主要的排泄器官。大多数药物及其代谢物能通过肾小球滤过进入肾小管而被排泄，少数药物通过主动转运从进球小管分泌到肾小管内而被排泄。肾功能不全时肾小球滤过、肾小管重吸收与分泌这三个环节中的任何一个环节的变化，都将影响药物经肾排泄。对于主要经肾排泄的药物，肾功能不全将导致药物蓄积，血药浓度升高，甚至中毒。肾功能受损后主要从以下三方面影响药物的排泄：

（1）肾小球滤过功能障碍。肾小球滤过膜通透性改变和（或）肾小球滤过率下降都能引起肾小球滤过功能障碍。肾病综合征导致肾小球滤过膜的完整性破坏，结合型药物也能经肾小球滤过，经尿液排泄。肾小球滤过率 = 超滤系数 × 有效滤过压。超滤系数代表肾小球的通透能力，与滤过膜面积及其通透状态有关，生理状态下较少发生改变。肾功能不全（如急慢性肾小球肾炎、肾损伤）时，有效滤过面积减少，超滤系数下降。有效滤过压是决定肾小球滤过率的主要因素。有效滤过压 = 肾小球毛细血管压 -（血浆胶体渗透压 + 肾小球囊内压）。肾病引起有效滤过压下降，肾小球滤过率下降，经肾小球滤过的药物如地高辛、氨基糖苷类、利尿药等的排泄率下降，部分主要经肾消除药物的半衰期延长。如卡那霉素、万古霉素、多黏菌素等的半衰期从几小时延长至几天。这种情况下应及时调整给药剂量或给药间隔。

（2）肾小管功能障碍。肾功能不全患者体内酸性代谢物及有机酸增加。一方面尿液 pH 值下降，弱酸性药物离子化减少，重吸收增加，从而减少药物的排泄。另一方面有机酸与弱酸性药物竞争转运，药物经肾小管的分泌下降，排泄减少。如呋塞米、螺内酯、β-内酰胺类、噻嗪类、磺胺类、磺酰脲类、非甾体抗炎药等。尤其是轻中度肾衰竭时，这种竞争抑制引起的药物排泄减少更有意义。

肾功能不全时，因肾脏病变不同，肾小球和肾小管受累部位与程度也不同，因此不同药物排泄的受累程度也会有差异。故在评估肾功能不全对药物排泄的影响时，应同时考察肾小球与肾小管的功能受损情况以及药物排泄的主要部位，这样才能更准确地调整给药方案。目前定量评价肾小管受损对药物排泄影响的资料比较缺乏，因此肌酐清除率仍是设计给药方案的主要依据。

> **案例思考**
>
> 王某，男性，45岁，间断咳嗽、低热乏力半年多，故来院就诊。王某的痰涂片培养显示结核分枝杆菌，5个单位的结核菌素（purified protein derivative，PPD）试验阴性，X射线胸透可见左上肺斑点、条索状阴影，密度中等偏高，内见蜂窝状透亮区。王某当前患慢性肾功能不全，接受血液透析每周2次（周二、周五），肌酐、尿素氮检验值基本稳定。肝功能正常。临床诊断为左肺继发型结核，涂阳，进展；尿毒症。
>
> 治疗方案：继续血液透析；抗结核治疗，方案3H3R3E3Lv3/9HR3R3E3。①异烟肼片，0.3 g/次，每周3次；②利福平胶囊，0.45 g/次，每周3次；③乙胺丁醇片，0.75 g/次，每周3次；④左氧氟沙星片，0.6 g/次，每周3次。
>
> 王某经1年抗结核疗程，治疗顺利，痰菌转阴，胸片示病灶吸收显著，遗留增殖性条索阴影。试分析肾功能不全者用药时的注意事项。
>
> 案例解析

二、肾功能不全对药效学的影响

肾功能不全患者常伴有电解质及酸碱平衡紊乱，引起机体对药物的敏感性发生变化。如低血钾可降低心脏传导性，从而增加洋地黄类、奎尼丁、普鲁卡因胺等药物对传导的抑制；酸血症和肾小管酸中毒可对抗儿茶酚胺的升压作用；体液容量调节障碍、低血容量患者对降压药物高度敏感，特别是α-肾上腺素受体拮抗药和血管紧张素转化酶抑制药；非甾体抗炎药可引起钠潴留，造成体液容量过剩、水肿和心力衰竭；患者对中枢神经抑制药更敏感，如镇静催眠药和中枢性镇痛药；胆碱酯酶活性下降，对胆碱酯酶抑制剂敏感性增加等。

思考题2：肾功能不全对药物排泄的影响有哪些？

第三节 肾功能不全患者的临床合理用药

一、肾功能不全患者临床用药注意事项

大多数药物以原型或代谢物的形式从肾排泄。肾功能不全时，药物排泄出现障碍，引起药物蓄积，产生药物毒副反应。肾是常见的受累器官。如氨基糖苷类等有肾毒性的药物，在肾功能不全患者中更易引起肾毒性。肾功能不全时血小板功能异常，阿司匹林等抗凝血药更容易诱发出血。肾功能不全时氯霉素骨髓抑制毒性也明显增强。因此肾功能不全患者临床用药应注意以下事项：

(1) 明确诊断，合理选药。首选效价强度高或毒性较低的药物。
(2) 避免或减少使用半衰期长的药物，尤其主要经肾排泄的长半衰期药物。
(3) 避免或减少使用肾毒性大的药物。
(4) 注意药物相互作用，特别应避免与有肾毒性的药物合用。
(5) 肾功能不全而肝功能正常者，宜尽量选用双通道（肝、肾）排泄药物。
(6) 必须使用具有肾毒性的药物时，应进行血药浓度监测及肾功能监测。根据肾功能损害程度的情况调整用药剂量和给药间隔，设计个体化给药方案。

二、肾功能不全患者的用药调整方案

受肾功能降低影响，肾功能不全患者的药物消除能力下降，药物消除速率常数减少，半衰期延长，常规给药方案容易引起药物积蓄而导致毒性反应。因此，肾功能不全患者在使用主要经肾消除且毒性较大的药物时应特别注意。

肾功能不全患者用药调整的基本原则：根据肾损伤时药物的药动学变化特点，既要维持药物足够的疗效，又要最大限度降低其毒副作用。

（一）调整方案

为防止药物在体内过量蓄积，常见调整方案有两个：一是剂量不变，增加给药间隔，见式（15-1）；二是减少剂量，给药间隔不变，见式（15-2）。此外也可以在减少剂量的同时延长给药间隔以及透析后补充维持剂量。

$$\tau_r = \frac{K}{K_r} \cdot \tau \qquad (15-1)$$

$$D_r = \frac{K_r}{K} \cdot D \qquad (15-2)$$

式中，τ，K，D 分别为肾功正常时的给药间隔、消除速率常数和给药剂量；τ_r，K_r，D_r 分别为肾功能不全患者的给药间隔、消除速率常数和给药剂量；K 值可直接查阅文献得到；K_r 可直接测得，也可由肌酐清除率（C_{cr}）或血清肌酐浓度（S_{cr}）推算得到。

$$K_r = K' + \alpha \cdot C_{cr} \qquad (15-3)$$

式中，α 为比例常数，K' 为药物在肾外消除速率常数。为方便计算，也可用下式计算：

$$100\,K_r = 100\,K' + 100\alpha \cdot C_{cr} \qquad (15-4)$$

表 15-3 为部分药物的 K，K' 和 α 值。

表 15-3 部分药物的 K，K' 和 α 值

药物名称	K/h^{-1}	100α	$100\,K'/h^{-1}$
地高辛	0.017	0.009	0.8
洋地黄毒苷	0.004	0.001	0.3
毒毛花苷 G	0.05	0.038	1.2
青霉素	1.40	1.37	3.0

续表

药物名称	K/h^{-1}	100α	$100\ K'/\text{h}^{-1}$
氨苄西林	0.70	0.59	11.0
羧苄西林	0.60	0.54	6.0
甲氧苯西林	1.40	1.23	17.0
苯唑西林	1.40	1.05	35.0
头孢噻吩	1.40	1.34	6.0
头孢噻啶	0.40	0.37	3.0
头孢氨苄	0.70	0.67	3.0
氯霉素	0.30	0.10	20.0
庆大霉素	0.30	0.28	2.0
卡那霉素	0.25	0.24	1.0
链霉素	0.27	0.26	1.0
四环素	0.08	0.072	0.8
多西环素	0.03	0.00	3.0
金霉素	0.12	0.04	8.0
红霉素	0.50	0.37	13.0
林可霉素	0.15	0.09	6.0
磺胺嘧啶	0.08	0.05	3.0
磺胺甲噁唑	0.07	0.00	7.0
甲氧苄啶	0.06	0.04	2.0
多黏菌素 B	0.16	0.14	2.0
异烟肼（快代谢型）	0.53	0.19	34.0
异烟肼（慢代谢型）	0.23	0.11	12.0

C_{cr}可直接测定，也可由下列公式推算，但应注意此公式不适用于老年人、儿童、肥胖者。

$$\text{男性：} C_{cr}\ (\text{ml/min}) = (140 - Y) \times W/72 S_{cr} \quad (15-5)$$

$$\text{女性：} C_{cr}\ (\text{ml/min}) = 0.85 \times (140 - Y) \times W/72 S_{cr} \quad (15-6)$$

式中，Y 为年龄，W 为体重（kg），S_{cr} 为血清肌酐浓度（mg/dl）。

(二) 调整流程

肾功能不全患者可参考下列流程调整用药（见图 15-1）。

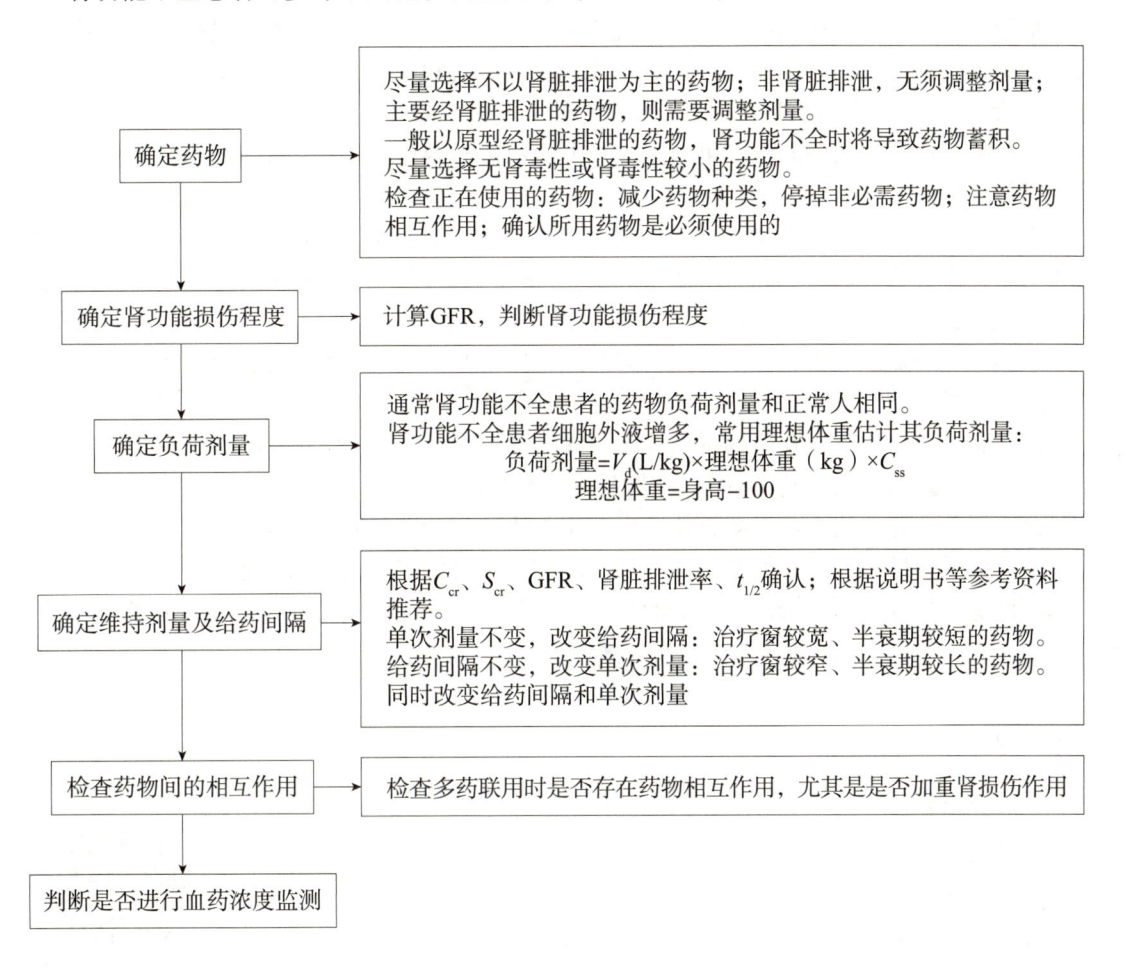

```
┌──────────────┐    ┌─────────────────────────────────────────────────┐
│  确定药物    │───▶│ 尽量选择不以肾脏排泄为主的药物；非肾脏排泄，无须调整剂量；│
│              │    │ 主要经肾脏排泄的药物，则需要调整剂量。           │
│              │    │ 一般以原型经肾脏排泄的药物，肾功能不全时将导致药物蓄积。│
│              │    │ 尽量选择无肾毒性或肾毒性较小的药物。             │
│              │    │ 检查正在使用的药物：减少药物种类，停掉非必需药物；注意药物│
│              │    │ 相互作用；确认所用药物是必须使用的               │
└──────┬───────┘    └─────────────────────────────────────────────────┘
       ▼
┌──────────────────┐    ┌────────────────────────────┐
│ 确定肾功能损伤程度│───▶│ 计算GFR，判断肾功能损伤程度 │
└──────┬───────────┘    └────────────────────────────┘
       ▼
┌──────────────┐    ┌─────────────────────────────────────────────┐
│ 确定负荷剂量 │───▶│ 通常肾功能不全患者的药物负荷剂量和正常人相同。│
│              │    │ 肾功能不全患者细胞外液增多，常用理想体重估计其负荷剂量：│
│              │    │   负荷剂量=$V_d$(L/kg)×理想体重（kg）×$C_{ss}$ │
│              │    │   理想体重=身高−100                          │
└──────┬───────┘    └─────────────────────────────────────────────┘
       ▼
┌──────────────────────┐    ┌──────────────────────────────────────────────┐
│ 确定维持剂量及给药间隔│───▶│ 根据$C_{cr}$、$S_{cr}$、GFR、肾脏排泄率、$t_{1/2}$确认；根据说明书等参考资料│
│                      │    │ 推荐。                                        │
│                      │    │ 单次剂量不变，改变给药间隔：治疗窗较宽、半衰期较短的药物。│
│                      │    │ 给药间隔不变，改变单次剂量：治疗窗较窄、半衰期较长的药物。│
│                      │    │ 同时改变给药间隔和单次剂量                    │
└──────┬───────────────┘    └──────────────────────────────────────────────┘
       ▼
┌──────────────────────┐    ┌──────────────────────────────────────────────┐
│ 检查药物间的相互作用 │───▶│ 检查多药联用时是否存在药物相互作用，尤其是是否加重肾损伤作用│
└──────┬───────────────┘    └──────────────────────────────────────────────┘
       ▼
┌──────────────────────┐
│ 判断是否进行血药浓度监测│
└──────────────────────┘
```

图 15-1　肾功能不全患者用药调整流程

思考题 3：肾功能不全患者临床用药的注意事项有哪些？

第四节　透析患者的临床合理用药

血液净化是急慢性肾衰竭及尿毒症终末期患者进行肾功能替代治疗的重要手段之一，常用的血液净化方式包括血液透析、血液过滤及腹膜透析。透析方式的选择应依据患者原发疾病、生活状况、患者及家属的意愿、当地的医疗条件等综合考虑。血液净化治疗对小分子溶质的清除率仅相当于正常肾的 10%~15%，对大分子溶质的清除率则更低。

透析患者体内药物清除率等于机体自身清除率与替代治疗清除率之和。如果替代治疗清除率较大，被透析清除的药物在透析后酌情追加剂量，使之达到有效的治疗浓度。然而，是否需要追加剂量，取决于患者所用透析器的特性（类型）。血液透析是一种间断治疗，一般每次透析后补上一个维持量的被清除药物。腹膜透析是一种持续治疗，应根据机体清除量与腹膜透析清除量之和调整药物剂量和用药间隔，有条件的应随时监测血药浓度。

血液透析过程中，药物通过弥散从血液中清除，其清除率决定于药物特性、患者特征以及所选择的治疗模式。分子质量小于 500 Da 的药物可以自由通过普通透析膜，而血浆蛋白结合率大于 90%、低水溶性和表观分布容积较大的药物难以通过血液透析清除。高通量透析能清除分子质量较大的药物。可通过选择大面积透析器、提高血流速和透析液流速、延长透析时间来提高药物清除率。

在高通量透析时，由于透析膜孔径较大，药物清除率主要和药物的表观分布容积以及血浆蛋白结合率有关，当然也和透析能达到的 K_t/V 有关。通常药物清除率与尿素清除率成比例，因此，也可用尿素清除率估计药物清除率。

腹膜透析与血液透析相比，清除药物的能力比较低，一般来说，血液透析不能清除的药物，腹膜透析也不能清除。

由于患者个体差异以及药物的分子质量和血浆蛋白结合率等的不同（尤其是使用一些治疗窗窄且毒副作用大的药物时），应当及时检测患者对药物的反应，必要时进行血药浓度监测。为了更好地监测血药浓度，待药物在体内达到稳态血药浓度时再进行。在用药并且药物分布均匀后立即采血可获得血药峰浓度，而在下次用药前采血可获得血药谷浓度，这些有助于判断稳态血药浓度是否在要求的治疗窗内，并帮助调整下次的给药间隔和剂量。

思考题 4：血液透析对药物的影响有哪些？

练习题

一、名词解释
肾功能不全

二、简答题
肾功能不全对药物与血浆蛋白结合影响明显的原因有哪些？

在线自测

第十六章

恶性肿瘤患者的临床用药

学习要求

掌握：
1. 抗恶性肿瘤药物的分类。
2. 常见抗恶性肿瘤药物的药理作用、药动学特点、临床应用特点及不良反应。
3. 常见抗恶性肿瘤药物的作用机制。
4. 抗恶性肿瘤药物联合应用的原则。

了解：
1. 恶性肿瘤的耐药机制。
2. 抗恶性肿瘤药物的合理应用。

知识导图

学习园地

盐酸埃克替尼（凯美纳）诞生记

2002年，由英国阿斯利康公司发明的世界上第一个靶向抗癌药吉非替尼（易瑞沙）在日本上市。2004年，世界上第二个靶向抗癌药厄洛替尼（特罗凯）在美国问世。2000—2002年，丁列明、王印祥和张晓东在国外完成了化合物设计、合成、筛选新药化学库等一系列基础工作，在研究易瑞沙和特罗凯化学结构的基础上，找到了EGFR激酶抑制剂的化学结构通式。在此基础上，经过一系列筛选，发现了埃克替尼这一新的结构式。

主创团队在2002年回国后便开始了埃克替尼艰苦卓绝的临床前研究。2003年1月7日，贝达药业股份有限公司在浙江杭州正式注册成立，并得到第一笔天使投资。主创团队进行了大量的埃克替尼临床前研究：基础药理学与药效学研究，非临床药代动力学、临床前药理与毒理学研究，药学研究、合成放大、成盐、晶型研究，原料药及制剂的稳定性和质量标准研究。2005年10月31日，主创团队正式向国家食品药品监督管理局提交了新药的临床研究申请，并在7个月后获得批准。

主创团队反复论证了Ⅰ期临床试验方案。2008年1月25日，埃克替尼在北京协和医院完成了Ⅰ期临床试验，上报国家食品药品监督管理局并申请了Ⅱ期和Ⅲ期临床试验的批文。为了将临床试验做扎实，主创团队当时决定采用已上市的EGFR激酶抑制剂——英国阿斯利康公司生产的易瑞沙，做1∶1的随机双盲对照试验。Ⅰ期和Ⅱ期临床试验得到了北京协和医院和浙江大学医学院附属第一医院的支持，试验到2008年上半年顺利结束。

接下来主创团队的任务是在全国范围内开展Ⅲ期临床试验。主创团队决定，在中国选择英国阿斯利康公司的专利药易瑞沙作为阳性对照，进行头对头的随机双盲试验。这种试验风险极大，一旦失败，将前功尽弃，但他们还是选择了27家国内著名医院的400个晚期肺癌患者进行随机双盲试验。

Ⅲ期临床试验由我国肿瘤界泰斗、中国工程院院士孙燕领衔。400个患者被分成A、B两组，一组服用英国阿斯利康公司的易瑞沙，一组服用主创团队自主研发的埃克替尼。患者和医生都不知道服用的是什么药，直至试验结束才能揭盲。给患者服用的易瑞沙和埃克替尼都由贝达药业股份有限公司无偿提供，每片易瑞沙要550元，仅Ⅲ期临床试验就要2 600万元，整个临床试验需要4 800万元。

2011年6月15日下午，埃克替尼Ⅲ期临床试验揭盲仪式在孙燕院士的办公室举行。Ⅲ期临床试验的盲底委托第三方公司上海泰格医药科技有限公司著名统计专家、中国医学统计学会主委苏炳华教授设计，两组药外观一样，每盒药有号码，号码掌握在第三方公司手里。

双盲比对研究表明，埃克替尼的疗效和安全性优于进口药易瑞沙，给药剂量和方案更适合中国人。

2011年4月，埃克替尼正式获得国家食品药品监督管理局的生产批文。2011年8月，埃克替尼正式上市销售，商品名为"凯美纳"（conmana），英文名中的"con"表示肺部，"mana"在圣经中的意思是上帝赐予的食物，寓意该药为上帝赐予人类治疗肺部疾患的药物。

凯美纳创造了多个第一：①全球第一个激酶抑制剂（TKI）互为对照的注册Ⅲ期临床试验；②亚洲第一个激酶抑制剂（TKI）靶向抗肿瘤药；③中国第一个有自主知识产权的小分子抗肿瘤药；④在中国第一次采用进口专利药做头对头双盲对照的Ⅲ期临床试验。

凯美纳引起全世界肿瘤界的极大关注，被誉为民生领域的"两弹一星"，入选2011年"十一五"国家重大科技成就展。中国肿瘤学专家莫树锦和美国肿瘤学专家丽贝卡·海斯特（Rebecca Heist）评价凯美纳是继易瑞沙和特罗凯之后全球第三个用于晚期肺癌的EGFR激酶抑制剂。

【学习思考】

多年前，我国新药的研发还很落后，大部分新药是仿制药，自主研发的新药极少，能够参与国际竞争的尖端新药更是罕见。祖国医药研究的落后现状使丁列明、王印祥和张晓东等几位博士心情沉重，他们想：祖国培养了我们，现在我们已具备研制新药的专业知识，为何不为祖国雪中送炭，却要为医药发达的美国锦上添花？我们是中国人，学成之后理应回国报效。他们花了10年时间研发埃克替尼，成功打破了小分子靶向药物被国外垄断的局面，开启了中国式的抗肿瘤药物自主研发新浪潮，实现了具有完全知识产权、自主创新研制小分子靶向抗癌新药的中国梦。

第一节 概述

恶性肿瘤是临床上的常见病及多发病，严重威胁人类的健康和生命安全。全世界每年有数百万的患者死于恶性肿瘤，占死亡总人数的四分之一。对于恶性肿瘤，临床上常采用手术、放疗、化疗、中医等多种手段治疗，但总体来看治愈率依然很低。近几十年，科研人员在分子生物学、细胞增殖动力学、药动学及免疫学等方面对恶性肿瘤进行了深入研究，同时抗恶性肿瘤药物的研究开发也取得了迅猛的发展。抗恶性肿瘤药物从传统的细胞毒类药物向针对机制的多环节作用药物发展。新的抗恶性肿瘤药物的研发和临床应用，如抑制微管蛋白解聚的紫杉醇、抑制拓扑异构酶Ⅰ的伊立替康、干扰素的生物反应调节剂、酪氨酸激酶抑制药伊马替尼、血管生成抑制药等，使化疗仅作为缓解症状的姑息疗法或仅作为手术、放疗的辅助疗法，向治愈水平提升。化疗可使部分患者的恶性肿瘤得到根治。同时免疫治疗和基因治疗手段的发展，促进了恶性肿瘤的治疗向综合治疗的方向发展，有望提高恶性肿瘤患者的治愈率和改善其生活质量。

一、抗恶性肿瘤药物的分类

传统的抗恶性肿瘤药物绝大多数为细胞毒类。近年来研制的抗恶性肿瘤药物多为生物反应调节剂，细胞毒性相对较弱。抗恶性肿瘤药物可根据药物的化学结构与来源、药物作用的生化机制及药物对恶性肿瘤细胞周期或时相作用的特异性进行分类。

（一）根据药物的化学结构与来源分类

（1）烷化剂类：环磷酰胺、氮芥、塞替派和白消安等。

（2）抗恶性肿瘤代谢物：5-氟尿嘧啶、硫嘌呤、甲氨蝶呤和阿糖胞苷等。

（3）抗恶性肿瘤抗生素：多柔比星、柔红霉素、丝裂霉素C、博来霉素、放线菌素等。

（4）抗恶性肿瘤植物药：长春碱类、喜树碱类、紫杉醇类、鬼臼毒素衍生物类等。

（5）激素类：肾上腺皮质激素、雌激素、雄激素、抗雌激素、抗雄激素等。

（6）其他类：铂类配合物、L-门冬氨酸酶等。

（二）根据药物作用的生化机制分类

1. 干扰核酸生物合成的药物

（1）二氢叶酸还原酶抑制剂，如甲氨蝶呤。

（2）胸苷酸合成酶抑制剂，如5-氟尿嘧啶。

（3）嘌呤核苷酸互变抑制剂，如硫嘌呤。

（4）核苷酸还原酶抑制剂，如羟基脲。

（5）DNA多聚酶抑制剂，如阿糖胞苷。

2. 直接影响DNA结构和功能的药物

（1）DNA交联药，如氮芥、环磷酰胺、塞替派等烷化剂类。

（2）破坏DNA的铂类配合物，如顺铂、卡铂等。

（3）破坏DNA的抗生素，如丝裂霉素C、博来霉素等。

（4）拓扑异构酶抑制剂，如喜树碱、伊利康唑等。

3. 干扰 mRNA 转录过程及阻止 RNA 合成的药物
这类药物多为嵌入抗生素类，如放线菌素 D、多柔比星、柔红霉素等。

4. 干扰蛋白质合成及影响其功能的药物
（1）微管蛋白活性抑制剂，如长春碱、长春新碱、紫杉醇等。
（2）干扰核糖体功能药，如三尖杉酯碱等。
（3）阻碍氨基酸供给药，如 L-门冬酰胺酶等。

5. 影响体内激素平衡的药物
（1）肾上腺皮质激素类，如泼尼松、泼尼松龙等。
（2）雌激素类，如己烯雌酚、雌二醇等。
（3）抗雌激素类，如他莫昔芬、雷洛昔芬等。
（4）雄激素类，如甲基睾酮、丙酸睾酮等。
（5）抗雄激素类，如氟他胺类等。
（6）孕激素类，如甲羟孕酮酯类。
（7）芳香化酶抑制剂，如氨鲁米特等。

6. 生物反应调节剂
（1）酪氨酸激酶抑制剂，如伊马替尼、吉非替尼等。
（2）单克隆抗体，如曲妥珠单抗、利妥昔单抗等。
（3）血管生成抑制剂，如重组人血管内皮抑素等。
（4）蛋白酶体抑制剂，如硼替佐米等。

（三）根据药物对恶性肿瘤细胞周期或时相作用的特异性分类

1. 细胞周期非特异性药物
细胞周期非特异性药物（cell cycle nonspecific agents，CCNSA）能直接破坏 DNA 的结构及影响其复制或转录，包括烷化剂类、抗恶性肿瘤抗生素和铂类配合物等。其可抑制或杀灭细胞增殖周期中各期的细胞，甚至可以杀灭 G_0 期细胞。其对恶性肿瘤细胞的杀灭作用强而迅速，且呈药物剂量依赖性，对恶性肿瘤细胞的杀灭百分率与剂量成正比，量效曲线呈指数型，即接近直线，这表明随着给药剂量的增大，临床疗效显著提高。

2. 细胞周期特异性药物
细胞周期特异性药物（cell cycle specific agents，CCSA）仅对细胞增殖周期的某些时期产生作用，对 G_0 期细胞不敏感，杀伤恶性肿瘤细胞的作用通常弱而慢，虽然其杀灭恶性肿瘤细胞的百分率亦与药物剂量成正比，但达到一定剂量后，即使剂量再增加，对恶性肿瘤细胞的杀伤力亦不会再提高，故其量效曲线在小剂量用药时类似直线，达到一定剂量后向水平方向转折形成平的渐进线型。

这种分类亦非绝对，如作为 CCNSA 的抗恶性肿瘤药物放线菌素 D，小剂量时 S 期细胞对其最敏感，大剂量时 G_1 期细胞对其最敏感。

二、抗恶性肿瘤药物的作用机制

应用化疗药物治疗恶性肿瘤的目的在于，有效地和选择性地杀灭恶性肿瘤细胞。药物对恶性肿瘤细胞的杀灭遵循一级动力学的原则，即一定剂量的药物杀灭恒百分率的恶性肿瘤细胞，而不是杀灭恒数量的恶性肿瘤细胞。为了达到有效杀灭恶性肿瘤细胞的目的，必须在患者能耐受药物毒副作用的情况下应用足够大的药物剂量。抗恶性肿瘤药物的作用机制如下。

1. 干扰恶性肿瘤细胞核酸的生物合成

部分抗恶性肿瘤药物具有特异性，能影响恶性肿瘤细胞内叶酸、嘌呤、嘧啶等重要物质的代谢过程，干扰核酸尤其是 DNA 的生物合成。主要表现为与内源性代谢物竞争酶或酶系，阻止酶功能的发挥，影响细胞代谢，使恶性肿瘤细胞不能进行分裂增殖，最终导致恶性肿瘤细胞死亡，故干扰核酸合成的药物也称为抗代谢药。

2. 直接影响 DNA 的结构、功能及其复制

部分抗恶性肿瘤药物直接破坏 DNA 的结构，或抑制拓扑异构酶的活性，阻碍了 DNA 的复制，影响其修复，从而产生抗恶性肿瘤作用。

3. 干扰转录过程及阻止 RNA 的生物合成

部分抗恶性肿瘤药物可嵌入 DNA 的碱基对中，阻止 mRNA 的形成，从而发挥抗恶性肿瘤作用。

4. 干扰蛋白质的合成及抑制蛋白质的功能

部分抗恶性肿瘤药物可作用于蛋白质合成的不同环节，使蛋白质的合成过程受阻，或改变蛋白质的功能活性（如酶抑制剂等），从而抑制恶性肿瘤细胞的生长增殖。

5. 影响体内激素的平衡

部分恶性肿瘤的发生、发展呈现某些激素依赖性，如高雌激素水平会促进乳腺癌的发生、发展。可通过调控相应激素的平衡，达到抑制恶性肿瘤细胞生长和疾病发展的目的。

6. 增强免疫系统的免疫功能

部分新型抗恶性肿瘤药物是恶性肿瘤特异性抗原的抗体，用于临床时可通过增强机体免疫功能达到抑制或杀灭恶性肿瘤细胞的作用。

7. 减少恶性肿瘤组织的血液供应，"饿死肿瘤"

部分新型血管生成抑制剂能够抑制恶性肿瘤组织内血管的形成，减少恶性肿瘤细胞的能源供应，从而达到抑制或杀灭恶性肿瘤的作用。

三、恶性肿瘤的耐药性

临床上长时间应用抗恶性肿瘤药物时，会使其对恶性肿瘤细胞的敏感性下降，这种现象称为恶性肿瘤细胞耐药性，其也是化疗失败的重要原因。有些恶性肿瘤细胞对某些抗恶性肿瘤药物具天然耐药性，即初始时对药物不敏感，如处于 G_0 期的恶性肿瘤细胞一般对多数抗恶性肿瘤药物不敏感。有的恶性肿瘤细胞初始时对药物敏感，经过一段时间后才产生不敏感，这种现象称为获得性耐药性。最突出、最常见的耐药性是多药耐药性（multidrug resistance，MDR）或称为多向耐药性，即恶性肿瘤细胞对一种抗恶性肿瘤药物产生耐药性以后，对其他结构及作用机制不同的抗恶性肿瘤药物也产生耐药性。特点是：其产生一般针对亲脂性的药物；药物进入细胞是通过被动扩散；药物在耐药细胞中的集聚比敏感细胞少，细胞内药物浓度不足以产生细胞毒作用；耐药细胞膜上多出现一种称为 P-糖蛋白的跨膜蛋白。

MDR 的形成机制比较复杂，概括起来有以下几点：
（1）药物的转运或摄取出现障碍；
（2）药物的活化出现障碍；
（3）药物作用的靶酶的质和量发生改变；
（4）药物入胞后产生新的代谢途径；
（5）药物分解酶增加；
（6）药物损伤恶性肿瘤细胞后，其修复机制和功能增强；
（7）恶性肿瘤细胞膜上特殊的糖蛋白增加，加速药物外排；
（8）DNA 链间或链内的交联减少。
目前研究最多的是多药耐药基因（mdr-1）以及由此基因编码的 P-糖蛋白。

四、抗恶性肿瘤药物的毒性及其防治

抗恶性肿瘤药物的毒性根据产生的快慢可分为近期毒性反应和远期毒性反应。

（一）近期毒性反应

近期毒性反应又可以分为共有的毒性反应和特殊毒性反应两类。

1. 共有的毒性反应

此种反应一般出现较早，大多数发生于骨髓造血系统、消化系统以及皮肤、毛囊等增殖迅速的组织。

（1）对骨髓造血系统的毒性：最常见的毒性为骨髓造血抑制，表现为白细胞和血小板减少，直至出现全血细胞减少，临床上呈现贫血、出血或感染等症候。

（2）对消化系统的毒性：可引起恶心、呕吐等症状，其发生率与用药剂量呈正相关。产生这一毒性的原因除了与药物及其代谢物刺激延髓呕吐中枢及催吐化学感受区有关外，还与药物直接刺激胃肠道黏膜有关。严重的毒性反应还有口腔炎、咽喉炎、黏膜水肿、腹痛、腹泻及消化道出血等。

（3）对皮肤和毛囊的毒性：临床表现为皮肤红斑、水肿、色素沉着和脱发等。

2. 特殊毒性反应

此类毒性反应出现时间较共有的毒性反应晚，常发生于大剂量用药后，可累及心脏、肝脏、肺脏、肾脏等重要的组织器官。

（1）对心脏的特殊毒性：可能是由于抗恶性肿瘤药物诱导体内产生大量的氧自由基及脂质过氧化物，破坏心肌细胞的细胞器，从而引起心肌细胞的损伤。临床表现为各种心律失常、心肌缺血甚至心力衰竭等。

（2）对肝脏、肾脏及膀胱的特殊毒性：抗恶性肿瘤药物可损伤肝细胞，引起肝肿胀、黄疸及肝功能下降；经肾排泄的抗恶性肿瘤药物及其代谢物能够造成肾小管坏死，出现血尿、蛋白尿及管型尿；损伤膀胱黏膜时出现尿频、尿急、尿痛甚至血尿。

（3）对肺脏的特殊毒性：某些抗恶性肿瘤药物可能引起肺纤维化，造成呼吸困难。产生原因与药物使肺间质纤维蛋白渗出增多有关。

（4）对神经系统的特殊毒性：抗恶性肿瘤药物可损伤中枢神经系统的神经元，临床上出现精神错乱、谵妄或自主神经功能紊乱等。

（5）其他方面的特殊毒性：抗恶性肿瘤药物非特异性地杀伤机体的免疫细胞，导致机体的免疫能力下降而易于发生感染；局部注射给药时，可发生注射部位局部组织坏死。

(二) 远期毒性反应

远期毒性反应主要发生于长期生存的患者，抗恶性肿瘤药物长期应用可使用药者的生殖细胞和内分泌细胞受到影响，造成不育；也可因遗传基因突变导致畸形胎；加之免疫系统功能的抑制，免疫监视能力下降，可能诱发机体第二代原发性恶性肿瘤。表 16-1 中详细列出了抗恶性肿瘤药物的主要毒性反应。

表 16-1 抗恶性肿瘤药物的主要毒性反应

靶器官	毒性	抗恶性肿瘤药物
骨髓	白细胞减少和血小板减少，甚至全血细胞减少	长春新碱、博来霉素、L-门冬氨酸酶、丝裂霉素、卡铂
消化系统	恶心、呕吐 口腔黏膜溃疡 腹泻 便秘	顺铂、多柔比星、阿糖胞苷 甲氨蝶呤、氟尿嘧啶、放线菌素 D 甲氨蝶呤、氟尿嘧啶、放线菌素 D 长春新碱等
肝脏	肝功能异常	丝裂霉素 C、环磷酰胺、巯嘌呤
心脏	心肌炎、心力衰竭	多柔比星、柔红霉素、环磷酰胺
肺脏	纤维化	博来霉素、环磷酰胺、丝裂霉素 C
泌尿系统	膀胱炎	环磷酰胺、喜树碱、异环磷酰胺
皮肤	肾功能异常 皮炎 脱发	顺铂、卡铂、卡莫司汀等 博来霉素、甲氨蝶呤、氟尿嘧啶 多柔比星、环磷酰胺、放线菌素 D
腺体	性腺功能异常	环磷酰胺、阿糖胞苷、丙卡巴肼
神经系统	嗜睡	L-门冬氨酸酶、长春新碱、异环磷酰胺等
其他	发热 过敏反应	博来霉素、L-门冬氨酸酶、阿糖胞苷等 L-门冬氨酸酶、紫杉醇、丙卡巴肼等

(三) 抗恶性肿瘤药物常见毒性的防治

针对抗恶性肿瘤药物引起的各种毒性反应，应当积极予以防治，最大限度降低其毒性损害，保证患者的安全。不同的毒性反应采用的防治策略不同，下面分别予以阐述。

1. 骨髓抑制反应的防治

在使用抗恶性肿瘤药物过程中，应定期检查血常规，若白细胞低于 $3 \times 10^9/L$、血小板低于 $80 \times 10^9/L$ 时，应停药或更换骨髓抑制弱的长春新碱、博来霉素等，并使用升高白细胞及血小板的药物，如粒细胞集落刺激因子、粒细胞-巨噬细胞集落刺激因子等。

第十六章 恶性肿瘤患者的临床用药

2. 胃肠道毒性反应的防治

当抗恶性肿瘤药物引起恶心、呕吐时，可应用中枢性镇吐药甲氧氯普胺、氯丙嗪或昂丹司琼等。

3. 心脏毒性的防治

部分抗恶性肿瘤药物会导致心脏损伤，若出现心力衰竭，可采用洋地黄毒苷、利尿药、低盐低脂饮食等进行治疗。大剂量环磷酰胺所致的心脏毒性，可用美司钠解救。解救原理为美司钠与环磷酰胺代谢的有毒物丙烯醛结合，生成无毒的化合物。

4. 肺毒性的防治

抗恶性肿瘤药物导致的肺纤维化无特殊处理方法，一旦发生应立即停药，并给予吸氧及抗生素等治疗；或使用氯喹等纤维细胞抑制药、皮质激素及大量维生素 C 以减轻症状。

5. 脱发的防治

到达头皮的血流量决定了抗恶性肿瘤药物对脱发的影响。可通过给患者戴冰帽使头皮冷却和血管痉挛；或用头皮止血带，以减少抗恶性肿瘤药物进入头皮，但实际效果并不明显。

思考题 1：抗恶性肿瘤药物的近期毒性反应有哪些？

第二节 常用的抗恶性肿瘤药物

一、干扰核酸生化代谢的药物

这类药物主要通过干扰恶性肿瘤细胞中的核酸代谢抑制或杀灭恶性肿瘤细胞，它们的化学结构大多数与核酸代谢物（嘌呤碱、嘧啶碱）相似，而与相应的代谢酶产生竞争，或者以伪代谢物的身份加入代谢过程中，从而干扰正常细胞的代谢过程，抑制核酸的合成。核酸代谢越旺盛的细胞，对本类药物的敏感性越高。从细胞增殖周期来看，S 期的细胞代谢最为旺盛，故此类药物主要作用于恶性肿瘤组织中处于 S 期的细胞。同时，由于机体内的造血细胞、胃肠道黏膜细胞、肝脏细胞的核酸代谢也比较旺盛，所以这些细胞也容易受到此类药物的影响。故临床上应用此类药物时，需要密切注意血象。严重贫血、肝功能障碍患者要慎用。这类药物根据干扰细胞代谢的步骤或作用靶酶的不同可分为 5 类。

（一）二氢叶酸还原酶抑制剂

甲氨蝶呤（methotrexate，MTX）的化学结构与叶酸类似。

> **案例思考 16-1**
>
> 患者，女性，52 岁，左侧乳腺癌。服用甲氨蝶呤，每次 10 mg，每天 1 次。由于患者还患有肺炎，医生还给予头孢孟多酯钠注射液，每次 2.0 g，每日 2 次，加入 0.9% 氯化钠注射液 250 ml 中静脉滴注；泼尼松龙磷酸钠注射液 20 mg，加入上述注射液中使用。试分析该医嘱是否合理。
>
> 案例解析 16-1

1. 药动学

本品口服给药时，小剂量（0.1 mg/kg）吸收较好，大剂量（10 mg/kg）吸收不完全，不易透过血脑屏障进入中枢神经系统，故治疗脑部恶性肿瘤时，需要鞘内注射药物。吸收入血后，约有 50% 的药物与血浆蛋白结合，故与血浆蛋白结合率高的药物合用可增加本品的游离血药浓度，增强其抗恶性肿瘤的作用，同时提高其毒性。本品在体内基本不被代谢，大部分通过肾脏清除，90% 以上的药物于给药后 48 h 内以原型由尿排出。

2. 药效学

本品可与叶酸竞争性结合二氢叶酸还原酶，其结合能力强大、结合反应不可逆，从而抑制四氢叶酸的合成，干扰恶性肿瘤细胞内一碳单位的代谢，最终抑制 DNA 的合成，故此药选择性地作用于细胞增殖周期中的 DNA 合成期（S 期），对增殖比率较高的白血病具有较强的治疗作用。

3. 临床应用

（1）急性淋巴细胞白血病、急性粒细胞白血病。

（2）治疗绒毛膜上皮癌、恶性葡萄胎的疗效突出，对于早期诊断的患者疗效可达到 90%。

（3）骨肉瘤、软组织肉瘤、肺癌、乳腺癌和卵巢癌。

（4）口腔癌、喉癌等。

4. 用法与用量

（1）治疗急性白血病时，每日口服 0.1 mg/kg，一般有效疗程的安全剂量为 50~150 mg，每周 1~2 次。

（2）治疗绒毛膜上皮癌和恶性葡萄胎时，一般为 30 mg/d，每日 1 次，口服或注射给药，5 日为一个疗程。

（3）治疗骨肉瘤时，常采用大剂量（3~15 g/m^2）静脉注射，并加用甲酰四氢叶酸肌内注射或口服 6~12 mg，每 6 h 进行 1 次，共 3 日，这被称为救援疗法。

5. 不良反应

（1）胃肠道反应：如恶心、呕吐、食欲缺乏，严重的患者可出现口腔黏膜糜烂或溃疡。

（2）骨髓抑制：主要见于外周血液中红细胞、白细胞、血小板减少，可出现贫血或出血。

（3）肝、肾功能损伤：如药物性肝炎、肝硬化及门脉高压等；由于多数药物通过肾脏排泄，大剂量使用可导致肾小管阻塞，形成肾损害。

（4）生殖功能：如月经不调、流产、死胎或畸形胎。

6. 禁忌证

（1）有肾病史或肾功能异常的患者，禁止使用大剂量疗法。

（2）用药期间及用药后至少 8 周内应采取适当的避孕措施，用药期间应该终止哺乳。

（3）白细胞低于 3.5×10^9/L 或血小板低于 50×10^9/L 时不应使用本品。

（二）嘌呤核苷酸互变抑制剂

巯嘌呤（6-巯基嘌呤，6-Mercaptopurine，6-MP）为腺嘌呤 6 位上的 -NH$_2$ 被 -SH 取代而生成的衍生物，为抗嘌呤药。

1. 药动学

本品口服吸收不完全，生物利用度个体差异较大，可能与首关消除有关，静脉注射后，半衰期约为 50 min。其有两条主要的代谢途径：一是巯基甲基化之后再氧化失活，甲基化由硫嘌呤甲基转移酶催化，当硫嘌呤甲基转移酶活性较低时，本品代谢减慢，作用增强，同时容易发生毒性反应；二是黄嘌呤氧化酶催化其氧化成 6-硫代尿酸，别嘌醇可抑制黄嘌呤氧化酶的活性。所以，当别嘌醇和本品合用时，虽然能够增加本品的抗恶性肿瘤疗效，但其毒性也显著增加，此时必须酌情减少本品的使用剂量。

2. 药效学

本品可在次黄嘌呤-鸟嘌呤磷酸核苷转移酶的催化下转变为 6-硫基嘌呤核苷酸，阻断次黄嘌呤转变为腺嘌呤核苷酸及鸟嘌呤核苷酸而抑制核酸的合成，主要作用于 S 期的细胞。

3. 临床应用

(1) 急性淋巴细胞白血病、急性粒细胞白血病、慢性粒细胞白血病。

(2) 对绒毛膜上皮癌、恶性葡萄胎有一定疗效，但不及甲氨蝶呤。

(3) 对恶性淋巴瘤、多发性骨髓瘤等有一定疗效。

(4) 利用其免疫抑制作用治疗自身免疫性疾病，如原发性血小板减少性紫癜、自身免疫性溶血性贫血等。

4. 用法与用量

(1) 治疗白血病时，用量为 2.5~3.0 mg/(kg·d)，分 2~3 次口服，用药后 3~4 周见效，疗程为 2~4 个月。

(2) 治疗绒毛膜癌时，用量为 6 mg/(kg·d)，10 日为 1 个疗程，间隔 3~4 周重复疗程。

5. 不良反应

常见的不良反应包括：

(1) 骨髓抑制：主要见于外周血液中白细胞、血小板减少，严重的患者呈现全血象抑制。

(2) 消化系统反应：呕吐、恶心、食欲缺乏，甚至口腔炎、口腔溃疡、胃肠道黏膜损害、腹泻及血便等。

(3) 部分患者可能出现高尿酸血症、尿酸结晶及肾功能障碍等。

6. 禁忌证

(1) 对巯嘌呤高度过敏的患者禁用。

(2) 巯嘌呤有增加死亡或先天性畸形的危险，故孕期禁用。

（三）胸苷酸合成酶抑制剂

氟尿嘧啶（5-氟尿嘧啶，5-fluorouracil，5-FU）为尿嘧啶 5 位上的氢被氟所取代而生成的衍生物，是抗嘧啶药。

1. 药动学

本品口服吸收不规则，通常静脉给药，静脉注射后血药浓度迅速下降，半衰期为 10~20 min，之后分布于全身体液，在恶性肿瘤组织中浓度较高，也可以通过血脑屏障。主要经肝代谢分解，大部分分解为二氧化碳经呼吸道排出体外。

2. 药效学

本品作为嘧啶拮抗药，在体内转化为 5-尿嘧啶核苷和 5-氟尿嘧啶脱氧核苷，后者可抑制胸腺嘧啶核苷合成酶，从而阻断尿嘧啶脱氧核苷转变为胸腺嘧啶脱氧核苷，干扰 DNA 的合成。另外，5-氟尿嘧啶还可以三磷酸氟尿嘧啶核苷的形式加入 RNA 中，干扰蛋白质的生物合成，主要作用于 S 期。

3. 临床应用

（1）消化道恶性肿瘤：为胃癌、结肠癌、直肠癌的常用药物，常与丝裂霉素、阿糖胞苷、阿霉素、长春新碱等合用。

（2）绒毛膜上皮癌：我国常将 5-氟尿嘧啶与放线菌素 D 合用，治愈率较高。

（3）头颈部恶性肿瘤的治疗：用于鼻咽癌等的治疗，具有一定的疗效。

（4）皮肤癌、乳腺癌、卵巢癌、甲状腺癌、膀胱癌、胰腺癌等。

4. 用法与用量

（1）口服：一般 5 mg/（kg·d），总量为 10～15 g 或连续服用至出现毒性反应。

（2）静脉注射：10～12 mg/（kg·d），隔日 1 次，出现毒性反应后剂量减半，成人的疗程总量为 5.0～8.0 g。

（3）静脉滴注：毒性较静脉注射低，一般为 10～20 mg/（kg·d），每日 1 次，连续 5 日以后减半剂量，隔日 1 次，直至出现毒性反应。

5. 不良反应

（1）消化道症状：恶心、呕吐、食欲缺乏、腹痛、血性下泻等，于用药后 5～7 日出现，可并发假膜性肠炎。

（2）骨髓抑制：抑制白细胞及血小板减少。

（3）神经系统损害：部分患者可发生小脑变性、共济失调及瘫痪。

（4）注射部位可出现局部皮肤红肿、破溃、色素沉着等。

6. 禁忌证

（1）肝功能明显异常的患者禁止使用。

（2）外周血白细胞计数低于 3.5×10^9/L、血小板低于 50×10^9/L 者，禁止使用。

（3）感染、出血或体温超过 38 ℃者禁止使用。

（4）明显胃肠道梗阻的患者禁止使用。

（5）失水或酸碱平衡失调的患者禁止使用。

（四）核苷酸还原酶抑制

下面主要介绍羟基脲（hydroxycarbamide，HU）。

1. 药动学

本品口服吸收较快，1～2 h 后血药浓度达到峰值，半衰期为 2 h，可透过血脑屏障及进入红细胞内，20% 的药物经肝代谢，80% 的药物以原型经肾排泄。

2. 药效学

本品抑制核苷酸还原酶的活性，阻止胞苷酸转变为脱氧胞苷酸，选择性抑制 DNA 的合成，对 RNA 及蛋白质的合成无抑制作用，主要作用于 S 期的细胞。

3. 临床应用

本品临床上主要用于治疗慢性粒细胞白血病、真性红细胞增多症、多发性骨髓瘤等。

4. 不良反应

常见的不良反应为骨髓抑制，可出现白细胞和血小板减少，停药后 1～2 周可以恢复。另外，还具有一定的致畸性。

5. 禁忌证

严重贫血纠正前、骨髓抑制、肾功能不全、痛风、尿酸盐结石等情况应慎用。

（五）DNA 多聚酶抑制剂

下面主要介绍阿糖胞苷（cytarabine，Ara-C，cytosine arabinoside）。

> **案例思考 16-2**
>
> 患者，男性，42 岁，体表面积为 1.58 m²，白血病反复发作。医生给予阿糖胞苷 2 000 mg/次，每日 2 次，静脉滴注。试分析该用药是否合理。
>
> 案例解析 16-2

1. 药动学

本品性质不稳定，口服给药时，极易在胃肠道黏膜及肝脏的胞嘧啶脱氨酶作用下脱氨而失去活性，故不宜口服。可经静脉、皮下、肌内或鞘内注射而吸收。静脉注射后，其分布相和消除相半衰期分别为 10 min 及 2.5 h。主要代谢途径为脱氨生成阿糖尿苷而失活，迅速由尿液排出。

2. 药效学

本品在细胞内经脱氧胞苷激酶催化转变为阿糖胞苷三磷酸及阿糖胞苷二磷酸。前者能强有力地抑制 DNA 聚合酶的合成，后者能抑制二磷酸胞苷转变为二磷酸脱氧胞苷，从而抑制细胞 DNA 的合成及聚集。作用于细胞增殖周期的 S 期，延缓或部分阻滞 G_1 期细胞进入 S 期，使细胞停留在 G_1 期。

3. 临床应用

本品临床上主要用于急性白血病：对急性粒细胞白血病疗效最好，对急性单核细胞白血病与急性淋巴细胞白血病有效；对恶性淋巴瘤、消化道恶性肿瘤也有效。

4. 用法与用量

（1）静脉注射：1～3 mg/kg，每日 1 次，连续 8～15 天。

（2）静脉滴注：毒性较静脉注射低，一般为 1～3 mg/(kg·d)，溶于葡萄糖液体中缓慢滴注，14～20 天为 1 个疗程。

5. 不良反应

（1）骨髓抑制：抑制白细胞及血小板减少、贫血。

（2）消化道反应：可见恶心、呕吐、腹泻及腹痛等，也可导致口腔溃疡、结肠炎、胃肠道黏膜出血等。

（3）脱发、皮疹和肝功能损伤。

6. 禁忌证

（1）哺乳期妇女慎用。

（2）骨髓抑制，白细胞及血小板显著降低，肝、肾功能不全，有胆道系统疾病，有痛风史，近期接受过细胞毒药或放射性治疗的患者慎用。

二、直接影响和破坏 DNA 结构及功能的药物

这类药物能够直接结合 DNA 分子中的功能基团，改变 DNA 的结构，破坏其生理功能进而抑制或杀灭恶性肿瘤细胞。根据化学结构及来源不同，可将其分为烷化剂类、铂类配合物、抗生素类及拓扑异构酶抑制药。

（一）烷化剂类

烷化剂类是能与细胞 DNA 分子中的功能基团起烷化反应的一类化合物，其化学活性较高，通过活性的烷基如 β-氯乙胺基、乙撑亚氨基、磺酸酯基等起烷化反应，与 DNA 的两条互补链上的各一个碱基产生共价结合，形成交叉连接，导致 DNA 链断裂，直接抑制 DNA 的复制，阻止细胞的分裂繁殖。本类药物是细胞周期非特异性药物，因此，其既是一类广谱的抗恶性肿瘤药物，又是一类选择性不高且能对人体生长较快的正常组织具有抑制作用的药物。

下面主要介绍环磷酰胺（cyclophamide，CTX）。

1. 药动学

本品口服后吸收完全，约 1 h 后达血药峰浓度。吸收后迅速分布到全身，在恶性肿瘤组织中浓度较正常组织高，脏器中以肝中浓度较高。17%~31% 的药物以原型由粪便排出，30% 的药物以活性形式由尿液排出，半衰期大约为 7 h。在肝内被细胞色素 P450 催化氧化为 4-羟基环磷酰胺，再开环成醛磷酰胺，后者可进一步代谢为两个毒性物质丙烯醛及磷酰胺氮芥。丙烯醛无抗恶性肿瘤活性，但有膀胱刺激作用。

2. 药效学

本品在体外无抗癌作用，进入体内后，首先在肝药酶的作用下转化为醛磷酰胺，后者进一步在恶性肿瘤组织中分解产生磷酰胺氮芥，继而与 DNA 发生烷化作用，形成交叉联结，影响 DNA 的功能，抑制恶性肿瘤的生长；属于细胞周期非特异性药物，但是较其他烷化剂类药物的选择性高，抗瘤谱广，毒性低，故为临床上常用的烷化剂类药物。

3. 临床应用

（1）恶性淋巴瘤：疗效比较突出，包括霍奇金病、淋巴肉瘤、网织细胞肉瘤等。

（2）急性白血病和慢性淋巴细胞白血病：有一定的疗效，但效果不及 MTX、6-MP 等，但与抗代谢药物间无交叉耐药性，因此可以联合应用。

（3）其他恶性肿瘤：肺癌、乳腺癌、卵巢癌、神经母细胞瘤等。

4. 用法与用量

（1）静脉注射：15~20 mg/kg，缓慢注射，7~10 日 1 次，1 个疗程的量为 8~10 g。

（2）口服：3 mg/(kg·d)，每日 50~150 mg，分次服用，15~20 g 为 1 个疗程。

5. 不良反应

（1）骨髓抑制：主要表现为白细胞及血小板减少、贫血，多于停药后 2 周恢复。

（2）消化道反应：恶心、呕吐、腹泻及腹痛等，也可导致口腔溃疡、结肠炎、胃肠道黏膜出血等。

（3）出血性膀胱炎等泌尿系统症状，与代谢物丙烯醛由尿排出有关。

（4）少数患者有头晕、不安、脱发、幻视等。

6. 禁忌证

低蛋白血症、肝功能不全、肾功能不全、骨髓抑制患者及育龄期妇女慎用。

（二）铂类配合物

下面主要介绍顺氯氨铂（cisplatin，DDP，顺铂，cis-diaminodichloroplatinum）。

1. 药动学

本品口服无效，静脉注射后，α 相和 β 相半衰期分别为 20~50 min 及 24 h 或更长，入血后 90% 的药物与血浆蛋白结合，不易通过血脑屏障，在肝、肾、肠道等组织中有较高的浓度，主要以原型从肾脏排泄，排出速率较慢。

2. 药效学

本品与 DNA 上的鸟嘌呤、腺嘌呤和胞嘧啶形成 DNA 单链内两点的交叉联结，也可能形成双链间的交叉联结，从而破坏 DNA 的结构和功能；对 RNA 和蛋白质的抑制作用较弱，属于细胞周期非特异性药物。

3. 临床应用

本品临床上主要用于睾丸胚胎癌、精原细胞瘤等。

4. 不良反应

（1）消化道症状：用药后恶心、呕吐的发生率高达 90% 以上，一般止吐药难以奏效，可用昂丹司琼来控制。

（2）骨髓抑制：主要是白细胞减少，发生于剂量超过 100 mg/（m^2·d）时，停药后恢复较快。

5. 禁忌证

对顺铂及其他含铂制剂过敏者、怀孕、哺乳、骨髓功能减退、严重肾功能损害、痛风、高尿酸血症者，近期感染及因顺铂引起外周神经病患者禁用。

（三）抗生素类

抗恶性肿瘤抗生素类是微生物产生的具有抗恶性肿瘤活性的化学物质，是恶性肿瘤化疗药物的重要组成部分，其化学结构多种多样，作用机制也千差万别，但主要作用于遗传信息传递的不同环节，最终抑制 DNA、RNA 和蛋白质的生物合成。

下面主要介绍博来霉素（bleomycin，BLM）。

1. 药动学

本品口服无效，静脉注射后，广泛分布于肝、脾、肺、皮肤、腹膜及淋巴等组织，以皮肤和肺浓度较高，可透过血脑屏障，主要通过肾脏消除，故肾功能不全时消除减慢。

2. 药效学

本品与铜或铁离子络合产生游离氧，破坏 DNA，使 DNA 单链断裂，阻止 DNA 的复制，属周期非特异性药物，其抗瘤谱广泛。

3. 临床应用

本品临床上主要用于治疗鳞状上皮癌，另外对淋巴瘤类，如霍奇金淋巴瘤、睾丸癌及黑色素瘤也有一定的疗效。

4. 不良反应

本品对骨髓和免疫的抑制及胃肠反应均不严重，约有 1/3 的患者用药后可有发热、脱发等，最严重的不良反应是肺纤维化。

5. 禁忌证

胸部及其周围接受放射治疗的患者禁用本药。

（四）拓扑异构酶抑制药

DNA 拓扑异构酶是存在于细胞核内的一类酶，其能够催化 DNA 链的断裂和结合，从而控制 DNA 的拓扑状态，同时参与超螺旋结构模板的调节，在 DNA 复制过程中起非常重要的作用，抑制拓扑异构酶的活性就可以抑制 DNA 的合成，从而呈现抗恶性肿瘤作用。根据药物对拓扑异构酶亚型的选择性不同，可将其分为拓扑异构酶Ⅰ亚型抑制药和拓扑异构酶Ⅱ亚型抑制药。

下面主要介绍喜树碱（camptothecin，CPT）。

1. 药动学

本品静脉注射后，在小肠内和胆囊内药物浓度最高，其次为癌细胞、肝、骨髓等，主要从胆道系统经粪便排出。

2. 药效学

本品通过抑制拓扑异构酶Ⅰ而使 DNA 不能复制，造成 DNA 链不可逆破坏，从而导致细胞死亡，主要作用于 S 期细胞。

3. 临床应用

本品临床上主要用于治疗原发性肝癌、胃癌、膀胱癌、直肠癌、白血病等。

4. 不良反应

本品常见骨髓抑制反应，表现为全血细胞减少。

5. 禁忌证

本品不适用于骨髓造血功能明显异常的患者。

三、干扰转录过程、阻止 RNA 合成的药物

下面主要介绍放线菌素 D（dactinomycin，更生霉素，DACT）。

1. 药动学

本品口服吸收很差，静脉注射后迅速分布至各组织，肝、肾中药物浓度较高，原型药物中 10% 通过尿液排泄、50%～90% 由胆道随粪便排出。

2. 药效学

本品选择性地与 DNA 中的鸟嘌呤结合，插入 DNA 分子的鸟嘌呤和胞嘧啶碱基结构中，抑制以 DNA 为模板的 RNA 多聚酶，从而抑制 RNA 的合成，可阻止 G_1 期细胞向 S 期转变。

3. 临床应用

本品临床上主要用于治疗无转移的绒癌、睾丸癌、横纹肌肉瘤。

4. 不良反应

（1）消化道反应如恶心、呕吐、腹泻等。

（2）骨髓抑制。

5. 禁忌证

有出血倾向的患者慎用或不用，有水痘病史者忌用。本品有致畸、致突变和免疫抑制作用，故孕妇禁用。

四、影响蛋白质合成的药物

（一）微管蛋白活性抑制药

下面主要介绍长春碱（vinblastine，VLB）。

1. 药动学

本品静脉注射后迅速分布至体内各组织，但较少透过血脑屏障，在肝内代谢，代谢物通过胆道系统排泄。

2. 药效学

本品通过抑制微管蛋白的聚合，妨碍纺锤体微管的形成，使恶性肿瘤细胞停止于有丝分裂中期，从而影响微管装配和纺锤丝的形成，是作用于 M 期的细胞周期特异性药物。

3. 临床应用

本品临床上主要用于急性白血病、霍奇金病和绒毛膜上皮癌。

4. 不良反应

（1）消化道反应如恶心、呕吐、腹泻等。

（2）骨髓抑制。

5. 禁忌证

骨髓功能低下和严重感染者禁用或慎用。

（二）影响氨基酸供应的药物

下面主要介绍 L-门冬氨酸酶（L-asparaginase，ASP）。

1. 药动学

本品肌内注射和静脉注射后血浆半衰期分别为 39～49 h、8～30 h。

2. 药效学

本品能将血清中的门冬酰胺水解为门冬氨酸和氨，使机体内门冬酰胺急剧缺乏，恶性肿瘤细胞的蛋白质合成受阻，从而使恶性肿瘤增殖受到抑制。

3. 临床应用

本品临床上主要用于急性淋巴细胞白血病、急性粒细胞白血病等。

4. 不良反应

常见的不良反应有胃肠道反应及肝、肾功能损害。

5. 禁忌证

对本品有过敏史或皮试阳性者禁用。

五、调节体内激素平衡的药物

激素敏感组织来源的恶性肿瘤均与相应的激素失调有关,如雌激素水平过高时容易发生乳腺癌,雄激素水平过高时容易发生前列腺癌等,因此应用某些激素或激素拮抗药,改变体内激素失调状态,可以抑制如乳腺癌、子宫内膜癌、宫颈癌、前列腺癌等恶性肿瘤的生长,且无骨髓抑制等不良反应。表16-2为常用的调节体内激素平衡的抗恶性肿瘤药物。

表 16-2 常用的调节体内激素平衡的抗恶性肿瘤药物

药名	作用特点
肾上腺皮质激素	对急性淋巴细胞白血病疗效好、起效快
雌激素	用于前列腺癌的治疗
雄激素	对晚期乳腺癌,尤其是骨转移者疗效佳
孕激素	主要用于肾癌、乳腺癌、子宫内膜癌
他莫昔芬	用于晚期乳腺癌
氟他胺	用于晚期前列腺癌
氨鲁米特	用于绝经后晚期乳腺癌

六、恶性肿瘤生物治疗药物

利用重组 DNA 技术已能生产大量的生物分子。许多生物分子如白细胞介素-2、干扰素-α、集落刺激因子和各种单克隆抗体已广泛应用于临床。

(一) 细胞因子

细胞因子是一类由细胞释放的蛋白质,并能与其他细胞膜上的受体结合,触发一系列反应,可用来保护骨髓和肠道免于放疗和化疗的毒性。

白细胞介素(interleakins,IL)已经用于体外扩增淋巴因子激活的杀伤细胞、恶性肿瘤浸润 T 细胞和抗病毒 T 细胞。其受体拮抗药可用于阻滞器官移植的排斥反应。

(二) 单克隆抗体

下面主要介绍曲妥珠单抗(herceptin,赫赛汀)。

1. **药动学**

本品的半衰期与用药剂量相关。随着用药剂量的增加,其半衰期延长,清除率下降。在 16~32 周,曲妥珠单抗的血药浓度达到稳定状态。

2. **药效学**

本品是一种重组 DNA 衍生的人源化单克隆抗体,高选择性及亲和性地结合到人表皮生长因子受体蛋白 2(HER2)的细胞外区域。

3. 临床应用

本品临床上主要用于有 HER2 过度表达的转移性乳腺癌。

4. 不良反应

少数患者用药过程中出现腹痛、发热、腹泻、呼吸困难、低血压等反应。

5. 禁忌证

对曲妥珠单抗或其他成分过敏的患者禁止应用。

（三）癌疫苗

用于治疗恶性肿瘤的癌疫苗是新的免疫治疗方法，目前已应用于临床，这些治疗性疫苗已被明确证实能诱发抗恶性肿瘤免疫反应。设计癌疫苗时需要考虑的是人类癌免疫原性较差，疫苗必须表达一个适当的恶性肿瘤抗原靶点；选择的免疫原在治疗已建立的恶性肿瘤中必须有效；最适剂量、加强免疫和免疫接种途径应根据免疫学基本原理确定。

七、其他抗恶性肿瘤药物

（一）恶性肿瘤细胞诱导分化剂

维 A 酸（retinoid acid，RA）主要通过调节表皮细胞的有丝分裂和更新，促进正常角化，影响上皮代谢。临床上主要用于治疗鳞状细胞癌和黑色素瘤。不良反应主要为恶心、呕吐、头痛、骨关节痛等。

（二）酪氨酸激酶抑制剂

下面主要介绍伊马替尼（imatinib）。

1. 药动学

本品口服后易于吸收，2~4 h 后达血药峰浓度，蛋白结合率为 95%，主要经肝脏代谢，其代谢物为 N-去甲基哌嗪衍生物，具有药理活性。伊马替尼的半衰期为 18 h，其活性代谢物的半衰期为 40 h。

2. 药效学

本品是一种特异性很强的酪氨酸激酶抑制剂，可选择性抑制 Bcr-Abl、C-kit 和血小板衍生生长因子受体 PDGFR 等酪氨酸激酶。抗恶性肿瘤的分子机制是作为 ATP 竞争性抑制剂，阻滞酪氨酸激酶的磷酸化，抑制 Bcr-Abl 表达，从而阻止细胞的增殖和恶性肿瘤的形成。

3. 临床应用

本品临床上主要用于费城染色体呈阳性（Ph+）的慢性髓细胞白血病及急性非淋巴细胞白血病、胃肠间质瘤、小细胞肺癌和胶质细胞瘤的治疗。

4. 不良反应

少数患者用药过程中出现食欲缺乏、恶心、呕吐、水肿、腹泻、头痛、流泪增多、视物模糊、皮疹、腹痛等。本品亦有肝毒性和骨髓抑制作用。

5. 禁忌证

对本品活性物质或任何赋形剂成分过敏者禁用。

（三）恶性肿瘤新生血管抑制药

原发恶性肿瘤具有诱导新生血管生成的能力，其生长和转移都依赖于恶性肿瘤新生血管的生成。恶性肿瘤新生血管抑制药能破坏或者抑制恶性肿瘤的新生血管，有效地阻止恶性肿瘤的生长和转移。

下面主要介绍贝伐珠单抗（bevacizumab）。

1. 药动学

本品静脉给药后，平均消除半衰期为 20 天，预测达到稳态的时间为 100 天。

2. 药效学

本品是一种重组的人源化单克隆 IgG_1 型抗体，可结合 VEGF（血管内皮生长因子）并防止其与内皮细胞表面的受体结合，下调 VEGF 的生物活性，抑制新生血管的生成。

3. 临床应用

本品临床上主要用于转移性结肠癌的治疗。

4. 不良反应

少数患者用药过程中出现高血压、充血性心力衰竭，偶见骨髓抑制反应。

5. 禁忌证

对本品活性物质或任何赋形剂成分过敏者禁用。

第三节　抗恶性肿瘤药物的合理应用

恶性肿瘤已经是临床上的常见病，其主要治疗手段之一是化疗，但是由于化疗药物的毒副反应普遍比较严重，长期应用化疗药物会导致恶性肿瘤细胞对其产生耐药性而使治疗失败。为了防止上述情况的发生，临床医务工作者必须掌握抗恶性肿瘤药物的合理应用原则，获得最佳的治疗效果。

一、确定给药方法

一般来说，在临床使用化疗药物时应用最大治疗剂量，尤其是对早期和健康状况尚好的恶性肿瘤患者，这种最大剂量的治疗可取得最佳的疗效，甚至达到完全缓解。临床上应用化疗药物时，常用的给药方法有以下四种。

1. 大剂量间歇给药

对于大多数化疗药物，特别是周期非特异性药物来说，常主张在最大耐受量下采用大剂量间歇给药，这是因为一次大剂量给药所能杀伤的癌细胞数，远远超过小剂量分次给药所能杀伤的癌细胞数之和，而且一次给予大剂量化疗药物较多地杀伤增殖期细胞后，可诱导 G_0 期细胞转入增殖期，增加了患者对化疗药物的敏感性，故可以提高疗效。此外，大剂量间歇用药还有利于机体造血系统功能的恢复，从而减轻化疗药物的毒性反应，这是因为保存在 G_0 期的造血干细胞比恶性肿瘤细胞多，在停药间歇期，血液细胞可得到快速补充。

2. 短期连续给药

此种给药方法适用于体积倍增时间短的恶性肿瘤，一般 1~2 个周期（5~14 日）为 1 个疗程，然后间隔 2~3 周重复疗程，这样反复 6~7 个疗程。

3. 序贯给药

随着恶性肿瘤的生长，恶性肿瘤细胞的数目和体积不断增加，但恶性肿瘤的生长比率逐渐下降，即增殖细胞相对减少，而增殖细胞对抗癌药较非增殖细胞敏感，特别是细胞周期特异性药物，因此对生长比率不高的恶性肿瘤，应先用细胞周期非特异性药物，杀伤增殖期细胞后，促使 G_0 期细胞转入增殖期，再用甲氨蝶呤等周期特异性药物，以杀伤进入增殖期的细胞，如此重复数个疗程，有可能消灭 G_0 期细胞，达到根治。而对于生长比率高的恶性肿瘤，则先用周期特异性药物，然后继续用周期非特异性药物。

4. 同步化后给药

这是一种特殊的序贯给药法，即先用作用于 S 期的周期特异性药物，使癌细胞集中于 G_1 期，然后使用 G_1 期敏感的药物提高疗效。

二、联合用药方案的设计

为了提高化疗药物的疗效、降低化疗药物的毒性反应、避免或延缓恶性肿瘤细胞对药物的耐受性，临床通常根据恶性肿瘤的种类和抗恶性肿瘤药物的特性设计联合化疗方案。联合化疗可以采用先后使用几种药物的序贯给药法，也可以采用同时使用几种药物的联合给药法，并遵循以下几点联合用药原则。

知识拓展 16-1

1. 从恶性肿瘤细胞周期增殖动力学考虑联合用药方案

通常以作用于细胞周期各期的药物联合应用，如作用于 S 期的氟尿嘧啶和作用于 M 期的长春新碱合用，分别杀灭细胞周期各期的恶性肿瘤细胞，使其疗效提高。

2. 从抗恶性肿瘤药物的作用机制考虑联合用药方案

一般来说，作用于恶性肿瘤细胞不同生化环节的化疗药物联合应用，可提高疗效。其主要通过序贯抑制、同时抑制和互补抑制三种方式发挥协同的抗恶性肿瘤作用。

3. 从抗恶性肿瘤药物的抗瘤谱考虑联合用药方案

由于抗恶性肿瘤药物的种类及恶性肿瘤的类型均较多，不同类型的恶性肿瘤对不同种类的药物的敏感性不同，因此，在治疗时应先考虑药物的抗瘤谱。

4. 从抗恶性肿瘤药物的药动学关系考虑联合用药方案

抗恶性肿瘤药物的体内过程对疗效有较大的影响，因为只有药物进入恶性肿瘤细胞内部才能起到杀灭作用，且抗恶性肿瘤的疗效与药物在恶性肿瘤细胞内的浓度密切相关。

5. 从抗恶性肿瘤药物的毒性考虑联合用药方案

通常选择不同毒性的药物联合应用，这不但可以减小毒性，还可以提高疗效。由于绝大多数药物对骨髓都有抑制作用，故需要特别考虑的是将对骨髓抑制不太明显的药物与其他骨髓抑制毒性大的药物合用，减少对骨髓的毒性和提高疗效。

思考题 2：抗恶性肿瘤药物的联合用药原则有哪些？

知识拓展 16-2

练习题

一、名词解释
1. 多药耐药性　　2. 细胞周期特异性药物

二、简答题
1. 简述抗恶性肿瘤药物的作用机制有哪些。
2. 简述恶性肿瘤产生耐药性的机制有哪些。

第十七章

抗菌药物的临床应用

学习要求

掌握：
1. 抗菌药物的药动学及药效学、抗菌药物的 PK/PD 及给药方案制订。
2. 抗菌药物临床应用的基本原则及抗菌药物联合应用原则。
3. 抗菌药物的作用机制及微生物耐药机制。

了解：
1. 抗菌药物的分类及抗菌药物的不良反应。
2. 针对特异病原体的抗菌治疗。

知识导图

学习园地

良药中国造，中国自主创新半合成头孢菌素头孢硫脒

1973 年，上海医药工业研究院（现"上海医药工业研究院有限公司"）王文梅研究员所在的半合成抗生素研究小组由仿制转到创制新药的探索研究，他们始终关注半合成头孢菌素这个领域，并根据抗生素构效关系，尝试将杀菌效果佳的一个极性基团——脒硫基引入大分子头孢菌素，合成筛选得到了具有较高血药浓度的新化合物头孢硫脒。他们先后进行了临床前试验、体外抗菌试验，完善了工艺和制定质量标准等工作，又经冻干工艺到结晶工艺，使产品有效期从一年半延长到两年。1976 年，上海医药工业研究院邀请上海华山医院共同进行了头孢硫脒的临床研究。研究表明，头孢硫脒具有血药浓度高、临床疗效好的特点，对革兰阳性球菌（包括耐药菌）总有效率达 93.61%。头孢硫脒的应用范围很广，对呼吸道感染、尿路感染、皮肤及软组织感染、耳鼻喉感染、败血症、胆道感染、灼伤及外科感染、妇科感染、心内膜炎和化脓性脑膜炎等均有确切的疗效，且安全性高。2005 年，"结晶头孢硫脒制备方法和用途"获得上海市科技进步一等奖，王文梅作为第一完成人还被评为第二届"上海发明家"。2006 年，"新头孢菌素——头孢硫脒"获得国家技术发明奖二等奖，王文梅被评为"2006 年中国医药行业十大创新人物"。

【学习思考】

王文梅研究员经过 30 余年的不懈努力和探索，成功研制出我国第一个具有自主知识产权的半合成头孢菌素头孢硫脒。王文梅说："新药的研制成功谈何容易。创新，便意味着在前人没有走过的道路上摸索;创新,更伴随着不可知的风险和无穷尽的失败。"王文梅作为药学科学家不懈奋斗,不忘初心,勇于创新,自强不息,热爱祖国,淡泊名利,无私奉献,为学生树立了光辉的榜样。

第一节 抗菌药物概述

抗菌药物是指具有抑制或杀灭病原微生物,用于治疗和预防感染性疾病的药物,包括天然的抗生素和人工合成的抗菌药物。前者是由微生物代谢产生的具有抑制或杀灭其他微生物作用的化学物质;后者是人工合成的具有抗微生物作用的物质。理想的抗菌药物必须对致病菌具有较高的"选择性毒性"作用,对机体组织细胞不造成或尽量少造成损害。抗菌药物的"选择性毒性"来源于药物对于病原菌特殊靶位的作用,其作用机制决定了抗菌药物的疗效及其不良反应。

一、抗菌药物的分类及作用机制

根据抗菌药物对病原微生物的选择性作用,可将抗菌药物分为抗革兰阳性菌药物、抗革兰阴性菌药物、广谱抗菌药物、抗结核分枝杆菌药物、抗厌氧菌药物以及抗真菌药物等。根据抗菌药物的化学结构,可将抗菌药物分为 β-内酰胺类、氨基糖苷类、大环内酯类、喹诺酮类和四环素类等。

(一)抗菌药物的分类

(1)β-内酰胺类(β-lactams):主要包括青霉素类、头孢菌素类、单环 β-内酰胺类、碳青霉烯类、β-内酰胺酶抑制剂及其他非典型 β-内酰胺类等,为繁殖期杀菌药。

(2)氨基糖苷类(aminoglycosides):常见的有链霉素、庆大霉素、阿米卡星、依替卡星、奈替米星等,为静止期杀菌药。

(3)大环内酯类(macrolides):常见的有 14 元环的红霉素、琥乙红霉素、依托红霉素、罗红霉素和克拉霉素;15 元环的阿奇霉素;16 元环的乙酰螺旋霉素、麦迪霉素;新型酮内酯类的喹红霉素等,为抑菌药。

(4)喹诺酮类(quinolones):常用的品种有左氧氟沙星、环丙沙星、莫西沙星等,为广谱杀菌剂。

(5)四环素类(tetracyclines):目前常用的半合成产品有多西环素、米诺环素等,为广谱抑菌剂。

(6)糖肽类与新型抗革兰阳性菌药物糖肽类(glycopeptide):包括万古霉素、去甲万古霉素、特拉万星、达托霉素等。

(7)氯霉素类(chloramphenicol):包括氯霉素和甲砜霉素,为广谱抑菌药。

(8)磺胺类(sulfonamides):常用的有磺胺嘧啶、磺胺异噁唑等,为广谱抑菌药。

(9)硝基咪唑类(nitroimidazoles):常用的有甲硝唑和替硝唑等,对厌氧菌具有较强的抑制作用。

（10）抗真菌药类（antifungal drugs）：包括治疗深部真菌感染的多烯类、三唑类棘白菌素类和氟胞嘧啶。

（11）其他：如克林霉素、林可霉素、磷霉素和多黏菌素等。

（二）抗菌药物的作用机制

抗菌药物的作用机制较为复杂，大多数抗菌药物是通过影响细菌自身的生理过程或生化代谢环节发挥抑菌或杀菌作用的，具体如下。

1. 抑制细菌细胞壁的合成

除了支原体以外几乎所有细胞都有细胞壁结构，可保护细菌不易因渗透压变化而被破坏，其主要成分是肽聚糖、脂蛋白、脂多糖和类脂质等。许多药物可干扰细胞壁肽聚糖的合成，从而造成细胞壁缺损，如β-内酰胺类抗生素及糖肽类。对此类药物敏感的细菌胞质内处于高渗状态，菌体外的水分子在渗透压的作用下就可以通过缺损的细胞壁进入细菌内，导致菌体肿胀而崩解。

2. 损伤细菌的细胞膜

细菌的细胞膜具有选择性屏障作用，脂溶性物质较易进入细胞内。细胞膜能将各种物质浓集于细胞内，防止外漏。多黏菌素及两性霉素B可破坏细胞膜结构从而导致膜通透性增加，引起细菌内部重要物质外漏，产生杀菌作用。

3. 抑制细菌蛋白质的合成

氨基糖苷类、大环内酯类、氯霉素类及林可霉素类药物均可与细菌核糖体不同亚基结合，影响细菌蛋白质的合成，导致细菌内部的代谢产生障碍而死亡。

4. 抑制细菌核酸代谢

多种抗菌药物可通过影响DNA和RNA的合成、转录等，产生抑制细菌生长、繁殖的作用。

5. 抑制细菌叶酸代谢

细菌本身不能利用环境中的叶酸。叶酸必须在细菌体内合成。叶酸参与核苷酸和氨基酸的合成，使细菌得以生长、繁殖。磺胺类及甲氧苄啶在不同环节抑制细菌叶酸合成及代谢，二者联合应用可产生协同作用。

二、抗菌药物的不良反应

抗菌药物在抗感染的同时，也会对机体产生不良反应。了解抗菌药物常见的不良反应，可以有效地避免应用抗菌药物带来的损害。抗菌药物的不良反应也是抗感染治疗监护的重点内容之一。抗菌药物常见的不良反应包括毒性反应、变态反应和二重感染。

（一）毒性反应

抗菌药物的毒性反应是指抗菌药物引起的生理生化功能异常或组织器官的病理改变，主要表现在以下方面。

1. 神经系统毒性

神经系统毒性主要表现为中枢神经系统及脑神经损害，如青霉素使用剂量过大或静脉注射速度过快，患者可出现肌痉挛、抽搐及昏迷，称为青霉素脑病；碳青霉烯类里面的亚胺培南西司他丁可诱发抽搐和癫痫。氨基糖苷类药物、林可霉素等可引起神经肌肉接头传导阻滞，临床表现为呼吸抑制或呼吸骤停。氯霉素、氟喹诺酮、异烟肼等能引起幻听、幻视、定向障碍、失眠等精神症状。

> **案例思考17-1**
>
> 患者，男性，67岁，因头晕1个月，伴咳嗽、咳痰、恶心、呕吐1周入院。入院诊断为肺炎，2型糖尿病，糖尿病肾病（CKD 5期）；高血压病3级，极高危组。医生给予哌拉西林舒巴坦3.0 g，12 h/次。使用4天后，患者出现四肢震颤、谵妄、胡言乱语、认知障碍、尿潴留，无头痛、恶心、呕吐。试分析出现上述情况的原因。
>
> 案例解析17-1

2. 血液系统毒性

最常见的反应为血液中白细胞减少。多数抗菌药物能导致此反应，停药后可恢复。引起贫血的抗菌药物中，氯霉素占第一位，发病机制可能与药物过敏有关；含N-硫甲基四氮唑的抗菌药物，如头孢孟多、头孢哌酮、头孢地嗪、头孢甲肟、拉氧头孢等，可引起出血反应，这可能与其减少体内维生素K的含量有关。

3. 肝脏毒性

能引起肝脏损伤的抗菌药物有四环素类、抗结核药、红霉素酯化物、喹诺酮类及部分β-内酰胺类，表现为一过性或短暂性的血清转氨酶升高或高胆红素血症。

4. 肾脏毒性

氨基糖苷类、多黏菌素、两性霉素B、糖肽类、头孢菌素类等均可引起肾脏损伤，表现为单纯性血尿和肾小管变性坏死，严重时出现不同程度的肾功能减退。

5. 其他毒性

喹诺酮类可影响软骨发育。四环素类可引起牙齿及骨骼发育异常。两性霉素B可引起心肌损害。

（二）变态反应

变态反应主要是由抗原、抗体的相互作用引起的反应，是常见的不良反应。

1. 过敏性休克

过敏性休克多见于青霉素类及链霉素，多发生于给药后5 min内，10%出现于用药后30 min内，极少数发生于连续用药过程，甚至在做皮试时亦可以发生，故用药前应详细询问用药史和过敏史。

2. 药物热

药物热可发生于应用各类抗菌药物后，以β-内酰胺类、万古霉素类最常见，潜伏期一般为7~12天，多数伴有皮疹，停药后2~3天大多退热。

3. 皮疹

几乎所有的抗菌药物都可以引起皮疹，以荨麻疹、斑丘疹、麻疹、湿疹样皮疹等最为多见。

4. 光敏反应或光毒性

应用四环素类、青霉素类、头孢菌素类、链霉素、庆大霉素、氯霉素类及喹诺酮类药物过程中，若皮肤直接暴露于日光下，可产生光敏反应，表现为局部皮肤不同程度的日光性灼伤，甚至红肿、水泡和渗液。

5. 其他

环丙沙星、诺氟沙星均有溶血尿毒综合征的报道。

（三）二重感染

正常情况下，人体的口腔、呼吸道、消化道等处都有细菌定植，大多为条件致病菌。长期使用广谱抗菌药物后，敏感菌群受抑制，而未被抑制者大量繁殖，造成继发感染。因此二重感染也称为菌群交替症，是长期应用广谱抗菌药物过程中出现的新感染。其致病菌多为革兰阴性杆菌、真菌、葡萄球菌等，可引起口腔、消化道、肺部、尿路及血流等的感染。

1. 口腔及肛门感染

口腔感染最为多见，多为白色念珠菌感染，表现为鹅口疮；肛门感染多为革兰阴性杆菌感染引起。

2. 抗菌药物相关性腹泻及结肠炎

克林霉素、β-内酰胺类、喹诺酮类、红霉素类均能引起本类感染，多为伪膜性肠炎，难辨梭状芽孢杆菌为主要致病菌，临床表现为大量水样腹泻，少数可排出片状假膜，伴发热、腹痛、恶心等。

3. 肺炎

致病菌多是革兰阴性杆菌，如肺炎克雷伯菌、大肠埃希菌、铜绿假单胞菌和真菌等。

4. 尿路感染

尿路感染多由奇异变形杆菌、铜绿假单胞菌、大肠埃希菌等引起，患者大多有发热，但尿频、尿急等症状不一定出现，尿中可有较多的脓细胞。

5. 血流感染

致病菌最常见的为葡萄球菌属，其次为革兰阴性杆菌，临床表现并无特殊，可伴有迁徙性病灶、多发性脓肿、心内膜炎等并发症。

案例思考17-2

患者，男性，68岁，因发热、反复咳嗽10余天入院。入院诊断为右肺社区获得性肺炎。痰细菌培养报告：克柔念珠菌（阳性）。医生给予哌拉西林舒巴坦钠2.5 g联合环丙沙星0.2 g静脉滴注，每日2次。用药8天后，患者口腔出现黏膜充血糜烂，周围舌苔增厚。患者自述口腔干燥、黏膜灼痛等症状。经检查发现口腔念珠菌感染。医生根据药敏结果给予伊曲康唑。患者用药后症状好转。试分析患者口腔出现感染的原因。

案例解析17-2

第二节 抗菌药物的药动学及药效学

一、抗菌药物的药动学

抗菌药物的药动学包括药物的吸收、分布、代谢和排泄四个过程，了解抗菌药物的体内过程，对制订合理的给药方案以提高疗效、减少不良反应以及评估药物相互作用具有重要的意义。

（一）抗菌药物的体内过程

1. 吸收

不同的抗菌药物其吸收速率和吸收程度各不相同。一般在口服给药后 1~2 h，肌内注射给药后 0.5~1 h，药物吸收入血，达血药峰浓度。许多抗菌药物口服后吸收不完全或吸收很差，不能达到有效血药浓度，如青霉素类药物。氨基糖苷类药物口服后亦不吸收或吸收甚少。但某些抗菌药物口服后吸收迅速而完全，如氯霉素、磺胺甲噁唑、甲氧苄啶、克林霉素、头孢氨苄等，以上药物口服后的吸收量占给药量的 80% 以上。

2. 分布

一般而言，抗菌药物在血供丰富的组织，如肝、肾、肺组织中浓度较高，而在血液供应差的部位如前列腺等组织中分布较少。同时，机体内某些部位存在生理屏障。如血脑屏障的存在使大多数药物的脑脊液浓度较低，但血脑屏障的通透性并不是一成不变的，当脑膜有炎症时，其通透性增加，可使氯霉素、磺胺嘧啶等药物在脑脊液内的浓度达同时期血药浓度的 50%~100%。另外，许多抗菌药物可通过胎盘屏障进入胎儿体内，包括氯霉素、四环素等，此类药物的胎儿血浓度与母体血浓度之比可达 50%~100%。妊娠期间应用氨基糖苷类抗生素时，药物可经母体进入胎儿体内，损害第八对脑神经，导致胎儿先天性听力减退或耳聋。由于血眼屏障的存在，很多药物很难进入眼睛。

3. 代谢

部分抗菌药物在人体内未经变化即以原型通过肾脏或其他器官排出体外，如氨基糖苷类及大部分头孢菌素类。少量青霉素类药物在肝内代谢。其他如头孢噻肟、磺胺类、氯霉素类、红霉素类等均可在肝内代谢或部分清除。

4. 排泄

大部分抗菌药物的代谢物及原型药物通过肾脏排泄，青霉素和头孢菌素类的多种品种、氨基糖苷类药物主要自肾脏排出，尿药浓度达血药浓度的数十倍至数百倍；抗菌药物自胆道系统排出的多少因药而异，大环内酯类、林可霉素、克林霉素、头孢哌酮、头孢曲松等可达血药浓度的数倍至数十倍，青霉素、羧苄西林、氯霉素及万古霉素在胆汁中浓度较低，为血药浓度的 25%~50%。

（二）药动学在抗菌药物应用中的临床意义

（1）无论何种给药途径，采用常规剂量治疗各种感染时，在血液、浆膜腔和血液供应丰富的组织和体液中各种抗菌药物均可达有效浓度，但在脑组织、脑脊液、骨组织中常难以达到有效浓度，需根据病原菌对抗菌药物的敏感情况，分别选用在该组织或体液中分布良好的抗菌药物。

（2）口服吸收率高的抗菌药物可用于治疗敏感菌所致的轻中度感染，不必使用注射剂，但处理严重感染时，仍需要采用静脉注射给药。

（3）应尽量避免局部使用抗菌药物。一般情况下，药物在体腔内可达有效治疗浓度，并不需腔内注射药物，除非有后壁脓肿形成，或治疗脑膜炎时，药物难以透过血脑屏障，可分别辅以腔内及鞘内给药。

（4）氨基糖苷类、四环素类和喹诺酮类药物容易通过胎盘屏障，并可能对胎儿产生损害，故妊娠期妇女禁止使用。

（5）多数抗菌药物在尿液中的浓度较高，治疗单纯性尿路感染时应选用毒性低、价格廉的口服抗菌药物。

二、抗菌药物药效学

抗菌药物的药效学参数主要用于描述抗菌药物抑制或杀灭病原微生物的能力和动力学过程，目前用于指导临床用药的药效学参数包括：药物对细菌的最低抑菌浓度（minimal inhibition concentration，MIC）、最低杀菌浓度（minimal bactericidal concentration，MBC）、抗生素后效应（post antibiotic effect，PAE），但是 MIC 和 MBC 只能反映该药物对某种细菌抑制或杀灭作用的大小，并不能说明药物抑制细菌或杀菌活性的持续时间，也不能反映药物与细菌停止接触后有无持续抗菌作用或抗生素后效应等。

1. 最低抑菌浓度和最低杀菌浓度

最低抑菌浓度和最低杀菌浓度分别指体外抑制或杀灭细菌所需要的抗菌药物的最低浓度，是抗菌药物的活性指标，可用于比较不同药物的药效强度。若两者的值比较接近，说明该药可能为杀菌剂。

2. 累积抑菌百分率曲线

累积抑菌百分率曲线是以最低抑菌浓度试验中的药物浓度为横坐标，累积抑制百分率为纵坐标描记的量效曲线，可用于比较不同抗菌药物的效价强度。

3. 联合药敏指数

由于抗菌药物的抗菌活性、抗菌谱不同，临床治疗细菌感染时常需联合应用两种或两种以上的抗菌药物。以棋盘法设计，采用微量平板稀释法计算联合药敏指数（fractional inhibitory concentration index，FIC）。通常 FIC<0.5 为协同效应，0.5≤FIC≤1 为相加效应，1<FIC≤2 为无关效应，FIC>2 为拮抗效应。

4. 抗菌药物后效应

抗菌药物后效应（post antibiotic effect，PAE）是指短暂接触抗菌药物后，将抗菌药物清除，细菌生长仍然受到持续抑制的效应，是评价抗菌药物疗效的一个重要指标。后效应较长的抗菌药物有喹诺酮类、氨基糖苷类、碳青霉烯类和大环内酯类，影响抗菌药物后效应的因素包括细菌种类、抗菌药物种类、抗菌药物浓度及细菌与抗菌药物的接触时间。其可以作为设计合理给药方案的重要依据，目前认为后效应较长的抗菌药物可以适当延长给药间隔或减少给药次数。临床上治疗严重的难治性感染时，常采用联合用药。联合用药对抗菌药物后效应的影响包括协同、相加、无关和拮抗。

5. 首次接触效应

首次接触效应（the first-exposure effect）是指抗菌药物首次接触细菌时有强大的杀菌活性，当再次接触或连续接触时，并不再次出现或显著增加这种明显的抗菌效应，需间隔一定时间后才能再起作用，多见于氨基糖苷类抗生素。

6. 防耐药突变浓度和突变选择窗

（1）防耐药突变浓度（mutant prevention concentration，MPC）是指抑制细菌耐药突变株被选择性富集扩增所需要的最低抑菌浓度，是评价抗菌药物抗菌效能、反映抗菌药物抑制耐药突变株生长能力大小的药效学指标。

（2）突变选择窗（mutant selection window，MSW）是指以防耐药突变浓度为上限、以最低抑菌浓度为下限的浓度范围，用抗菌药物治疗感染性疾病时，当治疗浓度高于防耐药突变浓度时不仅可以治疗成功，而且不易出现耐药突变，若药物浓度在突变选择窗内，耐药突变株可以被选择性富集扩增，即使临床治疗成功，也可能出现耐药突变。

7. 选择指数

选择指数（selection index，SI）是防耐药突变浓度与最低抑菌浓度之比，用于比较抗菌药物诱导耐药突变株产生的能力，其值越大，表明抗菌药物诱导产生耐药突变株的能力越强。

8. 选择性压力

选择性压力（selective pressure）是在抗菌药物浓度 – 时间曲线上，低于最低抑菌浓度的曲线下面积。半衰期长而活性低的抗菌药物，比半衰期短而活性高的抗菌药物的选择性压力大。

三、抗菌药物的 PK/PD

抗菌药物、机体、病原体是决定抗菌疗效的三要素。抗菌药物的药效学（pharmacodynamics，PD）和药动学（pharmacokinetics，PK）的相互关系影响治疗方案的制订。PK 反映抗菌药物在体内的动态变化过程，可用药 – 时曲线定量地表现出来；PD 主要研究抗菌药物对致病菌的作用，反映抗菌药物的效应，可以作为临床疗效的参考。PK/PD 反映在相应的药动学条件下，抗菌药物抑制或杀灭病原微生物的生物学效应及临床疗效，只有将 PK 与 PD 结合，才能制订有效的治疗方案，获取最佳的临床和细菌学清除效应。

（一）PK/PD 主要参数的临床意义

在两者的关联研究中，因患者体内抗菌药物的靶浓度难以测定，通常用 MIC 代替，由此衍生的 PK/PD 的主要参数有 C_{max}/MIC、AUC/MIC（AUIC）、T > MIC。

C_{max}/MIC 指抗菌药物血药浓度和最低抑菌浓度的比值。

AUC/MIC（AUIC）指药 – 时曲线中，24 h 曲线下面积与最低抑菌浓度的比值。

T > MIC（time above MIC）指给药后，血药浓度大于最低抑菌浓度的持续时间。

（二）依据 PK/PD 的抗菌药物的分类和特点

根据抗菌药物 PK/PD 的特点，可将抗菌药物分为浓度依赖性抗菌药物、典型的时间依赖性抗菌药物、具有时间依赖性且 PAE 较长的抗菌药物三类。

1. 浓度依赖性抗菌药物

抗菌药物的杀菌作用在很大范围内与血药峰浓度或给药剂量相关。血药峰浓度是决定临床疗效的主要因素。这类药物主要包括氨基糖苷类、氟喹诺酮类、硝基咪唑类、两性霉素 B 和达托霉素类；具有良好的快速杀菌作用，其抗菌活性随血药浓度的升高而增强；可以通过提高 C_{max} 来增强疗效，但不能超过最低毒性剂量，对于治疗窗比较窄的氨基糖苷类药物尤应注意。部分药物还具有首剂效应和较长的 PAE。

2. 典型的时间依赖性抗菌药物

该类抗菌药物的疗效评价参数为 $T > MIC$，其杀菌作用与 C_{max}/MIC 或 AUC/MIC（AUIC）关系不大，而血药浓度高于病原微生物 MIC 的时间是临床疗效的预测因素。当抗菌药物血药浓度是 MIC 的 4~5 倍时，杀菌作用即处于饱和状态，盲目加大剂量对治疗毫无意义。当血清和组织浓度低于 MIC 时，细菌很快开始继续生长。24 h 内只要血药浓度高于 MIC 的时间超过一定的临界值，就能获得可靠的临床疗效。

3. 具有时间依赖性且 PAE 较长的抗菌药物

评价指数为 AUC_{24}/MIC。这类抗菌药物呈现很小的浓度依赖杀菌作用，并表现出一定的 PAE，同时具有时间依赖性杀菌作用。因此给药时，可通过增加剂量或适当延长给药间隔，提高 AUC_{24}/MIC。此类药物包括阿奇霉素、链阳霉素、碳青霉烯类、糖肽类等。

思考题 1：药动学在抗菌药物应用中的临床意义有哪些？

第三节　抗菌药物的合理应用

抗菌药物的滥用是全球共同面临的严峻问题。由于抗菌药物的广泛使用及广谱抗菌药物的盲目使用、侵入性医疗操作的广泛应用、感染控制措施不到位，医疗机构内细菌耐药的发生及传播显著增加。开发新的抗菌药物大约需要 10 年时间，而细菌产生耐药性只需要 2 年时间，抗菌药物的研制速度远远赶不上耐药菌的产生和传播速度。面对上述问题，国家有关部门联合制定《抗菌药物临床应用指导原则（2015 年版）》，旨在提高抗感染治疗水平，保障患者用药安全及减少细菌耐药性，使我国抗菌药物临床应用管理迈入法制化、制度化轨道。我国已经开始逐步建立抗菌药物临床应用管理长效机制，促进抗菌药物的合理应用。

一、抗菌药物临床应用的基本原则

抗菌药物在临床上应用的主要问题有：无指征使用抗菌药物或指征不强；未考虑患者的生理、病理状态；不合理地预防性使用、局部使用、联合使用；未考虑抗菌药物的特性，习惯于传统的使用方法；抗菌药物品种选择不合理；给药方案不合理；忽视药物之间的配伍禁忌及药物的相互作用。合理应用抗菌药物是提高疗效、降低不良反应发生率及减少或减缓细菌耐药性发生的关键。抗菌药物临床应用主要考虑以下两方面：有无应用抗菌药物指征；选用的品种及给药方案是否正确、合理。临床上按照以下抗菌药物应用基本原则进行抗感染治疗。

（1）诊断为细菌性感染者或由真菌、结核分枝杆菌、非结核分枝杆菌、支原体、衣原体、立克次体及部分原虫等病原微生物所致的感染者具有抗菌药物的用药指征。

（2）尽早明确感染病原菌，根据病原菌种类及细菌药物敏感试验结果选用抗菌药物，应用抗菌药物之前应留取相应标本送检，尽早确立感染病原菌及药物敏感性。

（3）许多细菌性感染，包括危重患者，在未获知病原菌及药敏结果前，可根据患者病情、原发灶、基础疾病等推断最可能的病原菌，并结合当地细菌耐药状况先给予经验治疗，获知培养及药敏结果后，对疗效不佳的患者调整给药方案。

（4）结合抗菌药物活性、药效学、药动学等选择合适的药物，病原学检查是选择药物的依据。

（5）选用适当的给药方案、剂量及疗程。根据抗菌药物的 PK/PD 参数调整用药剂量，优化给药方案及治疗时间。

（6）按照患者的生理、病理状态合理用药。

（7）抗菌药物的联合应用要有明确指征。

二、抗菌药物的应用

临床上使用抗菌药物时需要注意以下几点。

（一）诊断为细菌性感染者，方有指征应用抗菌药物

临床上根据患者的症状、体征以及血、尿、便等实验室检查结果，初步诊断为细菌性感染者以及经病原检查确诊为细菌性感染者方有指征应用抗菌药物；由支原体、衣原体、立克次体及原虫等所致的感染亦具有指征应用抗菌药物；病毒性感染基础上继发细菌性感染时，也具有应用抗菌药物的指征；缺乏细菌及上述病原微生物感染的证据以及单纯病毒感染者，均无指征应用抗菌药物。

（二）尽早查明感染病原菌，根据病原菌种类及细菌药物敏感试验结果选用抗菌药物

抗菌药物的选择应根据病原菌种类及病原菌耐药情况而定，在条件允许的情况下，住院患者在开始应用抗菌药物之前，应先留取相应标本进行细菌培养，以尽早明确病原菌和药敏结果；危重患者在未获知病原菌种类及药敏试验结果前，可根据患者的发病情况、发病场所、原发病灶和基础疾病等推断最可能的病原菌，当获知细菌培养及药敏试验结果后，为患者调整给药方案。

（三）按照药物的抗菌作用特点及其体内过程特点选择用药

各种抗菌药物的抗菌谱及抗菌活性、体内过程存在较大的差异，因此，各种抗菌药物在临床上使用时有其相应的适应证，故需要根据各种抗菌药物的特点，按临床适应证正确选用抗菌药物。

（四）抗菌药物治疗方案应综合患者病情、病原菌种类及抗菌药物特点制订

合理的给药方案应根据病原菌、感染部位、感染严重程度和患者的病理情况制订。给药方案包括抗菌药物的品种选择、剂量确定、给药途径、疗程及联合用药。

三、抗菌药物的联合应用

抗菌药物联合应用的目的是提高疗效、降低毒性、延缓或避免细菌耐药性的产生。联合

用药常常是指两种药物联合应用。一般情况下不应同时使用多种抗菌药物，避免多药联合应用产生的药物相互作用、治疗成本增加及二重感染等。

（一）抗菌药物联合应用的原则

（1）单一药物不能控制的严重感染或混合感染。例如，由两种或更多的病原微生物引起的败血症、细菌性心内膜炎、化脓性脑膜炎，可使用不同种类的抗菌药物，以扩大其抗菌范围。

（2）病因未明而又危及生命的严重感染。如果感染性疾病的致病菌不能被确定，常需要选择能"覆盖"多种病原菌的抗菌药物。但长期应用广谱或多种抗菌药物可能导致药物中毒和浪费。一旦确定了致病微生物及其药敏试验结果，就应该用合适的药物。

（3）容易出现耐药性的细菌感染。从理论上讲，联合应用抗菌药物能防止细菌通过自发性突变获得的对抗菌药物的耐受，可缩窄或关闭细菌突变选择窗。

（4）提高抗菌药物的活性。两种抗菌药物联合应用可产生协同作用，杀菌作用更快、更强。

（5）降低毒副作用。由于抗菌药物联合应用时可产生协同作用，故可将毒性大的抗菌药物剂量减少，从而减轻其毒性反应。

（6）一般抗菌药物难以渗入感染部位。例如，中枢神经系统感染时可使用两种抗菌药物，以利于抗菌药物进入感染部位。

（二）联合应用抗菌药物治疗的协同机制

1. 协同机制

协同机制常见于机制相同，但作用于不同环节的抗菌药物间的联合，如磺胺类药物与甲氧嘧啶合用，两者可使细菌的叶酸代谢受到双重阻断，抗菌作用更强，抗菌谱更大；氨苄西林作用于青霉素结合蛋白3，美西林作用于青霉素结合蛋白2，两者联合应用可获得协同作用。

2. 细胞壁或细胞膜的渗透性改变

青霉素类使细菌细胞壁合成受阻，使氨基糖苷类易于穿透细胞壁而发生作用。

3. 酶抑制剂的应用

许多致病菌对β-内酰胺类抗生素产生耐药的机制是由于菌体内产生了β-内酰胺酶，β-内酰胺酶抑制剂如克拉维酸、舒巴坦等，与β-内酰胺类抗生素合用，可保护β-内酰胺类抗生素免受破坏而增强其抗菌作用。

（三）常见的联合应用的抗菌药物组合

1. 繁殖期杀菌剂 + 静止期杀菌剂

前者破坏细菌细胞壁的完整性，有利于后者进入菌体内，如青霉素类药物和氨基糖苷类药物合用。

2. 繁殖期杀菌剂 + 繁殖期抑菌剂

一般情况下，这两类药物联合应用可能产生拮抗作用，然而在某些特定的情况下亦是可行的，如流行性脑膜炎单用青霉素疗效不佳时，加用氯霉素可收到理想的治疗效果。对于可以产生被膜的微生物感染，先使用大环内酯类穿透细菌生物被膜，然后应用氟喹诺酮类或β-内酰胺类，可达到良好的抗菌效果。

3. **静止期杀菌剂 + 繁殖期抑菌剂**

两药合用时，先应用繁殖期抑菌剂抑制细菌的生长繁殖，再应用静止期杀菌剂杀灭静止期的细菌，收到两药相加或协同的疗效，否则只能起到单一静止期杀菌剂的作用。

4. **繁殖期抑菌剂 + 静止期抑菌剂**

两药合用可使抑菌效应累加。

5. **繁殖期杀菌剂 + 静止期抑菌剂**

一般来说不推荐这种组合方式，因为后者会抑制细菌的生长繁殖从而降低前者的杀菌效果。

6. **慢效抑菌剂 + 繁殖期杀菌剂**

两药合用可能出现无关作用，但有些情况下可产生协同作用，如治疗流行性脑膜炎时，青霉素和磺胺类药物联合应用可提高抗感染疗效。

四、抗菌药物在特殊人群的应用

（一）肝功能不全患者抗菌药物的应用

肝是药物在机体内的代谢工厂。肝功能不全患者应用抗菌药物时需要考虑肝功能减退对该类药物体内过程的影响程度，同时还要考虑肝功能减退时该类药物及其代谢物发生毒性反应的可能性。基于药物在肝的代谢过程非常复杂，很多药物的代谢过程尚未明确，且目前常用的肝功能检测并不能真正反映肝对药物的代谢能力，因此肝功能检测结果不能作为调整用药方案的依据。肝功能不全患者应用抗菌药物时需注意以下事项：

（1）主要经肝代谢清除的药物，在肝功能不全时清除明显减少，但无明显毒性反应发生。此类药物在肝功能不全时尚可正常应用，必要时应减量给药，且在治疗过程中严密监测肝功能。

（2）主要经肝代谢，当肝功能不全时药物清除减少，并可导致毒性反应发生的药物，肝功能不全患者应避免使用。

（3）药物有肝代谢、肾排泄两条清除途径，肝功能不全时药物的清除减少，血药浓度升高，可通过肾排泄来代偿。对于这类药物严重肝病患者需要减量应用。

（4）主要由肾排泄的药物，肝功能不全患者不需要调整给药剂量。

（二）肾功能不全患者抗菌药物的应用

肾也是排泄抗菌药物的主要器官。某些抗菌药物具有一定的肾毒性，故肾功能不全患者应用抗菌药物时需要注意以下事项：

（1）根据感染的严重程度、病原菌种类及药敏试验结果等选用无肾毒性或肾毒性低的抗菌药物，尽量避免使用具有肾毒性的抗菌药物，确有应用指征时，必须调整给药方案。

（2）根据患者肾功能减退程度以及抗菌药物经肾排泄的比例调整给药剂量。

（3）肾功能不全时，抗菌药物给药方案调整应注意以下几种情况：

① 主要由肝胆系统排泄或肝代谢的大环内酯类药物，或经肾和胆道系统同时排出的抗菌药物可维持原治疗量或剂量略减。

② 本身无肾毒性，或仅有轻度肾毒性但主要经肾排泄的药物，剂量需要适当减少。

③ 有明显肾毒性的抗菌药物应避免用于肾功能减退者,如确有应用指征,必须进行血药浓度监测,并按照肾功能减退程度减量给药,治疗过程中需严密监测患者的肾功能。

(三) 老年人抗菌药物的应用

老年人的组织器官呈现生理性退行性改变,免疫功能也逐渐减退。老年人在应用抗菌药物时需要注意以下事项:

(1) 老年人肾功能呈现生理性减退,如果按照成人剂量使用主要经肾排泄的抗菌药物,由于药物自肾排泄减少,在体内积蓄增加,血药浓度升高,容易发生药物不良反应。因此老年人,尤其是高龄老年人接受自肾排泄的抗菌药物时,应按轻度肾功能减退情况减量给药,可用成人常用剂量的 1/2~2/3。

(2) 老年人宜选用毒性低并具有杀菌作用的抗菌药物,如青霉素类、头孢菌素类等,肾毒性大的药物如氨基糖苷类、万古霉素、去甲万古霉素等应尽可能避免应用,有明确应用指征时应在严密观察下慎用,同时进行血药浓度监测和肾功能检查,据此调整给药剂量,使给药方案个体化。

(四) 新生儿抗菌药物的应用

新生儿期,一些重要的组织器官尚未发育成熟。新生儿的生长发育随日龄增长而迅速变化。新生儿使用抗菌药物时需要注意以下事项:

(1) 新生儿期肝、肾均未发育成熟,肝药酶合成不足及活性低下,肾清除功能较差,因此,新生儿感染时应避免使用毒性大的抗菌药物,包括自肾排泄的氨基糖苷类、万古霉素类以及主要经肝代谢的氯霉素。若确有用药指征,必须进行血药浓度监测,否则不可选用上述药物。

(2) 新生儿期避免应用或禁用可能发生严重不良反应的抗菌药物。如影响生长发育的四环素类、喹诺酮类;可导致中枢性核黄疸症和溶血性贫血的磺胺类;可导致凝血功能障碍的某些头孢菌素类。

(3) 新生儿期由于肾功能发育尚不完善,故主要以原型通过肾排泄的药物应减量使用,如青霉素类、头孢菌素类,以防止药物在体内蓄积,导致严重的毒性反应。

(4) 新生儿的体重和组织器官日益成熟,抗菌药物在新生儿体内的药动学亦随日龄增长而变化,因此,使用抗菌药物时应按日龄及体重调整给药剂量。

表 17-1 为新生儿应用抗菌药物后可能发生的不良反应。

表 17-1 新生儿应用抗菌药物后可能发生的不良反应

抗菌药物	不良反应	发生机制
氯霉素	灰婴综合征	肝药酶不足,氯霉素结合减少,血药浓度升高
磺胺类	核黄疸症	磺胺类替代胆红素与血浆蛋白结合
喹诺酮类	软骨损害	不明
氨基糖苷类	肾耳毒性	肾清除能力下降,血药浓度升高
四环素类	骨骼发育不良、牙齿黄染	药物与钙络合,沉积在牙齿和骨骼中

（五）妊娠期和哺乳期患者抗菌药物的应用

1. 妊娠期患者抗菌药物的应用

妊娠期应用抗菌药物需考虑药物对母体和胎儿两方面的影响。

（1）对胎儿的影响主要表现为致畸，如四环素类、氯霉素、喹诺酮类等，这类药物应该避免使用。

（2）对母体和胎儿均有毒性作用的药物，应避免在妊娠全过程中使用，确有应用指征者，应充分权衡利弊后使用，最好能监测血药浓度，以保证用药安全有效。

（3）毒性较低，对胎儿和母体均无明显毒性作用，也没有致畸作用的抗菌药物，妊娠期感染时可以使用。

2. 哺乳期患者抗菌药物的应用

哺乳期患者接受抗菌药物后，药物可通过乳汁分泌，通常母乳中药物含量不高，不超过哺乳期患者每日用药量的1%，但少数药物在乳汁中分泌量较高。然而无论乳汁中药物浓度如何，均存在一定的对乳儿的潜在影响，并可能出现不良反应，如氯霉素类可对乳儿产生骨髓抑制，四环素类可致乳齿黄染，青霉素类可致过敏反应等。因此哺乳期患者应避免选用氨基糖苷类、喹诺酮类、四环素类、氯霉素类。哺乳期患者应用抗菌药物时，均应暂停哺乳。

思考题2：抗菌药物临床应用的基本原则有哪些？

第四节　针对特异感染性疾病的抗菌治疗

临床上不同的感染性疾病在选药、用药方面存在较大差异。下面分别介绍几种常见的感染性疾病及其抗菌治疗的策略。

一、细菌性脑膜炎的抗菌治疗

细菌性脑膜炎即病原微生物进入中枢神经系统，导致脑膜及部分脑实质炎症性改变，社区获得性脑膜炎常见的致病菌为肺炎链球菌、脑膜炎奈瑟菌、流感嗜血杆菌等；神经外科手术后院内获得性脑膜炎的致病菌为金黄色葡萄球菌、凝固酶阴性葡萄球菌、铜绿假单胞菌和不动杆菌等。临床表现为高热、头痛、恶心、呕吐、视物模糊、意识障碍等。其总的治疗原则为：

（1）先给予经验治疗，用药后30 min内腰穿；若有局部神经损伤的临床表现，可先给予经验治疗，再做头颅CT检查，然后进行腰椎穿刺。

（2）选用容易透过血脑屏障的抗菌药物。脑膜炎的治疗效果首先取决于抗菌药物能否透过血脑屏障。当脑膜有炎症时，由于巨噬细胞聚集增多，抗菌药物透过血脑屏障的浓度增加，但是随着脑膜炎症的消退，进入脑脊液的药量随之减少。此外，药物透过血脑屏障的多少还与药物本身的特性如脂溶性、分子量、血浆蛋白结合率及体液pH等有关。

（3）选用联合用药策略。

（4）根据PK/PD特点选用抗菌药物，抗菌药物的临床疗效与其在感染部位的有效浓度密切相关，根据 PK/PD 特点治疗脑膜炎时，原则上采用时间依赖性药物，且大剂量多次重复给药，使脑脊液中药物浓度长期超过药物对致病菌的最低杀菌浓度；采用浓度依赖性药物时每日 1 次给药，但此种治疗方案在临床应用中需要进一步证实。

表 17-2 为细菌性脑膜炎抗菌药物选择。

表 17-2 细菌性脑膜炎抗菌药物选择

疾病	病原体	首选治疗
婴幼儿细菌性脑膜炎	B 群链球菌、大肠埃希菌、革兰阴性菌和革兰阳性菌	氨苄西林 + 头孢噻肟
年龄 1~50 岁脑膜炎	肺炎链球菌、脑膜炎奈瑟菌	头孢曲松或头孢噻肟 + 万古霉素
年龄 >50 岁脑膜炎	肺炎链球菌、脑膜炎奈瑟菌、革兰阴性菌	万古霉素 + 氨苄曲松 + 地塞米松
颅脑手术后脑膜炎	肺炎链球菌、金黄色葡萄球菌、肠杆菌属、铜绿假单胞菌	万古霉素 + 头孢他啶或头孢吡肟或美罗培南
腹腔分流术后脑膜炎	表皮葡萄球菌、金黄色葡萄球菌	头孢他啶或万古霉素

二、社区获得性肺炎的抗菌治疗

引起社区获得性肺炎发病的最常见致病菌为肺炎链球菌、流感嗜血杆菌、支原体、衣原体、军团菌和金黄色葡萄球菌等；肺炎克雷伯菌、铜绿假单胞菌、肠杆菌属等感染多发于老年人，特别是具有慢性疾病基础、卧床及近期曾住院的患者。临床表现为咳嗽、咳痰、气喘、发热、呼吸困难等。

社区获得性肺炎患者可根据疾病的严重程度及能否口服抗菌药物等因素，分为不需住院者、需住院者及需住入重症加强护理病房（intensive care unit，ICU）者。对于不需住院者，又根据有无基础疾病或 3 个月内有无使用过抗菌药物而选择不同药物进行治疗。依据我国社区获得性肺炎诊治指南，推荐治疗原则：社区获得性肺炎严重程度评分（CURB-65 评分）标准（见表 17-3）。

表 17-3 社区获得性肺炎 CURB-65 评分表

临床指标	分值
意识障碍	1
血尿素氮 >7 mmol/L（19 mg/L）	1
呼吸频率 ≥30 次/分	1
收缩压 <90 mmHg 或舒张压 ≤60 mmHg	1
年龄 ≥65 岁	1
总评分	

所有的社区获得性肺炎患者应该在诊断后 4~8 h 内接受抗菌药物治疗，且一旦诊断为重症社区获得性肺炎，应在 1 h 内应用广谱而强效的抗菌药物治疗，疗程一般为 7~14 天，至少 5 天。表 17-4 为社区获得性肺炎的抗菌药物选择。

表 17-4 社区获得性肺炎的抗菌药物选择

疾病	病原	首选治疗
青壮年无基础疾病	肺炎链球菌、流感嗜血杆菌、支原体、衣原体	青霉素类（阿莫西林/克拉维酸钾）、阿奇霉素、克拉霉素、头孢拉定或头孢克洛
老年人或有基础疾病	肺炎链球菌、流感嗜血杆菌、金黄色葡萄球菌、革兰阴性杆菌	头孢呋辛、头孢克洛、阿莫西林、左氧氟沙星
住院患者（非 ICU）	肺炎链球菌、流感嗜血杆菌、厌氧菌、支原体、衣原体	头孢呋辛、头孢噻肟、阿莫西林、克拉维酸等
铜绿假单胞菌感染者	铜绿假单胞菌	头孢哌酮+舒巴坦钠、美罗培南、阿米卡星

三、医院获得性肺炎的抗菌治疗

对于医院获得性肺炎，入院 4 天内出现肺部感染的致病菌多为肠杆菌属、流感嗜血杆菌、肺炎链球菌及甲氧西林敏感金黄色葡萄球菌等，可选用三代头孢或复方 β-内酰胺酶抑制剂或喹诺酮类药物，必要时可加用氨基糖苷类药物；对于入院 5 天后发生的感染多由多重耐药的铜绿假单胞菌及不动杆菌、产超广谱 β-内酰胺酶肺炎克雷伯菌、大肠埃希菌等引起，应该选用具有抗铜绿假单胞菌活性的药物联合氨基糖苷类或喹诺酮类。考虑有金黄色葡萄球菌感染可能者，加用万古霉素直至排除耐甲氧西林金黄色葡萄球菌感染（见表 17-5）。疗程取决于病原体、病原严重程度、基础疾病及对治疗的反应等，一般为 7~10 天。

表 17-5 医院获得性肺炎的抗菌药物选择

疾病	病原体	首选治疗
早发性（入院 4 天内）	肺炎链球菌、流感嗜血杆菌、甲氧西林敏感金黄色葡萄球菌、肠杆菌属	头孢曲松、头孢噻肟、左氧氟沙星、阿莫西林、氨苄西林、舒巴坦
晚发性（入院 5 天后）	铜绿假单胞菌、大肠埃希菌、不动杆菌、产超广谱 β-内酰胺酶肺炎克雷伯菌	头孢他啶、头孢吡肟、头孢哌酮/舒巴坦钠、哌拉西林+他唑巴坦

四、慢性阻塞性肺病急性发作的抗菌治疗

慢性阻塞性肺病为临床上较常见的慢性疾病，其急性感染的病原菌以流感嗜血杆菌较为常见，其次为肺炎链球菌及非典型病原体，部分患者为肺炎克雷伯菌等肠杆菌属细菌感染。主要治疗药物包括三类：大环内酯类、β-内酰胺类及氟喹诺酮类。其急性发作的抗菌药物选择见表 17-6。

第十七章 抗菌药物的临床应用

表 17-6　慢性阻塞性肺病急性发作的抗菌药物选择

疾病	病原体	首选治疗
Ⅰ或Ⅱ中度急性发作	肺炎链球菌 流感嗜血杆菌 卡塔莫拉菌等	青霉素、阿莫西林 阿奇霉素、克拉霉素 头孢呋辛、头孢克洛
Ⅲ及Ⅳ急性加重 无铜绿假单胞菌感染	流感嗜血杆菌、肺炎链球菌 肺炎克雷伯菌、大肠埃希菌 肠杆菌属	阿莫西林、克拉维酸 头孢呋辛、左氧氟沙星 莫西沙星
Ⅲ及Ⅳ急性加重 有铜绿假单胞菌感染	以上细菌及铜绿假单胞菌	头孢他啶、头孢吡肟 头孢哌酮、哌拉西林

知识拓展 17-1　　知识拓展 17-2

练习题

一、名词解释

1. 抗菌药物后效应　　2. 最低杀菌浓度

二、简答题

抗菌药物的抗菌机制有哪些？

在线自测

第十八章

抗病毒药物的临床应用

学习要求

掌握：
1. 抗乙型肝炎、艾滋病等药物的分类及主要代表药。
2. 抗病毒药物的作用特点、临床应用及用药原则。

了解：
1. 病毒的特征及分类。
2. 抗病毒药物的发展历史及研发阶段的抗病毒药物。

知识导图

学习园地

抗击非典，弘扬白求恩精神

肺炎是指终末气道、肺泡和肺间质的炎症，可由病原微生物、理化因素、免疫损伤、过敏及药物所致。严重急性呼吸综合征也称非典型病原体肺炎，简称非典，是一种由冠状病毒引起的急性呼吸道传染病。在十几年前抗击非典的战场上，广大医务工作者高扬白求恩精神的旗帜，用生命谱写了救死扶伤的壮丽篇章。

2002年，非典在中国广东省佛山市顺德区首发，直至2003年中期才被逐渐消灭。当时抗击非典形势严峻，病原体无法确定，没有药物能防治非典，没有能抵御传染的疫苗，人人谈非典色变。就是在这样的危险时刻，一个个平凡的医生护士不顾个人安危，勇往直前。中山大学附属第三医院医生邓练贤恪尽职守，直至献出生命；武警北京总队医院内二科医生李晓红染病后再三推让床位，最后牺牲在岗位上；广东省中医院护士长叶欣在抢救工作中受感染殉职，生前她留下了一句令人刻骨铭心的话："这里危险，让我来！"把风险留给自己，把安全留给患者，这是无数卫生工作者白求恩精神的体现。

【学习思考】

白求恩精神是中国卫生工作者的宝贵精神财富。毛泽东同志在《纪念白求恩》一文中指出：白求恩精神就是国际主义精神，就是毫不利己、专门利人的共产主义精神，表现为对工作极端负责、对同志对人民极端热忱、对技术精益求精。白求恩精神是中国共产党全心全意为人民服务宗旨的集中体现，也是医疗卫生战线职业精神的真

> 实体现。在党和政府的领导下，一大批白衣战士顽强奋战，采用"早发现、早诊断、早隔离、早治疗"等科学的综合防治措施，才使非典蔓延的势头很快得以遏制，人民群众才得以安享宁静的生活。在人类攀登医学高峰的征程上，他们的勇气和智慧必将为历史铭记！作为药学专业的学生、未来的"白衣战士"，要学习白求恩精神，熟练掌握抗病毒药物的临床应用，在国家需要的时候，无私无畏，挺身而出，无愧于"白衣战士"的称号。

病毒是一类主要由核酸和蛋白质组成，没有细胞结构的微生物。病毒需要寄生在宿主细胞内，依赖于宿主细胞的代谢系统进行复制和传播。病毒的复制过程：病毒识别并吸附于宿主细胞；穿入宿主细胞；脱衣壳；病毒基因组复制；蛋白合成；组装和释放子代病毒。中断其中任何一个环节都可以阻止病毒的增殖，控制病毒感染。抗病毒药物可以靶向上述任何一个环节，发挥抗病毒作用，控制和改善由病毒引起的疾病。

第一节　抗流感病毒药物

一、M2 离子通道蛋白抑制药

（一）金刚烷胺

1. 药效学

本品可用于预防和治疗甲型流感病毒，对乙型流感病毒无作用。它能抑制甲型流感病毒脱壳，使其不易进入敏感细胞，阻止甲型流感病毒的复制增殖，从而发挥抗病毒作用。

2. 药动学

本品口服吸收良好，分布于全身，绝大部分通过尿液排出体外，少量可由乳汁排泄。可透过血脑屏障进入中枢神经系统，还可通过胎盘进入胎儿体内。一般成人的血浆半衰期为 12~18 h，老年人和肾功能不全者的血浆半衰期会有不同程度的延长。成人日剂量为 200 mg，2~4 h 后血药浓度达到峰值，峰值约为 0.5 mg/L。

3. 适应证

本品可用于甲型流感病毒引起的呼吸系统病毒感染、帕金森病，还可用于预防流感。

4. 禁忌证

妊娠期和哺乳期妇女禁用。有脑血管病史、充血性心力衰竭、精神病或严重神经官能症、肾功能障碍、癫痫病史者应慎用。

5. 不良反应

本品通常较易引起中枢神经系统症状，如焦虑、失眠、眩晕等，还可能引起厌食、恶心等胃肠道反应。长期服用容易引起外周水肿和充血性心力衰竭。

6. 药物相互作用

（1）本品与抗组胺药、精神药物合用时可增强抗胆碱作用，使中枢神经系统毒性增加。

（2）本品与氨苯蝶啶联合应用时，会增加毒性反应。
（3）溴哌利多会拮抗本品的药理作用，故应避免联合应用。

7. 注意事项

应用本品治疗时，大多数人会产生耐受。本品易引起神经系统不良反应，故应避免进行需要精神戒备的活动。

（二）金刚乙胺

1. 药效学

本品同金刚烷胺一样，是预防和治疗甲型流感病毒的有效药物。作用机制同金刚烷胺相似，但疗效比金刚烷胺好。本品与金刚烷胺有交叉耐药性。

2. 药动学

本品口服吸收良好，用药 6 h 后可达血药峰浓度。血浆半衰期为 24~36 h。代谢物随尿液排出。本品不易透过血脑屏障，故其中枢神经系统不良反应少。

3. 适应证

本品主要用于预防和治疗甲型流感病毒引起的疾病。在患者出现流感症状的 48 h 内服用，可以减轻症状。

4. 禁忌证

对本品过敏者禁用。妊娠期妇女使用本品时应慎重权衡利弊。肝功能不全者禁用。

5. 不良反应

本品与金刚烷胺相比不良反应较少。较为常见的不良反应有中枢神经系统症状和胃肠道反应。

6. 药物相互作用

本品有退热作用，与其他抗菌药物联合应用，治疗效果更好。与西咪替丁联合应用时，本品的清除率降低。

7. 注意事项

不建议本品用于治疗儿童甲型流感。

二、神经氨酸酶抑制药

（一）扎那米韦

1. 药效学

本品属于酶底物的可逆竞争性抑制药，与神经氨酸酶活性中心结合，使酶失去活性，抑制流感病毒在细胞中的增殖与释放。本品对甲型和乙型流感病毒都具有广泛而强大的抑制作用。

2. 药动学

本品口服吸收效果不好，生物利用度仅有 2%，血浆蛋白结合率很低，血浆半衰期为 2.5~5 h。本品以原型由肾排泄，基本上不会在体内代谢。

3. 适应证

本品用于甲型和乙型流感的预防和治疗。临床用制剂为吸入粉雾剂，一般通过辅助装置将其吸入气道，或者经鼻黏膜局部给药。

4. 禁忌证

对本品中所含成分过敏者禁用。妊娠期及哺乳期妇女慎用。

5. 不良反应

本品的不良反应很少，主要有不适、疲倦、发热、腹痛、肌痛、关节痛、荨麻疹。因为本品为吸入粉雾剂，所以可能会引起支气管痉挛样的上呼吸道反应。

6. 药物相互作用

由于抗病毒药物可能抑制活疫苗病毒的复制，所以在使用本品之前 2 周内或者之后 48 h 内不应使用鼻内减毒流感疫苗。

7. 注意事项

本品用于本身具有呼吸道疾病或潜在呼吸道疾病的患者时，可能会引起严重的支气管痉挛，甚至引起死亡。本品治疗流感时，部分患者可能会发生精神异常，有谵妄和不正常行为并导致自我伤害；出现口咽部水肿、严重皮疹等过敏性反应。出现上述情况时，应立即停药，及时就医。如果患者具有潜在肺炎，则不推荐使用本品。

（二）奥司他韦

1. 药效学

本品是前体药物，起抗流感病毒作用的是其活性代谢物。其活性代谢物对甲型和乙型流感病毒都有强效的抑制作用。本品主要通过阻止病毒从宿主细胞中释放而发挥抗病毒作用。

2. 药动学

本品口服给药，经消化道迅速吸收，通过肝脏和肠壁酯酶转化为活性代谢物奥司他韦羧酸盐。奥司他韦羧酸盐的血药浓度与服用剂量成比例，且不受进食影响。服用本品后其活性代谢物在肺、支气管、鼻黏膜和气管等处均能达到抗病毒水平。本品主要通过转化为活性代谢物而清除。绝大多数的活性代谢物由肾排泄。活性代谢物血浆半衰期为 6~10 h。

3. 适应证

本品适用于甲型和乙型流感的预防与治疗。

4. 禁忌证

肾功能障碍者慎用。

5. 不良反应

不良反应主要有恶心、呕吐、腹痛、腹泻、咳嗽和头晕等。这些临床表现与流感症状往往难以区分。其不良反应常发生于第一次给药。在进餐时服用本品可以减轻其不良反应。

6. 药物相互作用

本品与丙磺舒合用时，肾清除率下降，血药浓度提高。但由于其本身安全浓度范围较大，一般不需要调整用药剂量。

7. 注意事项

（1）使用本品前两周及用药后 48 h 不宜接种流感病毒活疫苗。

（2）口服本品应尽早，在出现初始症状 48 h 内使用更为有效，即越早治疗越好。

三、广谱抗病毒药物

(一) 利巴韦林

1. 药效学

本品是嘌呤核苷酸衍化物,可抑制多种 DNA、RNA 病毒的复制,对甲型流感病毒、乙型流感病毒、呼吸道合胞病毒、乙型脑炎病毒、流行性出血热病毒等都有一定的抑制作用。本品经磷酸化转化为三氮唑核苷单磷酸,其代谢物是多种细胞酶的竞争性抑制剂,发挥抗病毒作用。

2. 药动学

本品口服生物利用度为 40%～50%,以气雾吸入形式用药时血药浓度增加。血浆半衰期较长,为 18～36 h。主要在肝脏中代谢,原型以及代谢物经肾代谢从尿中排出。

3. 适应证

本品主要用于治疗呼吸道合胞病毒引起的病毒性肺炎和支气管炎,流感病毒引起的流行性感冒,单纯疱疹病毒引起的角膜炎。本品还可用于治疗具有肾病综合征表现的流行性出血热,在一定程度上可降低该病的病死率。

4. 禁忌证

妊娠期妇女禁用。有心脏病病史或者心脏病的患者不宜使用。肌酐清除率小于 50 ml/min 的患者,不建议使用。

5. 不良反应

本品最主要的不良反应是溶血性贫血。本品通常会抑制谷胱甘肽,从而损伤红细胞的细胞膜,使红细胞裂解。使用利巴韦林气雾吸入剂可能引起轻度的结膜刺激性反应、皮疹。采用全身给药时易引起剂量依赖性的血管外溶血和贫血。短期内用药可能出现可逆性血清胆红素增加,血清铁和血尿酸增高。大剂量使用易引起心脏病。呼吸系统疾病患者会出现呼吸困难、胸痛等。此外,还有出现胃肠道出血及中枢神经系统反应的报道。

6. 注意事项

(1) 用药前及用药期间应定期进行血常规检查。

(2) 患有呼吸道合胞病毒性肺炎的患者应尽早用药。

(3) 临床上对 65 岁以上老年人用药未有明确研究。老年人的肾功能存在不同程度的下降,药物易在体内蓄积,故不建议老年人应用本品。

四、研发阶段的抗流感病毒药物

针对季节性流行的呼吸道传染病的治疗手段仍然有限,虽然疫苗的使用有效地降低了发病率和传染性,但儿童和老年人仍是高危人群,特别是当病毒变异时容易导致大规模流行,因此仍有必要研发新的治疗呼吸道传染病的药物。目前针对流感病毒神经氨酸酶或 M2 蛋白的药物在功效、治疗窗口和耐药性方面仍有许多不足。流感病毒耐药性的不断产生以及抗流感病毒药物的不良反应激发了科研工作者对更多新型、高效、低毒的抗流感病毒药物的研究开发热情。随着新方法和新技术的不断涌现,目前已有很多新型抗流感病毒药物进入了临床试验阶段，例如 MEDI8852、DAS181、NX-2016 等。

思考题1：阐述抗流感病毒的常用药物以及各自的特点。

第二节 抗乙型肝炎病毒药物

肝炎病毒有甲型、乙型、丙型、丁型、戊型和庚型之分。除乙型肝炎病毒（hepatitis B virus，HBV）遗传物质为双链 DNA 外，其他类型病毒均为单链 RNA。除了甲型和戊型病毒通过肠道感染外，其他类型病毒均通过密切接触、血液和注射方式传播。甲型与戊型肝炎病毒导致的急性肝炎可自愈；而乙型、丙型、丁型肝炎病毒常导致肝硬化和肝癌。下面介绍抗乙型肝炎病毒药物。

一、干扰素

干扰素是人体受到各种诱导物刺激后生成的一类具有生物活性的低分子糖蛋白。它具有高度的种属特异性，是广谱抗病毒药物，对乙型肝炎与丙型肝炎均有效。干扰素共分为 α、β 和 γ 三类，其中 α 干扰素和 β 干扰素具有抗病毒作用。干扰素还具有抗肿瘤和免疫调节作用。目前有一种新型长效干扰素制剂聚乙二醇化干扰素（PEG-IFNα），其增加了分子量，延长了半衰期，同时最大限度地保留了抗病毒活性，效果更佳。

1. 药效学

一方面，干扰素可以直接作用于病毒，与细胞膜表面特异性受体结合，诱导产生多种不同的蛋白质，阻止病毒进入宿主细胞及病毒脱壳，抑制 RNA 的合成，阻止病毒蛋白的翻译与表达，抑制病毒的装配与释放；另一方面，干扰素作用于宿主免疫系统，增强单核巨噬细胞的免疫功能，促进细胞产生相关炎性因子，增强吞噬杀伤作用，促使抗体生成，有利于消除病毒。

2. 药动学

本品口服不吸收，常采用皮下或肌内注射的方式给药，也可用于局部滴眼和滴鼻，较少透过血脑屏障。α 干扰素的半衰期为 4~12 h。

3. 适应证

本品一般用于治疗慢性乙型和丙型肝炎，用药疗程较长，需 3 个月以上。对艾滋病合并卡西肉瘤治疗有效。

4. 禁忌证

妊娠期妇女、儿童禁用。肝、肾功能不全者慎用。白细胞减少或血小板减少的患者慎用。癫痫和其他中枢神经系统功能紊乱者禁用。有心绞痛、心肌梗死病史以及其他严重心血管病史者禁用。

5. 不良反应

最常见的不良反应是注射后出现的急性流感样症状，表现为寒战、发热、头痛、恶心、腹泻等。本品的限制剂量毒性是骨髓抑制的血细胞减少。

6. 药物相互作用

干扰素与经细胞色素 P450 代谢的药物如茶碱合用时，会降低茶碱的血药浓度；与齐多夫定合用时，会增加其毒性反应。

7. 注意事项
干扰素不宜口服和静脉注射。

二、核苷类似物

核苷类似物在宿主细胞内三磷酸化为（d）NTP类似物，抑制反转录酶和DNA聚合酶，发挥抗病毒作用。

（一）拉米夫定

1. 药效学
本品经代谢转化为具有生物活性的三磷酸化拉米夫定，其代谢物作用于HBV-DNA聚合酶，阻止DNA链的延长或形成，抗肝炎和坏死；也可发挥抗人类免疫缺陷病毒（human immunodeficiency virus，HIV）作用，抑制HIV反转录酶。

2. 药动学
本品可口服，一般在空腹或餐后服用，生物利用度较好。血浆蛋白结合率低，用药1 h可达血药峰浓度。可透过血脑屏障进入脑脊液。可通过胎盘屏障。

3. 适应证
本品适用于乙型肝炎及乙型肝炎病毒复制的慢性乙型肝炎。也可与其他的抗反转录病毒药物联用治疗HIV感染。

4. 禁忌证
过敏者禁用。肾功能不全者慎用。妊娠期慎用，除非经医生考虑利大于弊。

5. 不良反应
不良反应较少。常见的不良反应有头痛、恶心、上呼吸道感染样症状、胃炎、高血糖、贫血等。儿童患者易发生胰腺炎。

6. 药物相互作用
本品与其他的抗转录酶药物如司他夫定、去羟肌苷等合用时，具有协同作用。与齐多夫定合用时，抗病毒的效果更佳。不宜与扎西他滨合用，会抑制扎西他滨的磷酸化。

7. 注意事项
在使用本品期间应定期检查患者的病毒学指标。另外，在治疗期间本品并不能阻止患者将本身的病毒传给其他人，故应采取适宜的防护措施。

（二）阿德福韦酯

1. 药效学
本品在磷酸激酶的作用下转化为具有生物活性的二磷酸盐，其作用机制与拉米夫定相似，此外还可以诱导产生α干扰素，增强体内的免疫活力。

2. 药动学
本品口服生物利用度为59%。血浆半衰期约8 h。与血浆蛋白的结合率很低，主要通过肾小球滤过和肾小管分泌方式经肾排泄。

3. 适应证
本品主要适应于肝功能代偿的慢性乙型肝炎的成年患者，也可用于治疗血清转氨酶增高的慢性乙型肝炎患者，尤其适用于长期用药或者发生拉米夫定耐药的患者。

4. 禁忌证
过敏者禁用。儿童和青少年不宜使用。

5. 不良反应
常见的不良反应有虚弱、乏力、头痛等。长期用药或高剂量服用会出现血磷降低、血肌酐增高。

6. 药物相互作用
本品与经肾小管分泌代谢的药物合用时，注意调整用药剂量，否则可能会引起本品的血药浓度增加或者合用药物的浓度增加，容易发生体内蓄积。

7. 注意事项
（1）在用药期间，患者应当定期监测乙型肝炎的生化指标、病毒学指标以及血清标志物。

（2）在停止乙型肝炎治疗时也应监测肝功能。

（3）对于有肾功能障碍的患者，应该严密监测患者的肾功能状态，并根据具体情况及时调整用药剂量。

（三）恩替卡韦

1. 药效学
本品是新的治疗乙型肝炎、艾滋病的一线药物，为鸟苷类似物，作用于 HBV-DNA 聚合酶，阻止 DNA 链的延长或形成，作用较拉米夫定持久。

2. 药动学
空腹服用，服药时间为餐前或餐后至少 2 h。

3. 适应证
本品适用于血清谷丙转氨酶持续升高或者具有肝活动性病变的慢性乙型肝炎成年患者。也可用于代偿性肝病儿童患者的慢性乙型肝炎病毒感染。

4. 禁忌证
过敏者禁用。HIV 合并感染乙型肝炎病毒且没有进行高效抗反转录病毒治疗的患者，不建议应用。

5. 不良反应
最常见的不良反应是疲劳、头痛、眩晕和恶心，还有血清谷丙转氨酶升高、腹部不适、失眠、风疹等。

6. 药物相互作用
（1）本品不是细胞色素 P450 的底物，也不是抑制剂或诱导剂。故本品与经细胞色素 P450 代谢的药物合用时，不受影响。

（2）本品与拉米夫定、阿德福韦酯、替诺福韦合用时，这些药物的药动学并未发生明显改变。

（3）经肾小球滤过和肾小管分泌的药物与本品合用时，会竞争性抑制本品的代谢，使其血药浓度增加。

7. 注意事项

（1）本品不能阻止乙型肝炎病毒通过性接触或血源传播给其他人，故在使用本品治疗期间，应采取适当的防护措施。

（2）年龄大于65岁的老年患者，可能会有不同程度的肾功能降低，应定期监测肾功能，并及时调整用药剂量。

（3）在停止使用本品治疗乙型肝炎病毒后的几个月内都应密切监测肝功能。

> **案例思考**
>
> 患者，男性，54岁，主因乏力、纳差20天就诊。20天前在无明显诱因的情况下出现乏力、纳差，偶有腹部隐痛。于当地医院检查，乙肝五项显示：HBsAg（＋），HBeAb（＋），HBcAb（＋）；丙肝抗体（－），HBV-DNA 5.3×10⁶ copies/ml。肝功能指标：ALT 60.7 U/L，AST 55.9 U/L，ALB 39.4 g/L，TBIL 13.4 μmol/L。患者在20年前因急性黄疸住院治疗，化验乙型肝炎病毒阳性，临床诊断为慢性病毒性肝炎（乙型）。医生给予恩替卡韦0.5 mg，每日1次，进行治疗。试分析该患者的用药注意事项以及可联合使用的药物。
>
> 案例解析

（四）替比夫定

1. 药效学

本品作用于 HBV-DNA 聚合酶，阻止 DNA 第一条链和第二条链的延长或形成，对第二条链抑制作用更好。

2. 药动学

本品口服吸收良好，广泛分布于全身各组织，主要以原型经尿液排泄。

3. 适应证

本品主要适用于有病毒复制、血清转氨酶持续升高或肝组织有活动性病变的慢性乙型肝炎的成年患者。

4. 禁忌证

过敏者禁用。

5. 不良反应

常见的不良反应有头痛、头晕、恶心、腹泻、疲劳、皮疹等，偶有周围神经病变、肌病、关节痛等。

6. 药物相互作用

（1）本品单独应用或与其他抗反转录病毒药物联合应用时，可出现乳酸性酸中毒和重度的肝大伴脂肪肿大。

（2）替比夫定与其他经肾小球滤过或肾小管分泌的药物可能竞争性抑制药物代谢，影响血药浓度。

7. 注意事项

（1）患者在服药期间应当定期监测肝炎各项生化指标、病毒学指标及血清标志物。

（2）终末期肾病患者应在血液透析完成后再服用本品。

（3）慢性乙型肝炎患者停止抗乙型肝炎治疗后，可能出现中度急性肝炎，故停药后应严密监测患者情况。

（4）患者在出现无缘故的肌无力、触痛时应立即就医。

（5）患者在服药期间出现疲劳或头晕等状况时不宜进行精密操作。

三、非核苷类似物

（一）双环醇

1. 药动学

本品口服吸收良好，血浆半衰期约为 6 h。

2. 适应证

本品主要用于治疗慢性肝炎所致的血清转氨酶升高患者。

3. 禁忌证

过敏者禁用。

4. 不良反应

一般的不良反应有头晕、恶心、腹胀、睡眠障碍、胃部不适等，一般无须停药或短暂停药即可自行缓解。

5. 注意事项

在服用本品期间，应密切观察患者的临床症状、体征和肝功能变化。停止用药后的一段时间也应定期观察。

（二）恩曲他滨

1. 药效学

本品是新核苷类反转录酶抑制剂，磷酸化后转化为具有生物活性的三磷酸盐的代谢物，其代谢物可进入病毒 DNA 主链并与之结合，导致 DNA 链增长终止，从而发挥抗 HIV 和 HBV 的作用。

2. 药动学

本品口服吸收良好，清除速率快。血浆半衰期为 7.5~8 h。可空腹服用，也可与食物同时服用。

3. 适应证

本品与其他的抗反转录病毒药物联合用于治疗 HIV-1 感染的成年患者。

4. 禁忌证

过敏者禁用。晚期肾病及肝功能不全者禁用。不建议儿童服用。老年患者根据其肝、肾功能的实际状态，慎重调整用药剂量。

5. 不良反应

常见的不良反应有头痛、无力、腹痛、腹泻、恶心、呕吐、关节痛、神经痛、外周神经炎等。

6. 药物相互作用
本品不影响细胞色素 P450，因此与经细胞色素 P450 代谢的药物联合应用时，药动学基本无变化。

7. 注意事项
（1）肾功能不全者服用本品应适当调整剂量。
（2）目前没有特效解救药，药物过量时采取支持治疗。

（三）替诺福韦

1. 药效学
本品是一种新型的核苷酸类反转录酶抑制剂。其作用机制是抑制 HIV-1 反转录酶的活性，从而阻断病毒的 DNA 复制，发挥抗病毒作用。其具有强效、快速和耐药率低等特点。

2. 药动学
本品基本上不经胃肠道吸收，故常制成替诺福韦酯。替诺福韦酯经代谢转化为具有活性的替诺福韦，替诺福韦再转化为活性代谢物替诺福韦双磷酸盐。本品与食物同用可以增加生物利用度。用药后 1~2 h 可达血药峰浓度。其主要经肾小球滤过和肾小管分泌排出体外，大部分药物以原型经尿液排出。

3. 适应证
本品主要用于治疗 HIV-1 感染的患者。

4. 禁忌证
过敏者禁用。肾功能障碍患者根据肾功能状态调整用药剂量。

5. 不良反应
单独使用偶现乳酸性酸中毒或严重的肝大伴脂肪变性。也可出现急性肾衰竭或 Fanconi 综合征。

除此之外，治疗病毒性肝炎还可选用一些中药制剂（如熊胆粉、云芝糖肽冲剂、五灵丸、乙肝抑气解郁颗粒等）以及抗乙型肝炎免疫球蛋白等。目前各型疫苗也可用于预防病毒性肝炎，这些疫苗大多采用基因工程方法生产。

四、研发阶段的抗肝炎病毒药物

虽然乙型肝炎疫苗的普及已大幅降低新增感染乙型肝炎病毒的人数，但全球仍有超过 2 亿乙型肝炎病毒感染者，国内有超过 8 000 万乙型肝炎病毒感染者，因此抗乙型肝炎病毒药物的开发仍然具有重大意义。乙型肝炎病毒在大多数情况下可以通过药物抑制，但很难被彻底清除，达到功能性治愈。乙型肝炎病毒功能性治愈的定义包括持续的病毒学应答，HBsAg 的血清学转化，并在无治疗的情况下，持续抑制乙型肝炎病毒载量。衡量乙型肝炎病毒功能性治愈的指标是 HBsAg 的血清学转化率，目前最好的药物通常都只能使其达到 10% 左右。已经获批的抗乙型肝炎病毒药物可以较好地抑制病毒复制，特别是针对 50 岁以下的人群，能有效抑制疾病恶化。然而，由于乙型肝炎病毒具有整合宿主细胞基因组的特性，很难被彻底清除，在病毒不活跃复制的情况下，插入宿主基因组的病毒序列仍然能够合成共价闭合环状 DNA（cccDNA）和一些病毒蛋白，对感染者的生理活动造成影响，特别是使年龄较大的感染者病情恶化。因此，全球制药界仍然要付出大量的精力开发新型乙型肝炎的治疗药物，并致力于彻底清除人体内乙型肝炎病毒基因序列的终极目标。

处于研发阶段的抗肝炎病毒药物还有 CRV431、AB-506、TG-1050、JNJ0440 等。另外，治疗性乙型肝炎疫苗乙克，为由重组乙型肝炎表面抗原与人抗乙型肝炎高效价免疫球蛋白按规定要求组建的免疫原性抗原-抗体复合物，处于临床试验阶段。

思考题 2：抗乙型肝炎病毒药物的分类及其常见药物。

第三节 抗艾滋病病毒药物

获得性免疫缺陷综合征（acquired immune deficiency syndrome，AIDS）即艾滋病，是由 HIV 引起的感染。HIV 主要攻击人体免疫系统，尤其是 CD_4T 淋巴细胞。HIV 吸附在淋巴细胞表面。在辅助受体的帮助下，HIV 的核衣壳可以进入淋巴细胞。HIV 脱衣壳后，核酸在宿主细胞的代谢系统下复制。病毒 DNA 在宿主细胞内转录、翻译、修饰生成病毒的结构蛋白。结构蛋白再与病毒核酸组成病毒子代。病毒子代主要以芽生方式释放出细胞。人由于感染 HIV，免疫系统受到严重损害，容易感染各种疾病，病死率极高。

目前发现的治疗艾滋病的药物有 30 多种，按照作用环节的不同，可分为融合抑制药（fusion inhibitors）、进入抑制药（entry inhibitors）、核苷类反转录酶抑制药（NRTIs）、非核苷类反转录酶抑制药（NNRTIs）、蛋白酶抑制药（PIs）和整合酶抑制药（integrase inhibitors）。现在较为有效的治疗手段是"鸡尾酒"疗法，其是根据病毒复制的各个阶段应用三种或更多种类的抗病毒药物治疗艾滋病。

一、核苷类反转录酶抑制药

（一）齐多夫定

本品是世界上第一个获得美国食品药品监督管理局批准生产的抗艾滋病病毒药物。

1. 药效学

本品抑制细胞内的 RNA 反转录酶，与 HIV 的 DNA 聚合酶结合，阻止 DNA 的合成及 DNA 链的复制，从而发挥抑制病毒增殖的作用。本品发挥抗 HIV 作用的有效浓度大约是 0.013 μg/ml，作用于复制期细胞比作用于静止期细胞的效果好。

2. 药动学

本品口服吸收良好，生物利用度可达 60%~75%。药物与血浆蛋白结合率是 36% 左右，能通过胎盘和血脑屏障。用药 4 h 后，脑脊液中的药物浓度可达血浆中药物浓度的 55% 左右。药物的半衰期是 1 h。本品有肝脏首关效应，大部分药物经尿液排出。

3. 适应证

本品用于治疗艾滋病，可以延缓疾病的进程。若患者合并有其他疾病，要根据具体症状联合应用其他药物。

4. 禁忌证

妊娠期妇女慎用。

5. 不良反应

本品有骨髓抑制作用,会诱发意外感染、牙龈出血等情况,也会使疾病的痊愈延缓。此时可降低本品剂量并联合红细胞生成素使用,以减弱这种不良反应。本品还可能引起味觉改变,使患者出现唇、舌肿胀及口腔溃疡。患者在用药初期可能会出现头痛、恶心等情况,一般继续用药症状会自行消失。此外,患者还可能出现直立性低血压、心肌病等不良反应。长期使用该药会导致可逆性肌病。

6. 药物相互作用

丙磺舒会抑制本品的葡萄糖醛酸化,减少本品的肾排泄,很可能引起中毒反应。此外磺胺类药物、吗啡、保泰松、西咪替丁、阿司匹林和苯二氮䓬类药物会抑制本品的葡萄糖醛酸化,使清除率降低。本品与阿昔洛韦联合应用会引起昏睡、疲劳等神经系统的毒性反应。本品和更昔洛韦联合应用容易引起贫血和严重的中性粒细胞减少症。

7. 注意事项

治疗过程中如遇到发热、寒战、喉痛、异常出血、精神疲惫等情况,可怀疑发生了骨髓抑制,需调整用药剂量。一般严重的贫血常出现在用药的 4~6 周,此阶段应在治疗过程中做血细胞计数分析,以便尽早发现贫血,调整治疗用药或其剂量。肝功能不全者应特别注意本品带来的毒性反应。

(二) 司他夫定

1. 药效学

本品在细胞内被细胞激酶磷酸化,生成具有活性的三磷酸司他夫定。其作用机制与齐多夫定的作用机制类似,与此同时其还作用于宿主细胞内的 DNA 聚合酶,使线粒体中 DNA 的合成受到抑制。本品在安全剂量范围内可增加 CD_4T 淋巴细胞数量,对 HIV-1 和 HIV-2 有相等效力的抑制作用,对对齐多夫定耐药的病毒菌株也有较好的抑制作用,而且骨髓毒性较齐多夫定小。

2. 药动学

本品口服吸收良好,生物利用度高。血浆半衰期较短,为 1~2 h。可通过血脑屏障进入神经系统,也可透过胎盘屏障进入胎儿体内。大部分药物以原型由尿液排出,少部分可以转换为胸苷参与人体正常的核苷酸代谢。

3. 适应证

本品适用于对齐多夫定不耐受或者治疗无效的艾滋病及其相关的综合征。

4. 禁忌证

妊娠期妇女不建议使用本品,老年人很可能有肾功能不全的病症,在使用本品时应注意调整剂量。

5. 不良反应

外周神经炎是本品的常见不良反应,停药后可自行缓解。本品还可能有头痛、肌肉酸痛、恶心、呕吐、腹泻等不良反应。

6. 药物相互作用

本品应避免与齐多夫定、去羟基苷联合应用,因为齐多夫定会阻碍本品的磷酸化。去羟基苷会增加本品的不良反应。

7. 注意事项

（1）本品不能阻止 HIV 通过性接触和血液传播。

（2）本品单独或联合应用容易引起乳酸性酸中毒、脂肪变性、重度肝大，特别是妇女。临床上一旦发现此类不良反应，应该立即停药。

（3）如果患者有外周神经痛的病史，应该根据实际情况调整使用剂量。

（4）本品与去羟基苷或羟基脲合用时很容易引起胰腺炎，使用这些药物时应该严密注意患者情况，一旦出现先期症状，应立即停药。

（三）地丹诺辛（去羟基苷）

1. 药效学

本品在细胞内经多种酶代谢转化为具有生物活性的 2′,3′-双脱氧腺苷（ddA）。其活性代谢物竞争性抑制 HIV 反转录酶活性，从而阻止病毒 DNA 的合成，发挥抗病毒作用。

2. 药动学

本品口服吸收迅速，用药后 0.25~1.5 h 即可达血药峰浓度。

3. 适应证

本品一般与其他的抗病毒药物联合应用，治疗 HIV-1 感染。

4. 禁忌证

过敏者禁用。

5. 不良反应

常见的不良反应有头痛、恶心、腹痛、腹泻、外周神经炎及脂肪变性、重度肝大等。其中最严重的毒性反应是胰腺炎。

6. 注意事项

（1）本品服用过量尚没有明确的解救药。

（2）空腹服药，避免过量饮酒。

（3）儿童用药时，若出现胰腺炎的症状或体征，应暂停使用本品。

（四）阿巴卡韦

1. 药效学

本品是反转录酶核苷类抑制剂，对 HIV-1 和 HIV-2 是有效的选择性抑制剂。

2. 药动学

本品口服吸收迅速、良好，生物利用度约83%，主要以原型经尿排出。

3. 适应证

本品用于治疗 HIV 感染的成年患者。

4. 禁忌证

过敏者禁用。晚期肾病或肝损害的患者禁用。不建议儿童使用。

5. 不良反应

一般的不良反应有恶心、呕吐等胃肠道反应，呼吸困难，流感样症状，头痛，感觉异常。约4%的患者会发生过敏反应，常有发热或皮疹。

6. 药物相互作用

本品与蛋白酶抑制剂或经肝药酶代谢的药物发生相互作用的可能性极小。

7. 注意事项

因为过敏反应而停药的患者，不宜再应用本品，否则过敏反应更严重，甚至会出现严重的低血压甚至死亡。

二、非核苷类反转录酶抑制药

下面主要介绍奈韦拉平。

1. 药效学

本品的作用机制：本品直接在体内与HIV反转录酶催化中心特异性结合，改变蛋白酶构象，使其丧失活性。

2. 药动学

本品口服吸收良好，生物利用度高达90%。血浆半衰期很长，为25~30 h。药物可遍布全身，透过血脑屏障进入神经系统，透过胎盘屏障进入胎儿体内，还可在乳汁中存在。约有60%的药物与血浆蛋白结合。其代谢物大部分经尿排出。其在儿童体内代谢更为迅速。

3. 适应证

本品与其他的抗反转录酶药物联合应用治疗HIV-1感染。对于分娩时未使用抗反转录酶药物治疗的孕妇，可单独使用本品来预防HIV-1在母婴间的传播。

4. 禁忌证

对本品或者含有本品成分的药物具有明显的过敏反应者禁用。曾因为服用本品引起肝炎、皮疹等严重不良反应者，不宜再次使用。在应用本品治疗期间，出现过谷草转氨酶或者谷丙转氨酶超出正常范围上限5倍，再次服用本品后迅速引起肝功能不全的患者禁用。

5. 不良反应

主要的不良反应是肝功能异常和皮疹，其中较为严重的是Stevens-Johnson综合征、毒性表皮坏死溶解，此外还有疲劳、嗜睡、恶心、呕吐、腹泻和头痛等。

6. 药物相互作用

本品是肝细胞色素P450的诱导剂，可以降低经由CYP2B或CYP3A代谢的药物的浓度，所以当这些药物与本品联合应用时，应调整这些药物的剂量。齐多夫定与本品不宜同时使用，否则会抑制两药的抗病毒作用并产生耐药的毒株。

7. 注意事项

患者在使用本品治疗期间一旦出现严重的皮疹或大面积皮疹，应立即停药。而且皮疹愈合后也不能再次使用本品。如果患者出现伴有全身症状的高敏反应如肌痛、淋巴结病变、肝炎、嗜酸性粒细胞增多等时，应立即停药，并且以后也不能再使用本品。建议患者在使用本品之前和用药期间定期进行临床生化检查。

三、蛋白抑制药

下面主要介绍利托那韦。

1. 药效学

本品是 HIV-1 和 HIV-2 的天冬氨酸蛋白酶抑制药。HIV 颗粒成熟需要一种聚蛋白，天冬氨酸蛋白酶能促进这种聚蛋白的形成，而本品阻断了这种作用，使 HIV 颗粒处于未成熟的状态不变，从而抑制 HIV 的复制、传播。科研人员在抗病毒验中发现，本品与去羟基苷和齐多夫定联合应用，会增强抗 HIV 的作用。

2. 药动学

本品吸收良好，血浆半衰期为 3~5 h。进食有助于本品的吸收，因此最好与食物同时服用。

3. 适应证

一般情况下，本品与其他的反转录酶抑制药联合应用治疗 HIV 感染。本品也可以用于对齐多夫定敏感和对齐多夫定和沙奎那韦耐药的 HIV 菌株的治疗。

4. 禁忌证

患有严重肝病的患者禁止使用。有轻、中度肝病的患者和腹泻者慎用。妊娠期妇女在有明确用药指征时，需权衡利弊慎重选择用药。本品对 12 岁以下儿童的疗效和安全性研究还未有定论，因此 12 岁以下儿童暂时不宜使用。

5. 不良反应

本品耐受性一般良好。常见的不良反应有恶心、呕吐、腹泻、腹痛、厌食、味觉异常、皮疹、头痛、血管扩张和肝功能异常。本品的不良反应大多在治疗的第 2~4 周发生，因为这段时间体内的血药浓度最高。

6. 药物相互作用

（1）本品对细胞色素 P450 酶系同工酶 CYP3A 有较强的抑制作用，还会抑制 CYP2D6。本品与经 CYP3A 和 CYP2D6 代谢的药物合用，抑制这些药物的代谢。

（2）在使用本品治疗期间，避免使用胺碘酮、西沙比利、地西泮、麦角胺、普罗帕酮、奎尼丁等，以防产生严重的并发症。

（3）苯巴比妥和卡马西平可增加 CYP3A4 活性，与本品合用，会增加本品的清除率，降低药物活性。

（4）本品的口服液制剂中含有醇，因此不宜与甲硝唑等双硫仑及其类似药物合用。

7. 注意事项

在使用本品治疗之前和治疗期间应定期检查血脂、转氨酶或尿酸，如果发现指标增高，需要停药或减量继续观察。

四、整合酶抑制药

雷特格韦是抗艾滋病病毒药物中第一个整合酶抑制药。

1. 药效学

本品作用于 HIV 整合酶，抑制酶的活性，进而阻止 HIV 的复制，使血液中病毒载量减少，从而发挥抗 HIV 的作用。但是本品并不能治愈艾滋病，也不能单独使用，需要与其他的抗 HIV 药物合用。

2. 药动学

本品一般在空腹时口服，血浆半衰期为 9 h。用药后 3 h 可达血药峰浓度，多次给药后，2 天到达稳态血药浓度。本品的血浆蛋白结合率是 83%。本品会被葡萄糖醛酸化，代谢物随粪便和尿液排出。

3. 适应证

本品应与其他抗 HIV 药物联合应用，以增加抗病毒作用。成年艾滋病患者对多种抗 HIV 药物耐药时可应用本品。

4. 禁忌证

儿童和妊娠期妇女慎用。

5. 不良反应

本品和其他的抗 HIV 药物联合应用时出现的不良反应主要有头痛、发热、恶心、腹泻、便秘等。轻中度肝、肾功能不全者使用本品时无须调整用药剂量。肌性疾病患者慎用。

6. 注意事项

空腹服用，不宜与食物同用。

五、抗艾滋病病毒复方制剂

目前的药物并不能完全治愈艾滋病，临床上大力倡导用高效抗反转录病毒疗法（"鸡尾酒"疗法），建议使用三联或多联不同作用机制的抗 HIV 药物进行治疗。临床上联合用药常采用：活化细胞内作用强的 NRTI + 在静止期细胞内活性强的 NRTI + 蛋白酶抑制剂。抗 HIV 疗效较好的联合用药方案为：AZT（或司他夫定）+ 去羟肌苷（或拉米夫定）+ 茚地那韦（或奈非那韦、沙奎那韦、利托那韦）。

六、研发阶段的抗艾滋病病毒药物

目前抗 HIV 药物明显的毒副作用、诱发耐药毒株以及服用后的不良反应等都激发着科研人员研发新药物，至今已有多种药物进入临床试验阶段，例如 Thioraviroc、Tenofovir、DPC083、TMC125、Schering-C、AMD3100、BMS806 和 S-1360 等。

联合疗法占比越来越高，现有药物的联用组合已成为抗病毒药物临床创新的重要方式。药物的联用在 HIV 的治疗上具有重大意义，目前最好的治疗方案都是联合疗法。

除了传统的聚合酶和蛋白酶抑制剂，核酸药物、细胞进入抑制剂、核衣外壳制剂和靶向宿主细胞的药物也越来越多地出现在各大制药企业的研发管线中。

思考题 3：比较抗 HIV 的常见药物各自适用的条件。

知识拓展

练习题

一、名词解释

1. 干扰素
2. 获得性免疫缺陷综合征

二、简答题

1. 简述应用齐多夫定治疗艾滋病的注意事项。
2. 简述抗病毒药物的作用机制。
3. 简述抗 HIV 药物的分类。

参 考 文 献

［1］魏敏杰，杜智敏. 临床药理学［M］. 2版. 北京：人民卫生出版社，2014.

［2］李俊. 临床药理学［M］. 4版. 北京：人民卫生出版社，2008.

［3］LEHMANN C U, ALTUWAIJRI M M, LI Y C, et al. Translational research in medical informatics or from theory to practice: a call for an applied informatics journal［J］. Methods of information in medicine, 2008, 47（1）: 1 - 3.

［4］余俊先，史丽敏，王汝龙. 临床药理学教学需要循证思维［J］. 临床和实验医学杂志，2013，12（3）: 236，239.

［5］张相林. 我国治疗药物监测发展及展望［J］. 中国药理学与毒理学杂志，2015，29（5）: 741 - 743.

［6］王怀良. 临床药理学［M］. 3版. 北京：高等教育出版社，2015.

［7］薄娜娜，王倩，刘旭. 血药浓度监测技术进展的研究［J］. 国际检验医学杂志，2015，36（22）: 3291 - 3294.

［8］李俊. 临床药理学［M］. 5版. 北京：人民卫生出版社，2013.

［9］印晓星，张庆柱. 临床药理学［M］. 北京：中国医药科技出版社，2016.

［10］王建枝，钱睿哲. 病理生理学［M］. 3版. 北京：人民卫生出版社，2015.

［11］吴立玲. 病理生理学［M］. 2版. 北京：北京大学医学出版社，2004.

［12］周宏灏，张伟. 新编遗传药理学［M］. 北京：人民军医出版社，2011.

［13］KATZUNG B G. Basic & clinical pharmacology［M］. 9th ed. New York: McGraw Hill, 2004.

［14］蒋学华. 临床药学导论［M］. 2版. 北京：人民卫生出版社，2014.

［15］韩晓燕，宋亚丽，白埔，等. 抗真菌药物的系统分类、耐药机制及新药研发进展［J］. 中国现代应用药学，2019，36（11）: 1430 - 1436.